100 %
1re année Santé

# REPRODUCTION ET EMBRYOLOGIE-UE2

## 1re ANNÉE SANTÉ

**Jean Foucrier**
Professeur à l'université Paris Est Créteil

**Guillaume Bassez**
Maître de conférence praticien hospitalier
à la faculté de médecine de Créteil Henri Mondor



**2e édition**

EdiScience

Couverture : *Claude Lieber*


ISBN 978-2-10-054751-7

# Table des matières

## Partie 2. Embryogenèse : étapes et mécanismes

## Partie 3. Développement embryonnaire humain

## Partie 4. Anomalies du développement

# Avant-propos



L'embryologie constitue une discipline qui, au cours de ces dernières décennies, a subi de profonds bouleversements. En effet, si l'étude du développement des organismes a été abordée initialement à partir de données essentiellement descriptives, puis enrichie par des observations menées à partir de démarches expérimentales variées, ce n'est qu'au cours de ces trente dernières années, grâce à l'apport d'approches méthodologiques nouvelles, que des analyses mécanistiques ont pu être menées avec succès, l'embryologie se transformant en biologie du développement. De fait, cette nouvelle terminologie traduit l'implication des différents domaines de la biologie qui concourent à la compréhension des phénomènes ontogéniques.

Discipline de synthèse par excellence, l'embryologie constitue pour beaucoup d'étudiants un domaine difficile à appréhender. Vocabulaire et concepts nouveaux, phénomènes s'effectuant temporellement dans un espace à trois dimensions sont autant de difficultés qu'il faut maîtriser pour comprendre et apprécier le défi sans cesse renouvelé que représente la formation d'un nouvel être.

Afin de mieux répondre aux exigences des nouveaux programmes définis nationalement pour la première année des études médicales dans le cadre de la réforme LMD, cette seconde édition présente une partie « Cours » remaniée par rapport à la précédente et ayant pour objet la reproduction et le développement humain précoce, domaines constituant deux des chapitres de la consistante UE2 « La cellule et les tissus ». Par ailleurs, certaines données de base de la Biologie du développement, acquises à partir de modèles animaux classiques et susceptibles de présenter un intérêt pour des étudiants curieux ou se réorientant vers des cursus scientifiques de Licence, ont été placées en annexe. Enfin, la présente édition s'est enrichie d'un glossaire définissant les principaux termes relatifs aux thématiques développées dans l'ouvrage.

Le contenu de cet ouvrage comporte, selon les buts assignés à la collection, deux approches (cours et questions) permettant d'accompagner l'étudiant dans la découverte des disciplines traitées et de le préparer aux épreuves de son cursus universitaire.

En ce qui concerne le « Cours », celui-ci comporte :

- une partie « **Reproduction** » qui constitue un point de départ obligé à partir duquel peuvent être abordées les données concernant un développement embryonnaire initié, dans la majorité des cas, par une fécondation.

– une partie « **Embryogenèse : étapes et mécanismes** » consacrée à la présentation des grands concepts établis à partir d'observations et d'expérimentations réalisées majoritairement sur divers modèles animaux. Un chapitre complète cette partie en présentant les acteurs moléculaires qui interviennent à de multiples niveaux dans les processus de l'embryogenèse.
– une partie « **Développement embryonnaire humain** » présentant un descriptif du déroulement normal de l'embryogenèse précoce lors du premier mois de gestation.
– une partie « **Anomalies du développement** » traitant de manière non exhaustive, des divers dysfonctionnements qui peuvent se manifester, dès la fécondation, dans le déroulement des phases précoces du développement avec les conséquences éventuellement néfastes qui en découlent.

Les « Questions » quant à elles sont sous la forme de QCM permettant une auto-évaluation des connaissances. Pour chaque chapitre, des questions formulées de façon classique sont proposées, questions qui parfois peuvent déborder le contenu des chapitres auxquels elles se rapportent directement, mais qui pourront trouver leur réponse dans des notions abordées dans des enseignements magistraux ou dirigés. Ces questions sont complétées par des questions dites de « cause à effet », qui, bien que pouvant parfois paraître redondantes avec les questions du premier type, permettent par leur formulation, d'évaluer, par une réflexion logique, la bonne compréhension d'une donnée expérimentale ou descriptive d'un concept ou la maîtrise d'une terminologie adéquate.

Ainsi les auteurs espèrent que cet ouvrage, conçu pour offrir « à la carte » diverses facettes de l'embryogenèse afin de couvrir la possible diversité des enseignements prodigués, apportera une aide efficace à de nombreux étudiants confrontés pour la première fois à cette discipline. Cette dernière, doit-on le rappeler, constitue actuellement l'un des domaines de recherche les plus dynamiques et prometteurs en raison des enjeux multiples qui s'y rattachent tant au niveau de la connaissance fondamentale qu'à celui de ses possibles applications sur le plan médical.

L'auteur tient à remercier François-Jérome Authier et Peggy Lafuste d'avoir contribué, par leurs regards critiques constructifs, à l'élaboration de cette nouvelle édition.

# Partie 1

# Reproduction

# Généralités sur la gamétogenèse

1

## Plan



## Objectifs

- Apprécier la place de la reproduction sexuée dans le cycle vital
- Connaître le déroulement de la méiose et son rôle dans la diversité génétique
- Comparer les deux types de gamétogenèse

## Cours

Tous les êtres vivants sont assujettis à une même règle, celle d'assurer leur survie. Cette dernière s'exprime selon deux processus différant à la fois dans leur signification biologique et dans leur niveau d'expression. Une **vie trophique** assure, au niveau de l'individu même, les conditions de sa **survie à court terme**. Se nourrir et se protéger constituent des priorités absolues pour tout organisme. Or, ces dernières ne prennent toute leur signification que dans la mesure où elles assurent la réalisation d'une autre dimension, qui dépasse le niveau du simple individu. En effet, au cours de sa durée de vie, l'organisme participe, par la **reproduction**, à la pérennisation de l'espèce à laquelle il appartient. Cette **survie à long terme** s'accompagne de la transmission d'un patrimoine génétique spécifique au fil des générations. La nature et les modalités de cette transmission s'expriment en considérant la notion de cycle vital.

### 1.1 PLACE DE LA GAMÉTOGENÈSE DANS LE CYCLE VITAL

La notion de cycle vital permet d'appréhender d'emblée l'ensemble des processus qui, pour une espèce donnée, assurent la perpétuation de celle-ci de génération en génération. La représentation de ce cycle est illustrée dans la figure 1.1.

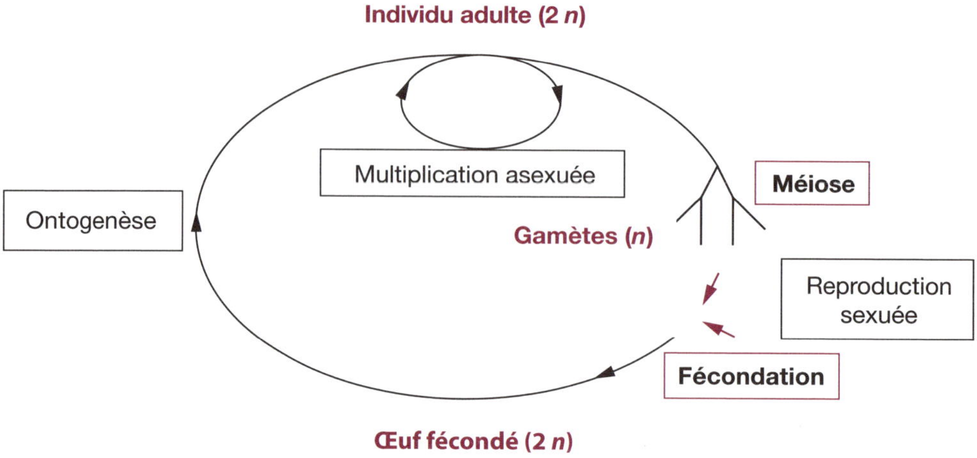


**Figure 1.1** Représentation générale schématique d'un cycle vital.

Chez la majorité des espèces, les individus, à l'état adulte, sont constitués de cellules possédant un double lot de chromosomes (**2 *n***) caractérisant l'**état diploïde**. Cependant chez ces organismes, se différencie une lignée cellulaire dite germinale qui présente la particularité de produire des cellules ne possédant qu'un seul lot de chromosomes (*n*) et qui sont dites **haploïdes**. Cette réduction de moitié du stock de chromosomes est le fait de processus particuliers se produisant durant deux divisions successives regroupées sous le terme de **méiose**. Ainsi chez les organismes peuvent être distinguées deux catégories cellulaires, l'une regroupant les cellules ne subissant pas le phénomène de la méiose et qui constitue l'ensemble des **cellules somatiques**, et l'autre, formant la **lignée germinale**, qui subit au cours de sa différenciation le phénomène de la réduction chromosomique. À l'état final de leur différenciation, les cellules haploïdes issues de cette dernière lignée constituent les cellules fonctionnelles de la reproduction sexuée, ou **gamètes.** Les processus conduisant à leur formation correspondent à la **gamétogenèse**. On parlera de gamètes mâles ou de gamètes femelles en fonction de l'équipement en chromosomes sexuels (hétérochromosomes ou gonosomes) dont ceux-ci sont pourvus et du sexe de l'individu qui les produit. Ces gamètes, cellules hautement spécialisées, ont la faculté de s'unir lors du phénomène de la fécondation. Lors de la formation de la **cellule-œuf** ou **zygote** résultant de cette union, se trouve reconstitué le stock chromosomique diploïde caractéristique de l'espèce considérée. Les gamètes sont généralement produits par des individus de sexe différent (on parlera de **gonochorisme**), mais peuvent également être formés chez un même individu (ceci correspond à l'**hermaphrodisme**).

L'œuf fécondé se développe, et l'ensemble des processus qui conduisent à la formation d'un nouvel être adulte constitue l'**ontogenèse** dont les phases les plus précoces forment l'**embryogenèse**.

Chez l'humain, la phase haploïde n'est représentée que par les gamètes, et le cycle peut se définir comme haplodiplophasique à diplophase dominante. Certains organismes, notamment dans le monde végétal, peuvent présenter des cycles d'une autre nature, avec un équilibre, voire une inversion de dominance entre les phases diploïde et haploïde.

La génération d'individus faisant appel aux cellules de la lignée germinale correspond à la **reproduction sexuée** dans laquelle la gamétogenèse joue un rôle clef. Néanmoins certaines espèces, soit animales (à l'exception des Vertébrés), soit végétales (cas les plus fréquents), présentent la possibilité de générer de nouveaux êtres à partir de processus auxquels les cellules de la lignée germinale ne participent pas. Ce type de reproduction correspond à une **multiplication asexuée** dite encore végétative. Il est à noter que ces deux types de reproduction ne sont pas exclusifs l'un de l'autre et peuvent coexister durant la vie de l'organisme.

Certaines espèces animales présentent des développements d'individus à partir d'un ovule non fécondé. Ce phénomène est désigné sous le terme de **parthénogenèse** (*cf. chap. 17.3.*). Dans ce cas, le nouvel être, pourvu uniquement du génome maternel, ne sera pas haploïde pour autant, car des mécanismes régulateurs permettent le plus souvent la restauration d'un état diploïde, voire polyploïde, pour les tissus somatiques.

## 1.2 MÉIOSE

Dérivant des **gonocytes primordiaux** (Encart 1.1), les cellules germinales souches dénommées **gonies** (spermatogonies chez le mâle ou ovogonies chez la femelle) possèdent la propriété de se diviser plus ou moins activement par simple mitose. Certaines cellules filles issues de ces divisions cessent de se multiplier et s'engagent dans le processus gamétogénétique. Elles subissent dans un premier temps une phase d'accroissement d'importance inégale selon le type de gamétogenèse, mâle ou femelle, dans lequel elles sont engagées. Ces cellules constituent des spermatocytes I ou des ovocytes I qui vont entrer en méiose, processus qui se caractérise par deux divisions successives ne s'accompagnant que d'une seule duplication d'ADN. Cette synthèse d'ADN (phase S) se déroule au stade dit **préleptotène** et se réalise avant que ne s'accroissent les cellules d'ordre I. Les cellules à ce stade possèdent **2 *n*** chromosomes, mais **4 *c*** ADN (***c*** représentant la quantité d'ADN).

La quantité d'ADN dans une cellule à un état donné, est identique au nombre de chromatides présentes, même si celles-ci ne sont pas visualisées.

> **Encart 1.1**
>
> **Comportement des gonocytes primordiaux**
>
> Chez de nombreuses espèces animales, et notamment chez les Vertébrés, les cellules précurseurs de la lignée germinale se différencient dans des sites distincts et souvent éloignés des futures gonades. Ces cellules, désignées sous le terme de gonocytes primordiaux, effectuent une migration leur permettant de coloniser les ébauches gonadiques présentes sous la forme de cavités creusées dorsalement au niveau de la somatopleure, les crêtes génitales. Insérées dans la couche des cellules somatiques constituant les crêtes génitales, les gonocytes primordiaux se multiplient activement. En fonction des espèces et du sexe des individus, les gonades se forment alors selon des modalités différentes, et des coopérations intimes s'établissent entre cellules germinales et cellules somatiques. Les cellules filles issues des divisions des gonocytes primordiaux deviennent des gonies (ovogonies ou spermatogonies selon le sexe de l'individu).

### 1.2.1 Les phases clefs de la méiose

C'est durant la première division de méiose (Figure 1.2), lors de la prophase et de la métaphase, que se déroulent des événements majeurs rendant cette division particulière.

La prophase se décompose en cinq stades :

- **Stade leptotène** : Les chromosomes commencent à se spiraliser et apparaissent sous un aspect filiforme. Ils sont constitués chacun, suite à la phase S, de deux chromatides reliées entre elles au niveau d'un centromère
- **Stade zygotène** : Un appariement initié au niveau des télomères se produit progressivement entre chromosomes homologues, l'un d'origine paternelle, l'autre d'origine maternelle. Ce phénomène s'accompagne de la mise en place de complexes synaptonémaux assurant la stabilité de cet appariement (Encart 1.2). Les paires de chromosomes homologues appariés constituent des bivalents. À ce stade, la cellule comporte **2 *n* chromosomes**, **4 *n* chromatides**, **4 *c* ADN** et ***n* bivalents**.
- **Stade pachytène** : La spiralisation des chromatides se poursuit et les deux chromatides présentes au niveau de chaque chromosome deviennent visibles. Chaque bivalent révèle alors quatre chromatides, d'où le nom de tétrades pour les désigner. À ce stade, l'appariement des chromosomes est total. La cellule possède **2 *n* chromosomes**, **4 *n* chromatides**, **4 *c* ADN**, ***n* bivalents** et ***n* tétrades**. C'est durant ce stade qu'apparaissent entre chromatides de chromosomes homologues d'origine paternelle et maternelle, des enjambements, plus connus sous le nom de « *crossing-over* ».
- **Stade diplotène** : Les chromosomes homologues constituant chaque bivalent s'écartent l'un de l'autre, mais restent intimement liés aux endroits où se sont mis

en place des « *crossing-over* ». Ces points d'appariements étroits qui subsistent malgré l'écartement des chromosomes homologues sont désignés sous le nom de chiasma.

- **Stade diacinèse** : La spiralisation des chromosomes s'intensifie, ce qui donne à ces derniers un aspect court et épais. Les chiasmas subsistant encore à ce stade donnent l'impression de glisser vers les extrémités des chromosomes en raison des raccourcissements causés par la spiralisation. Ce phénomène est désigné sous l'expression de terminalisation des chiasmas.

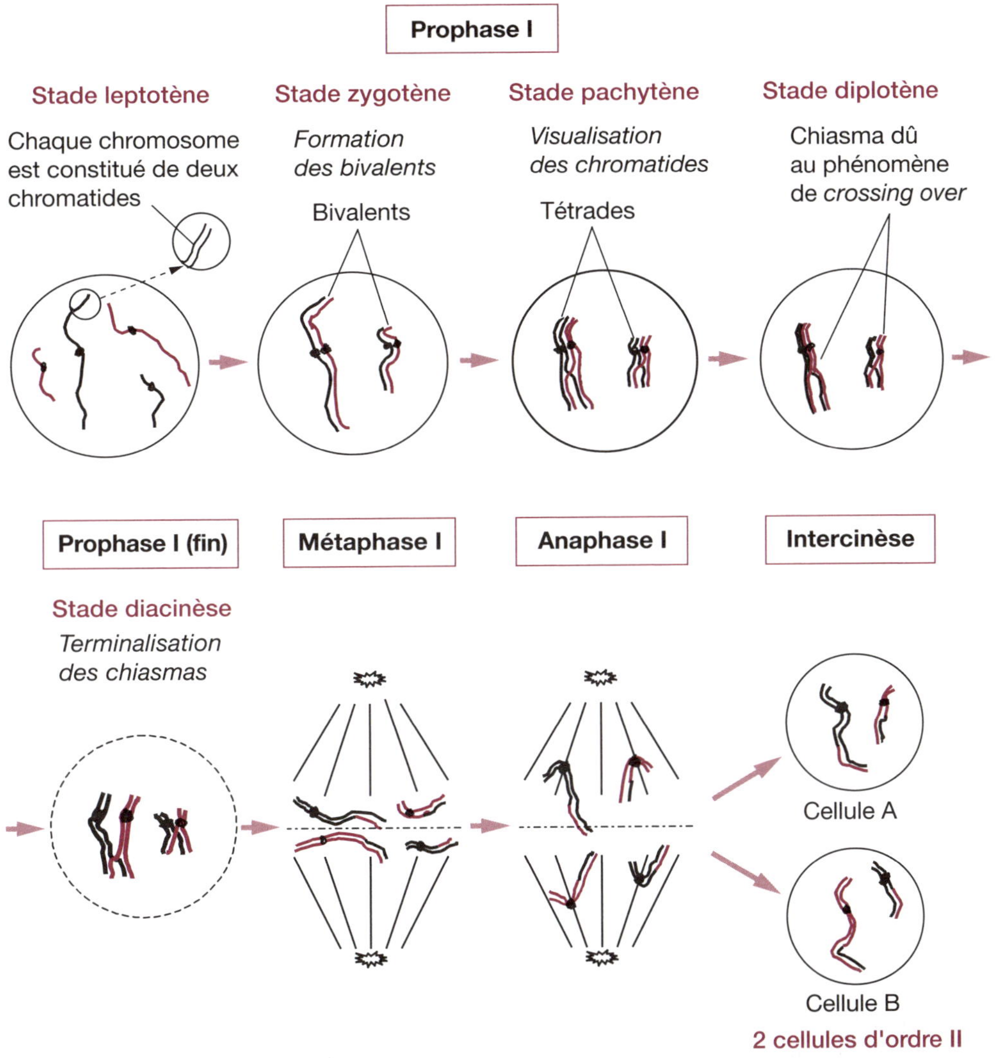


**Figure 1.2** Schéma de la division I de méiose à partir d'une cellule d'ordre I où le nombre de chromosomes est $2\ n = 4$ (seuls les noyaux sont représentés).

## Encart 1.2

### Complexes synaptonémaux

Au cours de l'appariement (ou synapsis) des chromosomes homologues durant le stade zygotène de la prophase I de méiose, se mettent en place des structures moléculaires désignées sous le terme de **complexes synaptonémaux** qui permettent aux dits chromosomes de rester accolés. Leur formation est achevée lorsque débute le stade pachytène. À l'échelle ultrastructurale, ces complexes sont constitués par deux éléments parallèles distants de 100 nm, disposés symétriquement de part et d'autre d'un axe central auquel ils sont reliés par des filaments transversaux. Les structures externes, de nature protéique, sont bordées par des boucles d'ADN déspiralisé issues de chacun des chromosomes homologues. C'est au niveau de ces complexes synaptonémaux que sont localisés, à partir du stade pachytène, des **nodules de recombinaison**, assemblages multienzymatiques de grande taille qui catalysent les processus de recombinaison génétique. Certains de ces nodules apparaissant tardivement ont une localisation qui coïncide avec les sites de « *crossing-over* ».

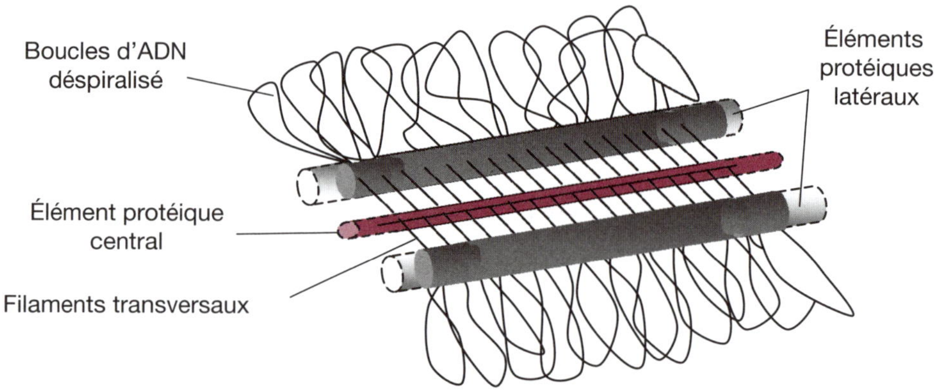


La division I de méiose se poursuit par une métaphase tout aussi atypique que l'est la prophase par rapport à une division classique de mitose. En effet, suite à la disparition de l'enveloppe nucléaire, les chromosomes homologues paternels et maternels appartenant à une même tétrade se disposent au hasard avec leur centromère situé de part et d'autre de la plaque équatoriale métaphasique.

À l'anaphase, les chromosomes homologues migrent vers les pôles opposés du fuseau de division. Chaque chromosome anaphasique comporte 2 chromatides et un centromère. À l'achèvement de la télophase, les **deux cellules filles d'ordre II** (spermatocytes et ovocytes II) contiennent chacune ***n* chromosomes, 2 *n* chromatides et 2 *c* ADN**.

### 1.2.2 Achèvement de la méiose et bilan

La seconde division de méiose se déroule de manière analogue à une division mitotique normale, si ce n'est qu'aucune duplication d'ADN ne s'effectue au préalable (Figure 1.3). Après une très courte prophase, les chromosomes se disposent au niveau de la plaque équatoriale lors de la métaphase et l'anaphase est initiée, comme dans une mitose normale, par le clivage des centromères. Les chromosomes anaphasiques sont constitués d'une chromatide et d'un centromère fils. À l'issue de la télophase, les cellules formées possèdent ***n* chromosomes, *n* chromatides et *c* ADN**.

Le bilan global de la méiose se solde par la formation de quatre cellules haploïdes à *n* chromosomes à partir d'une cellule d'ordre I diploïde à **2 *n*** chromosomes. La réduction de moitié du lot de chromosomes permet de donner naissance, après fusion des gamètes, à un nouvel individu chez lequel est rétabli le nombre diploïde de chromosomes caractéristique de l'espèce. Si ce mécanisme régulateur n'existait pas, le degré de ploïdie ne ferait qu'augmenter au fil des générations.

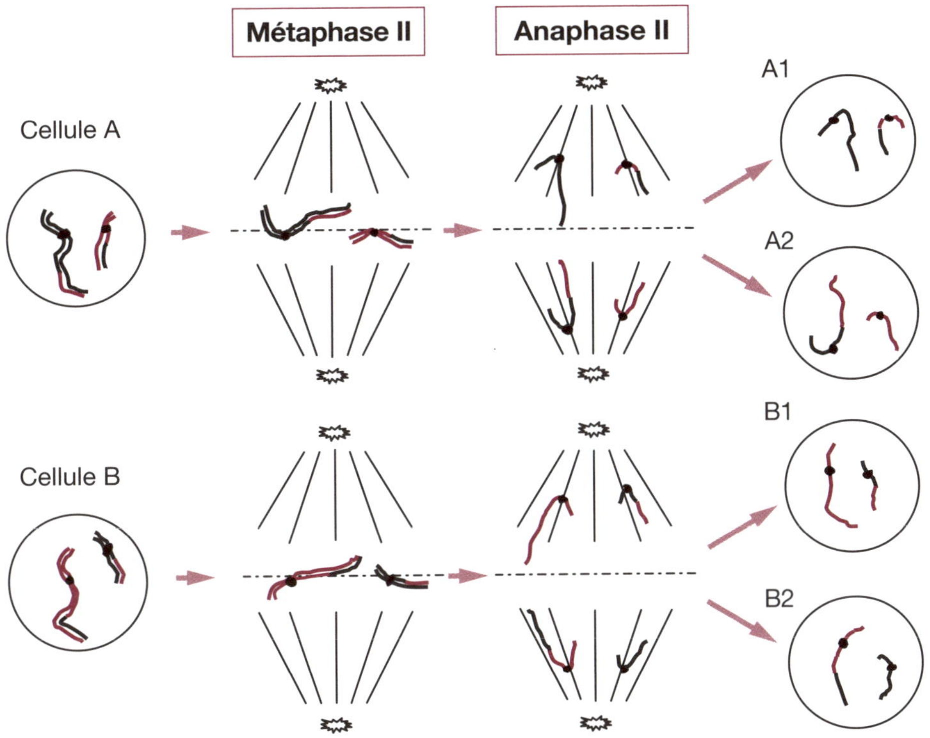


**Cellules d'ordre II**
2 cellules haploïdes à
- *n* chromosomes,
- 2 *n* chromatides,
- 2 *c* ADN

4 cellules haploïdes à
- *n* chromosomes,
- *n* chromatides,
- *c* ADN

**Figure 1.3** Schéma de la division II de méiose à partir de cellules d'ordre II (seuls les noyaux sont représentés).

Il est à noter que les 2 divisions successives de méiose ne se réalisent pas forcément en continu. Bien au contraire, on observe fréquemment chez de nombreuses espèces, durant l'ovogenèse, des arrêts dans le déroulement de la méiose. Ainsi chez tous les Vertébrés, un premier blocage est observé durant la prophase de division I au stade diplotène. La ponte ovulaire déclenche l'achèvement de la première division de méiose avec émission du premier globule polaire. L'ovocyte II s'engage dans la deuxième division de méiose, qui s'arrête à son tour en métaphase. La fécondation permet le déblocage de la division, et la méiose s'achève alors avec l'émission du deuxième globule polaire (Figure 1.4).

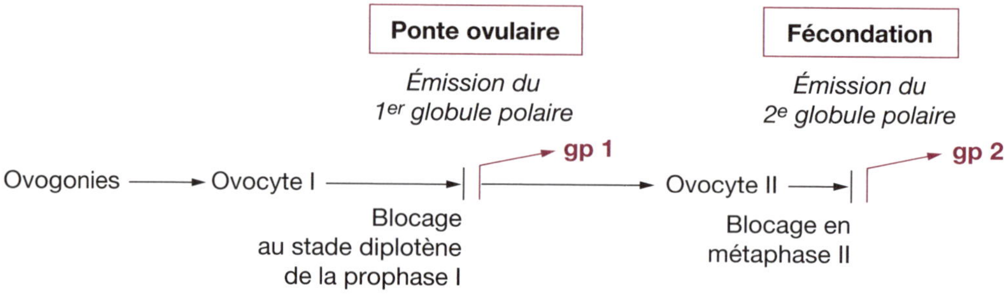


**Figure 1.4** Déroulement des étapes de la méiose lors de l'ovogenèse chez les Vertébrés.

L'autre notion à retenir est le rôle fondamental de la méiose dans le brassage génétique. Elle constitue le propre de la reproduction sexuée.

- Lors de la prophase I, avec la formation des bivalents, des échanges de fragments homologues entre chromatides paternelles et maternelles peuvent se produire consécutivement à la réalisation de « *crossing-over* ». Il en résulte des recombinaisons génétiques, une même chromatide recombinée portant alors à la fois des gènes d'origines paternelle et maternelle.
- Par ailleurs, la disposition des tétrades par rapport à la plaque métaphasique de la division I induit une ségrégation au hasard des chromosomes homologues lors de l'anaphase. Ainsi les lots de chromosomes des futures cellules filles d'ordre II comporteront un mélange de chromosomes d'origines paternelle et maternelle, ces chromosomes étant de surcroît porteurs de gènes échangés par le jeu des « *crossing-over* ». Cette répartition au hasard des chromosomes lors de la métaphase I rend compte de la première loi de Mendel notifiant la ségrégation indépendante des caractères parentaux.

**Remarque**

Cette distribution au hasard des chromosomes aboutit à un grand nombre de combinaisons à l'origine de la diversité entre individus d'une même espèce. Ainsi dans le cas de l'humain où $n = 23$, le nombre de recombinaisons chromosomiques possibles est de $2^{23}$.

## 1.3 COMPARAISON OVOGENÈSE/SPERMATOGENÈSE

Chez les espèces gonochoriques, selon le sexe des individus, seront émis à l'achèvement des processus de la gamétogenèse des gamètes mâles ou femelles. L'ensemble des étapes conduisant à la formation des deux types de gamètes est présenté dans la figure 1.5.

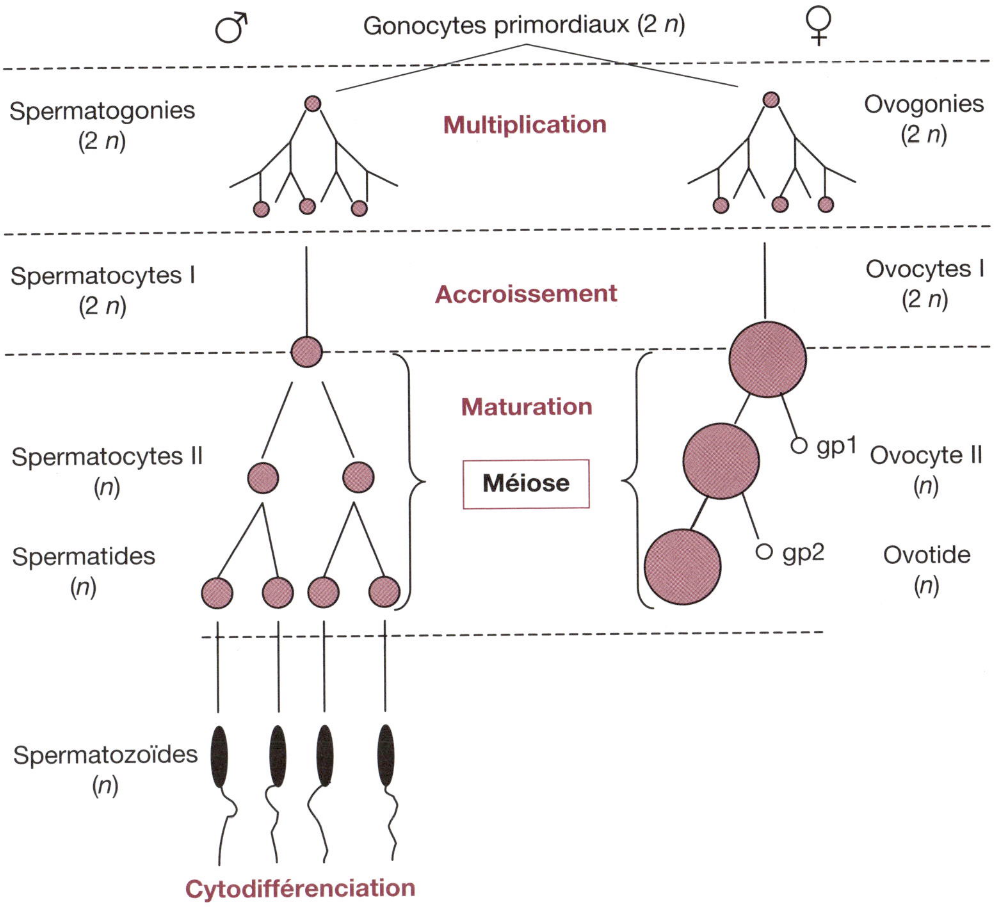


**Figure 1.5** Étapes de la gamétogenèse.

Quel que soit le type de gamétogenèse, trois étapes fondamentales peuvent être distinguées :

- à partir de gonocytes primordiaux ayant colonisé les ébauches gonadiques, les gonies subissent une phase de multiplication.
- à l'issue de la phase précédente, chaque gonie s'engage dans une seconde phase dite d'accroissement durant laquelle, en absence de divisions supplémentaires, elle augmente de volume. C'est durant cette phase que les cellules devenues des

ovocytes I peuvent accumuler, chez certaines espèces, des quantités plus ou moins importantes de substances de réserve ou vitellus (*cf. chap. 11*). L'accroissement en taille des spermatocytes I est en revanche peu marqué.

- la dernière phase commune aux deux types de gamétogenèse correspond à une maturation, période pendant laquelle se produit la méiose. Celle-ci aboutit à la formation, dans la spermatogenèse, de quatre cellules haploïdes – les spermatides – qui évolueront en spermatozoïdes, alors que dans l'ovogenèse, une seule cellule fonctionnelle est produite. Cette différence entre les deux gamétogenèses est due au fait que dans l'ovogenèse, les deux divisions de méiose sont profondément inégales, avec la formation de globules polaires (gp 1 et 2) dont la signification biologique est de permettre l'élimination de lots de chromosomes tout en sauvegardant l'ensemble du contenu cytoplasmique de l'ovocyte I dans la cellule haploïde qui constituera le gamète femelle.

> Au cours de l'ovogenèse, un chevauchement des deux dernières phases est souvent observé, la première division de la méiose pouvant avoir été amorcée durant la phase d'accroissement.

Dans la spermatogenèse, une cytodifférenciation terminale est observée lors de la transformation progressive des spermatides en spermatozoïdes, phénomène désigné sous le terme de **spermiogenèse**.

## Questions à choix multiples

**1** Parmi les propositions suivantes, quelle est la séquence qui correspond à celle observée lors de la prophase de division I de méiose ?

❒ **a.** Pachytène/Diplotène/Diacinèse/Leptotène/Zygotène
❒ **b.** Leptotène/Diplotène/Zygotène/Pachytène/Diacinèse
❒ **c.** Leptotène/Zygotène/Pachytène/Diplotène/Diacinèse
❒ **d.** Zygotène/Pachytène/Diacinèse/Leptotène/Diplotène
❒ **e.** Leptotène/Pachytène/Zygotène/Diplotène/Diacinèse

**2** Parmi ces diverses combinaisons relatives au matériel héréditaire observé dans les cellules germinales au cours de la méiose…
… quelle est celle qui se rapporte aux cellules germinales au stade zygotène de prophase de division I de méiose ?

❒ **a.** **2 *n*** chromosomes / **4 *n*** chromatides / **4 *c*** ADN / ***n*** bivalents
❒ **b.** ***n*** chromosomes / **4 *n*** chromatides / **4 *c*** ADN / **2 *n*** bivalents

❐ **c.** **2 *n*** chromosomes / **2 *n*** chromatides / **2 *c*** ADN / 0 bivalents
❐ **d.** ***n*** chromosomes / **2 *n*** chromatides / **2 *c*** ADN / 0 bivalents
❐ **e.** **2 *n*** chromosomes / **2 *n*** chromatides / **4 *c*** ADN / ***n*** bivalents

**3** … quelle est celle qui se rapporte aux cellules germinales au stade de la métaphase de division II de méiose ?

❐ **a.** **2 *n*** chromosomes / **4 *n*** chromatides / **4 *c*** ADN / ***n*** bivalents
❐ **b.** ***n*** chromosomes / **4 *n*** chromatides / **4 *c*** ADN / **2 *n*** bivalents
❐ **c.** **2 *n*** chromosomes / **2 *n*** chromatides / **2 *c*** ADN / 0 bivalents
❐ **d.** ***n*** chromosomes / **2 *n*** chromatides / **2 *c*** ADN / 0 bivalents
❐ **e.** **2 *n*** chromosomes / **2 *n*** chromatides / **4 *c*** ADN / ***n*** bivalents

**4** Les globules polaires I et II sont

❐ **a.** des cellules permettant l'expulsion de surplus cytoplasmiques
❐ **b.** l'équivalent d'ovocytes I mais dépourvus de substances de réserve
❐ **c.** des cellules permettant l'expulsion de lots d'ADN
❐ **d.** respectivement l'équivalent d'ovocytes I et II
❐ **e.** respectivement l'équivalent d'ovocytes II et d'ovotides

**5** Lors de la méiose, l'appariement des chromosomes se réalise

❐ **a.** lors de l'anaphase I
❐ **b.** avec l'apparition des chiasmas
❐ **c.** lors du stade pachytène de la prophase I
❐ **d.** de manière partielle pour les hétérochromosomes
❐ **e.** avec une mise en place du complexe axonémal

**6** La méiose se caractérise par les événements suivants

❐ **a.** l'individualisation des chromosomes au stade leptotène
❐ **b.** le clivage des centromères à l'anaphase I
❐ **c.** la formation du complexe synaptonémal au stade diplotène
❐ **d.** une recombinaison génétique des caractères parentaux au stade pachytène
❐ **e.** l'absence de chiasma entre hétérochromosomes

**7** Parmi les cellules suivantes, lesquelles sont haploïdes ?

❐ **a.** spermatide
❐ **b.** ovocyte II

- ❐ **c.** spermatogonie
- ❐ **d.** ovocyte I
- ❐ **e.** ovotide

**8** Chez les mammifères, le cycle vital se caractérise par

- ❐ **a.** des fécondations en absence de méiose complète préalable
- ❐ **b.** une fécondation suivant immédiatement la formation des gamètes
- ❐ **c.** une phase haploïde réduite au stade des gamètes
- ❐ **d.** un équilibre entre les phases haploïde et diploïde
- ❐ **e.** des développements embryonnaires possibles sans fécondation

**9** Chez toutes les espèces animales,

- ❐ **a.** une cellule germinale d'ordre I donne 4 gamètes fonctionnels
- ❐ **b.** les ovules sont des ovotides, stade ultime de l'ovogenèse
- ❐ **c.** les spermatozoïdes sont flagellés
- ❐ **d.** le mode de reproduction est uniquement sexué à la différence des espèces végétales
- ❐ **e.** les individus adultes sont toujours diploïdes

**10** Les chromosomes sexuels ou hétérochromosomes

- ❐ **a.** n'existent que dans les cellules germinales
- ❐ **b.** n'existent que dans les gamètes
- ❐ **c.** ne s'individualisent que durant la méiose
- ❐ **d.** sont présents dans toutes les cellules de l'adulte
- ❐ **e.** sont responsables d'une hétérogamétie chez tous les individus mâles de Vertébrés

**11** Au cours de la méiose,

- ❐ **a.** le nombre de chromosomes est réduit de moitié après chaque division
- ❐ **b.** la séparation des chromatides s'effectue durant la division I
- ❐ **c.** la séparation des chromosomes homologues s'effectue durant la division II
- ❐ **d.** la séparation des chromosomes homologues s'effectue durant la division I
- ❐ **e.** les chromatides restent appariées durant la division II

## Vrai ou faux ?

Pour cette série d'exercices, la réponse se fait en deux temps : tout d'abord, étudiez les propositions **a** et **b**, et dîtes si elles sont « vraies » ou « fausses » ; ensuite, si les deux propositions sont « vraies », interrogez-vous sur la corrélation entre ces deux propositions : le lien de causalité symbolisé par la conjonction **car** est-il « vrai » ou « faux » ?

| | V | F |
|---|---|---|
| **12** **a.** Le brassage génétique qui a lieu lors de la méiose est dû à une ségrégation indépendante des chromosomes homologues lors de la métaphase II | ❒ | ❒ |
| **car** | ❒ | ❒ |
| **b.** la disposition des chromosomes homologues de part et d'autre d'une plaque métaphasique est indépendante du phénomène de « *crossing-over* ». | ❒ | ❒ |

| | V | F |
|---|---|---|
| **13** **a.** L'ovule est le gamète femelle qui est fécondé par le spermatozoïde | ❒ | ❒ |
| **car** | ❒ | ❒ |
| **b.** seule une fécondation entre le gamète mâle et une cellule germinale femelle ayant achevé la totalité de la méiose est possible. | ❒ | ❒ |

## Corrigés

### Questions à choix multiples

**1** ❒ **a.** ❒ **b.** ☒ **c.** ❒ **d.** ❒ **e.**

**2** ☒ **a.** ❒ **b.** ❒ **c.** ❒ **d.** ❒ **e.**

**3** ❒ **a.** ❒ **b.** ❒ **c.** ☒ **d.** ❒ **e.**

Les chromosomes ne forment plus de bivalents tels qu'ils existaient au stade zygotène. Ils sont constitués de deux chromatides réunies par un centromère et qui ne sont pas identiques entre elles puisque des échanges de matériel héréditaire se sont produits par le phénomène du « *crossing-over* ».

**4**
❒ **a.** Les globules polaires ne comportent que très peu de cytoplasme.
❒ **b.** Ils n'apparaissent que lors des divisions de la méiose.
☒ **c.**
❒ **d.**
☒ **e.**

**5** ❒ **a.**
❒ **b.** Les chiasmas apparaissent lors du stade diplotène de la prophase I, lors de l'écartement des chromosomes appariés.
❒ **c.** La formation des bivalents s'effectue durant le stade zygotène.
☒ **d.**
❒ **e.** L'appariement s'accompagne de la mise en place d'un complexe synaptonémal.

**6** ☒ **a.** Elle résulte d'une spiralisation progressive des chromosomes.
❒ **b.** C'est au début de l'anaphase II que s'effectue le clivage des centromères.
❒ **c.** C'est lors de l'appariement des chromosomes homologues au stade zygotène que se forment les complexes synaptonémaux.
☒ **d.** Ceci se réalise avec le phénomène du « *crossing-over* ».
❒ **e.** Un enjambement se produit au niveau de la courte région d'homologie située aux extrémités des chromosomes X et Y donnant lieu à la formation d'un chiasma.

**7** ☒ **a.** ☒ **b.** ❒ **c.** ❒ **d.** ☒ **e.**

**8** ☒ **a.** L'ovule est un ovocyte II bloqué au stade métaphase II. C'est la fécondation qui déclenche l'achèvement de la méiose avec émission du globule polaire II.
❒ **b.** Il peut se produire chez certaines espèces un stockage de gamètes, l'accouplement ne s'effectuant qu'à des périodes saisonnières précises.
❒ **c.** Les cellules germinales d'ordre II sont également haploïdes.
❒ **d.** Le cycle est à diplophase dominante.
❒ **e.** Il n'existe pas de cas de parthénogenèse chez les mammifères.

**9** ❒ **a.** À partir d'un spermatocyte I, 4 spermatozoïdes sont formés alors qu'un ovocyte I ne produit qu'un seul ovule.
❒ **b.** Selon les espèces, l'ovule peut être un ovocyte I (Insectes), un ovocyte II (Vertébrés), un ovotide (Oursins).
❒ **c.** Les arthropodes ne possèdent pas de spermatozoïdes flagellés.
❒ **d.** Il existe de nombreuses espèces qui peuvent se reproduire à la fois par reproduction sexuée et par multiplication asexuée (l'hydre par exemple).
❒ **e.** Des espèces animales peuvent présenter des cycles vitaux comportant des individus haploïdes, avec existence du phénomène de parthénogenèse.

**10** ❒ **a.**
❒ **b.**
❒ **c.** Lors des mitoses, ils s'individualisent comme tous les autres chromosomes.
☒ **d.**
❒ **e.** Chez certaines espèces de vertébrés tels que les Oiseaux ou certains Amphibiens, c'est la femelle qui est hétérogamétique (ZW), le mâle étant homogamétique (WW).

**11** ❐ **a.** La réduction chromosomique a lieu au cours de la division I dite réductionnelle.

❐ **b.**

❐ **c.**

☒ **d.** La répartition au hasard des chromosomes homologues de part et d'autre de la plaque équatoriale participe au brassage génétique, ce qui est exprimé par la première loi de Mendel.

❐ **e.** Les chromatides se séparent, suite au clivage des centromères, au début de l'anaphase II et elles formeront les chromosomes du futur gamète.

## Vrai ou faux ?

**12** **a.** Faux **b.** Vrai

La distribution aléatoire des bivalents d'origine paternelle et maternelle de part et d'autre de la plaque métaphasique se réalise au cours de la métaphase de division I de méiose. L'échange de portions chromatidiennes entre chromosomes homologues par « *crossing-over* » augmente le brassage génétique mais n'intervient pas dans la répartition des bivalents lors de la métaphase I.

**13** **a.** Vrai **b.** Faux

Par définition, l'ovule est la cellule germinale femelle qui est pondu par l'ovaire et qui est fécondé. Selon les espèces, l'ovule peut être à divers stades de l'ovogenèse (ovotide chez les Échinodermes, ovocyte I chez les Insectes, ovocyte II bloqué en métaphase II chez les Vertébrés).

# 2 Spermatogenèse

## Plan



## Objectifs

- Connaître les contributions structurales et fonctionnelles des différents partenaires cellulaires du testicule
- Retenir les différentes étapes conduisant à la différenciation des spermatozoïdes
- Comprendre la notion de fécondance

## Cours

La spermatogenèse correspond à l'ensemble des étapes qui conduit les cellules germinales d'un individu mâle depuis un état de cellules souches à celui de gamètes, les spermatozoïdes. Elle se déroule au sein des gonades mâles ou **testicules**. Ces derniers comportent deux compartiments tissulaires distincts, l'un germinatif, constitué de cellules germinales et de cellules somatiques, l'autre interstitiel, tissu mésenchymateux uniquement formé de cellules somatiques.

Chez les Vertébrés, le compartiment germinatif est organisé selon un des types suivants : soit sous forme de vésicules juxtaposées ou **cystes** (cas des testicules cystiques des anamniotes, c'est-à-dire les Poissons et les Amphibiens), soit avec des structures tubulaires, les **tubules séminifères** (cas des amniotes). C'est donc ce dernier type qui est observé dans l'espèce humaine.

# 2.1 ORGANISATION TESTICULAIRE

## 2.1.1 Anatomie générale

Le testicule, de forme ovoïde, est accolé à une structure allongée, renflée à l'une de ses extrémités, l'**épididyme**. L'organisation générale de la gonade est présentée de façon schématique dans la figure 2.1.

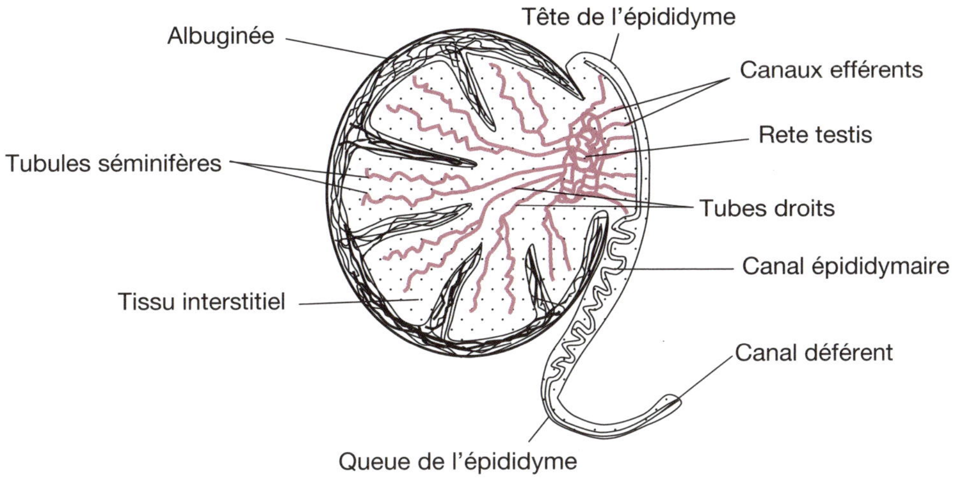


**Figure 2.1** Coupe schématique d'un testicule humain.

Une capsule protectrice de consistance fibreuse, l'**albuginée**, entoure la gonade. Elle est riche en collagène et possède chez l'homme des cellules musculaires lisses qui, en se contractant, participent à l'évacuation des produits génitaux. Elle émet des cloisons ou septa qui délimitent près de 300 lobules testiculaires à l'intérieur de chacun desquels se situent deux à quatre tubules séminifères noyés dans un tissu mésenchymateux, le **tissu interstitiel**. Les tubules séminifères se présentent sous une forme plissée, et se prolongent par des **tubes droits** débouchant dans une structure canaliculaire anastomosée, le **rete testis**. De ce dernier partent des **canaux efférents** qui se raccordent à un canal fortement contourné, contenu dans l'épididyme. Ce **canal épididymaire** se prolonge, à partir de la région de la queue de l'épididyme, par le **canal déférent**.

## 2.1.2 Les tubules séminifères, sites de la spermatogenèse

Les tubules séminifères sont le siège de la spermatogenèse (Figure 2.2). Ils révèlent une organisation assimilable à celle d'un épithélium pluristratifié reposant sur une lame basale et constitué d'une association de cellules somatiques et de cellules germinales, ces dernières évoluant durant le déroulement de la spermatogenèse, en

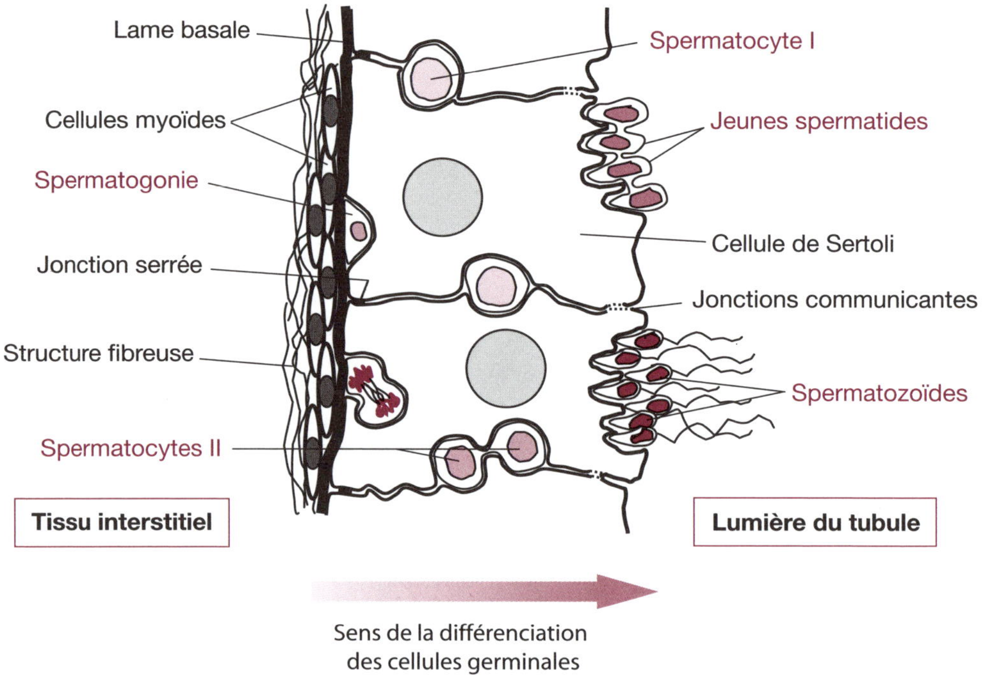


**Figure 2.2** Schéma simplifié de la paroi d'un tubule séminifère.

direction de la lumière centrale du tubule. En périphérie, se situent des **cellules myoïdes** (cellules péritubulaires) qui, en se contractant périodiquement, favorisent la libération des spermatozoïdes dans la lumière du tubule. Ces cellules sont recouvertes par une structure riche en fibrilles de collagène I et II. En contact avec la basale sont localisées des spermatogonies et les **cellules de Sertoli**. Ces dernières, de nature somatique, forment des anfractuosités dans lesquelles sont nichées les cellules germinales à différentes étapes de leur évolution. Les cellules de Sertoli présentent entre elles différents complexes jonctionnels :

- en périphérie, des jonctions serrées d'un type particulier constituent la **barrière hémato-testiculaire** dont la signification biologique est d'assurer l'isolement du site de la spermatogenèse par rapport au milieu intérieur, conférant par là même une protection des cellules germinales vis-à-vis du système immunitaire,
- en position plus profonde, des jonctions communicantes permettent un couplage des activités métaboliques entre les cellules.

Les caractéristiques cytologiques des cellules de Sertoli dénotent leur intense activité : noyau volumineux riche en euchromatine, nombreux nucléoles, RER abondant, appareil de Golgi développé. Ces cellules assurent quatre grandes fonctions :

- un rôle trophique vis-à-vis des cellules germinales,

- un rôle de soutien comme élément structurant de la paroi du tubule et en enveloppant les cellules germinales,
- un rôle dans la cytodifférenciation terminale des spermatozoïdes (*cf. chap. 2.2.2*),
- un rôle endocrine avec notamment la production de l'hormone anti-mullérienne (AMH) (*cf. chap. 4.2.1*).

Les tubules sont environnés par un tissu conjonctif lâche, représentant 25 à 30 % du tissu testiculaire. Outre une vascularisation sanguine et lymphatique ainsi que des terminaisons nerveuses, ce tissu interstitiel comporte diverses catégories cellulaires. Celles-ci se composent de cellules libres représentées par des macrophages et des cellules en amas à fonction endocrine, les **cellules de Leydig** productrices des hormones androgènes.

Il est à noter que des approches *in vitro* ont permis de montrer l'existence d'interactions entre les diverses populations cellulaires composant l'ensemble des tissus testiculaires. Ces coopérations cellulaires permettent une synergie fonctionnelle. Ainsi a-t-on montré par des co-cultures, l'influence des cellules myoïdes sur l'activité sécrétrice des cellules de Sertoli, de même que le rôle régulateur des macrophages et des cellules de Sertoli sur les fonctions endocrines des cellules de Leydig. Enfin, les cellules de Sertoli, de par leur relation étroite avec les cellules germinales, jouent un rôle déterminant sur le bon déroulement de la spermatogenèse (*cf. chap. 4.2.2*).

## 2.2 DES GONIES AUX GAMÈTES

### 2.2.1 Les étapes précoces de la spermatogenèse

Les spermatogonies sont localisées en périphérie du tubule et en contact avec la lame basale. Chez l'homme, dès la vie fœtale, se produisent en permanence des divisions qui s'amplifieront à partir de la puberté et qui se dérouleront durant toute la vie de l'individu. Différents types de spermatogonies peuvent être distingués par des caractéristiques nucléaires et qui correspondent à des cellules soit jouant le rôle de cellules souches, soit s'engageant dans le processus spermatogénétique. Ce n'est qu'à partir de la puberté que des spermatogonies s'engagent dans la phase d'accroissement en cessant de se diviser et en se transformant alors en spermatocytes I (Figure 2.3).

Lors de la méiose, les cellules filles issues des deux divisions successives restent reliées entre elles pendant un temps par des ponts cytoplasmiques. Leurs tailles se réduisent et leurs noyaux se condensent.

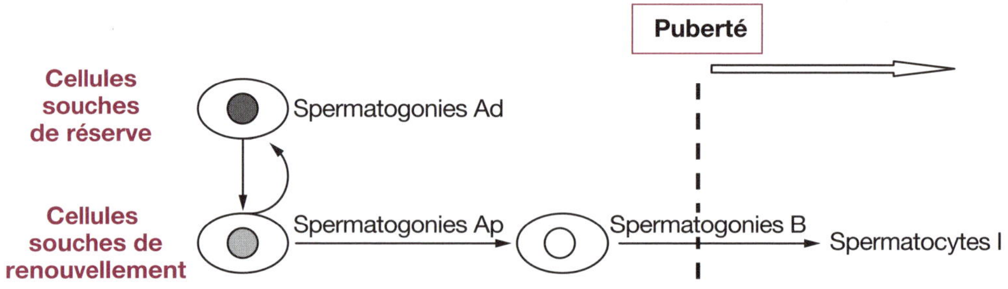


**Figure 2.3** Multiplication goniale et différents types de spermatogonies.
Les dénominations Ad et Ap des spermatogonies A sont établies à partir des caractéristiques de leur coloration nucléaire (d pour *dense* et p pour *pale*).

## 2.2.2 La spermiogenèse

La phase de cytodifférenciation des spermatides ou **spermiogenèse** s'effectue selon des étapes bien définies (8 chez l'homme) et transforme ces cellules initialement rondes en spermatozoïdes. À l'achèvement de cette phase, les spermatozoïdes formés sont libérés dans la lumière du tubule séminifère, phénomène désigné sous le terme de **spermiation**.

Quatre phénomènes principaux caractérisent la spermiogenèse (Figure 2.4) :

- une réorganisation du noyau
- l'apparition et la mise en place d'un acrosome
- l'assemblage de la queue
- l'élimination du surplus cytoplasmique

### *Réorganisation nucléaire*

Chez les spermatides jeunes, la chromatine est encore relativement dispersée dans le noyau alors que chez les cellules âgées, le noyau se condense, acquiert une forme ovoïde et les nucléoles disparaissent. Cette condensation nucléaire est liée à l'élimination de divers constituants ainsi qu'au remplacement des histones associées à l'ADN par des protéines de transition, les protamines, riches en arginine et cystéine. Ces protamines pénètrent dans le noyau où elles sont déphosphorylées, s'associent à l'ADN et entraînent la compaction de la chromatine suite à la formation de ponts disulfures entre les cystéines. Cette condensation générale nucléaire contribue à assurer une protection du matériel héréditaire véhiculé par le spermatozoïde.

### *Formation de l'acrosome*

Grâce au système microtubulaire, l'appareil de Golgi migre à l'un des pôles de la cellule. Les vésicules golgiennes forment des granules pro-acrosomiques qui par coalescence donnent naissance à une vésicule acrosomique plaquée contre l'enveloppe nucléaire. Cette vésicule évolue en acrosome, délimitée par une membrane et

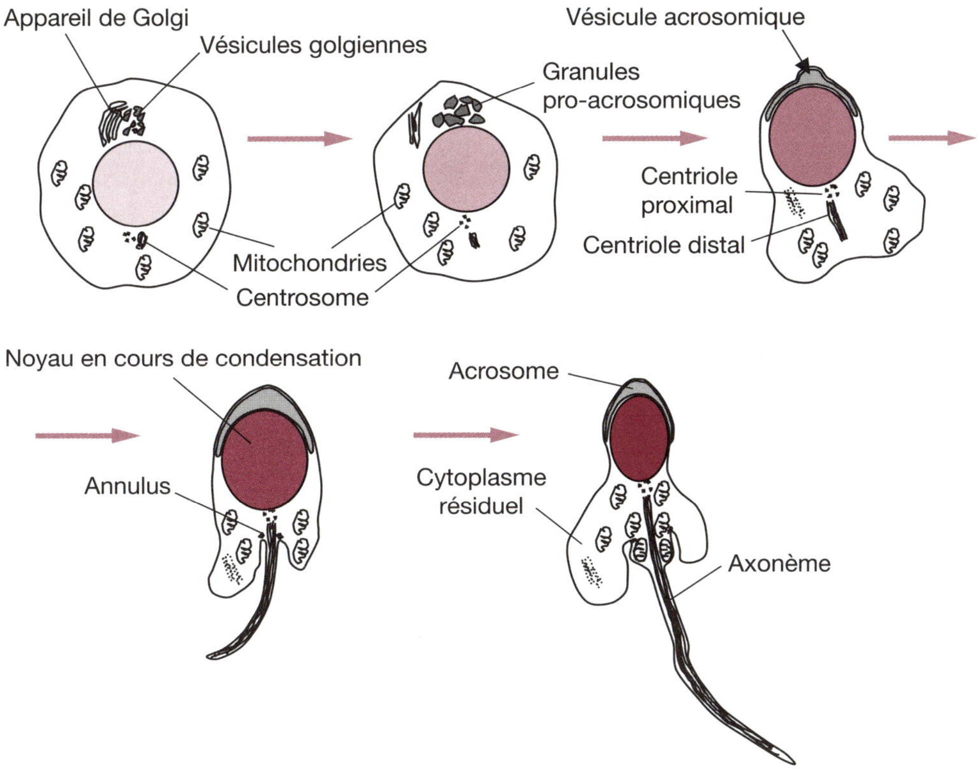


**Figure 2.4** Déroulement de la spermiogenèse.

dont le contenu est constitué d'enzymes lytiques (hyaluronidase, sialidase, phosphatase acide) et d'une protéase à activité trypsine, l'acrosine.

### *Assemblage de la queue*

Le centrosome, à l'origine proche de l'appareil de Golgi, s'en écarte et se localise au pôle opposé de celui où se forme l'acrosome. Le centriole proximal demeure contre le noyau où il forme le **complexe centriolaire** cependant que le centriole distal s'allonge. Les microtubules le constituant, assemblés en 9 doublets périphériques plus un doublet central, forment le **complexe axonémal** du flagelle. S'élabore par la suite la pièce connective à proximité du noyau, puis se mettent en place successivement des fibres denses et la gaine fibreuse. Enfin, les mitochondries, initialement dispersées dans le cytoplasme, constituent un manchon hélicoïdal autour des fibres denses dans la région de la pièce intermédiaire (Figure 2.5).

### *Élimination du surplus cytoplasmique*

Les éléments cytoplasmiques n'intervenant pas dans la constitution du spermatozoïde sont éliminés et absorbés par les cellules de Sertoli dans lesquelles les têtes des spermatozoïdes sont fichées.

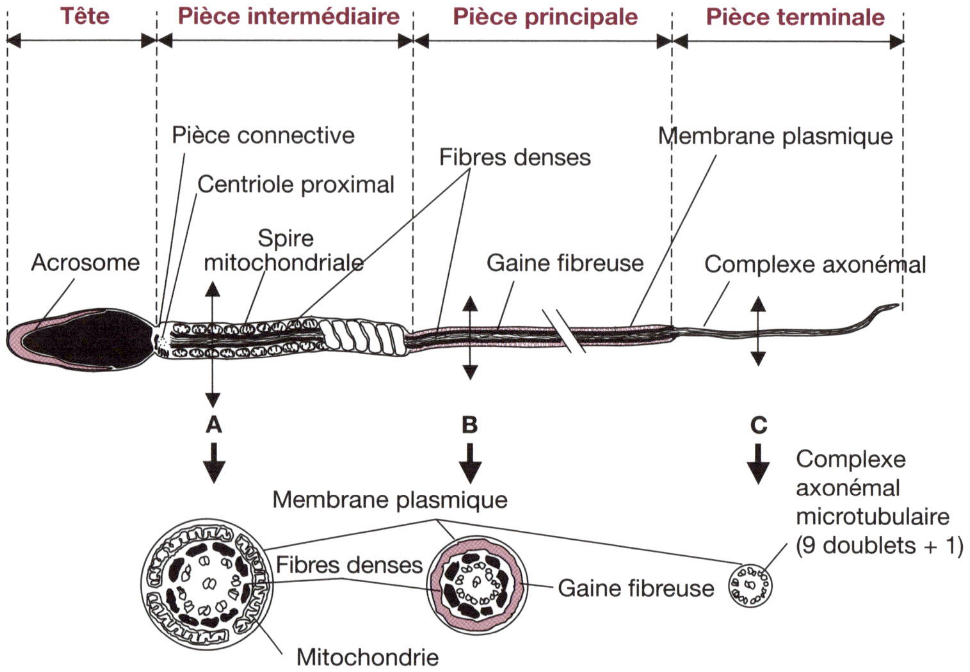


**Figure 2.5** Structure d'un spermatozoïde.
La spire mitochondriale, présentée en coupe dans la partie proximale de la pièce intermédiaire, est schématisée en place dans la partie distale.

# 2.3 BIOLOGIE DES SPERMATOZOÏDES

## 2.3.1 Production des gamètes mâles : données générales

Le temps nécessaire à former des spermatozoïdes, à partir d'une spermatogonie B, est constant pour une espèce donnée. Il correspond au **cycle spermatogénétique** qui est d'environ 74 jours chez l'homme. Par ailleurs, les durées observées pour chaque stade sont également constantes (ex : 23 jours pour les spermatocytes I, 1 jour seulement pour les spermatocytes II).

Les cellules souches se divisent de manière périodique, ce qui entraîne une entrée par vagues des spermatogonies dans le processus de la spermatogenèse. Ces vagues successives, désignées sous le terme d'**ondes spermatogénétiques**, s'effectuent selon une période de 16 jours chez l'homme.

La production globale de spermatozoïdes diminue avec l'âge (environ 6,5 · $10^6$/j/g de testicule à 20 ans contre 3,8 · $10^6$/j/g à partir de 50 ans). De plus, en fonction de l'avancement en âge, une évolution qualitative est également observée qui se manifeste par un accroissement de formes atypiques et une diminution de la mobilité des spermatozoïdes (*cf. chap. 17.1.1*).

Cette caractéristique explique le fait que sur une coupe transversale d'un tubule séminifère il n'est pas possible d'observer toutes les étapes de la spermatogenèse. Disposées de manière relativement concentrique, les cellules localisées depuis la périphérie jusqu'à la lumière centrale, appartiennent à des ondes spermatogénétiques différentes. Pour une espèce donnée, il existe ainsi un nombre caractéristique d'associations de cellules germinales à différents stades de la spermatogenèse, qu'il est possible d'observer à partir de *n* coupes histologiques définies de tubules séminifères.

## 2.3.2 Acquisition du pouvoir fécondant

Les spermatozoïdes subissent une maturation durant leur transit dans les voies génitales mâles. Lors de leur libération dans la lumière des tubules séminifères, ils sont immobiles et non fécondants. Ce n'est qu'après leur passage dans l'épididyme qu'ils acquièrent leur mobilité et un **pouvoir de fécondance**.

Les cellules épithéliales ciliées du rete testis et des canaux efférents permettent un brassage du liquide luminal qui entraîne un déplacement passif des spermatozoïdes immobiles jusqu'au canal épididymaire. Des contractions, toutes les 2 à 10 secondes, de cellules musculaires lisses présentes au niveau de l'épididyme, associées à celles déjà évoquées à propos de l'albuginée, permettent à leur tour la progression des cellules germinales dans la lumière du canal. Ce canal présente de très nombreux plissements qui lui confèrent une longueur considérable (7 m chez l'homme). À son niveau se produisent des sorties d'eau qui provoquent une concentration des spermatozoïdes. Site de stockage transitoire, l'épididyme est le siège de divers phénomènes assurant la survie et la maturation fonctionnelle des gamètes.

Des **changements morphologiques** affectent la tête des spermatozoïdes suite à une condensation maximale du noyau et à l'acquisition de la forme définitive de l'acrosome, forme qui varie selon les espèces.

Des **remaniements moléculaires** d'une grande importance se réalisent également au niveau membranaire. Ceux-ci permettront la reconnaissance et les interactions entre spermatozoïdes et ovule aboutissant à la fécondation. Trois types de phénomènes peuvent être distingués :

- des modifications affectant la composition lipidique membranaire. Celles-ci ont pour conséquences une réorganisation des constituants de la membrane et un changement dans les propriétés de fluidité, l'ensemble de ces phénomènes favorisant une stabilité accrue de la membrane,
- des changements dans la composition protéique. Certaines molécules mises en place dans le testicule sont éliminées ou subissent des modifications variées. De plus, sous l'influence de la testostérone, les cellules épididymaires sécrètent des protéines qui s'incorporent dans la membrane et dont certaines joueront un rôle décisif dans le système de reconnaissance de constituants membranaires présents sur le gamète femelle.

- des modifications des molécules en place. Des changements dans les groupements prosthétiques sont observés au niveau des constituants lipidiques et protéiques, suite notamment à des processus de glycosylation. Par ailleurs s'opèrent de nombreuses autres modifications post-traductionnelles (méthylation, phosphorylation, mise en place de ponts disulfures…). Enfin des clivages endo-protéolytiques se produisent pour certains constituants tels que la fertiline (*cf. chap. 5.2.3*).

L'épididyme est également le site où les spermatozoïdes deviennent mobiles. Cette propriété leur est acquise progressivement au cours de leur transit dans le canal épididymaire depuis la région de la tête vers celle de la queue de l'épididyme. À l'entrée du canal déférent, les spermatozoïdes sont capables de se déplacer linéairement de façon autonome.

Au total, une maturité fonctionnelle des spermatozoïdes est acquise lors de leur transit dans l'épididyme. L'ensemble des processus rendant les spermatozoïdes potentiellement aptes à la fécondation correspond à la **fécondance**. Cependant, chez les Mammifères, ce pouvoir fécondant ne deviendra effectif qu'après un passage dans les voies génitales femelles. Lors de celui-ci, les spermatozoïdes subiront des transformations qui leur permettront de réaliser la fécondation, transformations qui correspondent au **phénomène de la capacitation** (*cf. chap. 5.1.2*).

## Questions à choix multiples

**1** Les cellules de Sertoli

❐ **a.** reposent sur une lame basale
❐ **b.** secrètent des hormones stéroïdes
❐ **c.** jouent un rôle trophique vis-à-vis des cellules germinales en cours de maturation
❐ **d.** secrètent une hormone intervenant dans la mise en place des caractères sexuels secondaires
❐ **e.** interviennent dans la résorption cytoplasmique s'effectuant lors de la spermiogenèse

**2** Au cours de la spermiogenèse, se réalisent

❐ **a.** l'apparition et la mise en place de l'acrosome
❐ **b.** l'achèvement de la méiose
❐ **c.** une réorganisation du noyau
❐ **d.** l'assemblage de la queue
❐ **e.** une élimination d'un surplus cytoplasmique

**3** Dans l'épididyme des Mammifères mâles, en lien avec la maturation finale des spermatozoïdes, s'effectuent

❐ **a.** une condensation nucléaire maximale due à la présence de molécules de protamine
❐ **b.** une modification morphologique de l'acrosome
❐ **c.** une modification des constituants membranaires
❐ **d.** l'acquisition de la mobilité
❐ **e.** un démasquage de molécules correspondant au phénomène de capacitation

**4** La mobilité des spermatozoïdes de Mammifères

❐ **a.** est acquise lors de la spermiation
❐ **b.** est rendue possible dès la différenciation d'un flagelle
❐ **c.** est associée à la présence de mitochondries dans la pièce terminale
❐ **d.** est facilitée par un apport énergétique sous la forme de glucides dans le liquide séminal
❐ **e.** s'exprime par des déplacements linéaires à la sortie de l'épididyme

**5** L'acrosome du spermatozoïde des Mammifères

❐ **a.** provient de la coalescence de vésicules issues du reticulum endoplasmique
❐ **b.** possède une membrane dont les constituants jouent un rôle lors de la fécondation
❐ **c.** contient des enzymes qui seront utilisées au moment d'une éventuelle fécondation
❐ **d.** est avec les mitochondries un élément constituant de la pièce intermédiaire
❐ **e.** se forme dans le rete testis

**6** Chez l'homme, l'ensemble de la spermatogenèse

❐ **a.** se déroule en continu dès la naissance
❐ **b.** débute à partir de la puberté
❐ **c.** se manifeste dans le testicule par la présence de cellules germinales à tous les stades
❐ **d.** est caractérisée par un blocage de la méiose jusqu'à la fécondation
❐ **e.** présente un cycle d'une durée de 74 jours

**7** La spermatogenèse dans l'espèce humaine

- ❒ **a.** est gravement affectée par une élévation de température
- ❒ **b.** conduit à des gamètes qui ont tous le même équipement chromosomique
- ❒ **c.** peut aboutir à la formation de taux variables de spermatozoïdes anormaux
- ❒ **d.** forme des spermatozoïdes acquérant un pouvoir fécondant à la sortie des tubules séminifères
- ❒ **e.** s'arrête avec l'entrée en sénescence des individus

**8** Les spermatogonies B

- ❒ **a.** constituent des cellules souches de réserve
- ❒ **b.** sont issues par méiose de spermatogonies Ap
- ❒ **c.** donnent par méiose quatre spermatocytes d'ordre I
- ❒ **d.** sont reliées entre elles par des ponts cytoplasmiques
- ❒ **e.** sont issues par mitose des spermatogonies Ad

**9** Les cellules de Sertoli

- ❒ **a.** présentent des caractéristiques cytologiques révélant une activité métabolique intense
- ❒ **b.** englobent les cellules germinales engagées dans le processus spermatogénétique
- ❒ **c.** sont des cellules syncytiales
- ❒ **d.** évitent l'apparition de réactions auto-immunes dirigées contre les spermatozoïdes
- ❒ **e.** sont responsables de la barrière hémato-testiculaire par l'existence entre elles de jonctions communicantes

## Vrai ou faux ?

Pour cette série d'exercices, la réponse se fait en deux temps : tout d'abord, étudiez les propositions **a** et **b**, et dîtes si elles sont « vraies » ou « fausses » ; ensuite, si les deux propositions sont « vraies », interrogez-vous sur la corrélation entre ces deux propositions : le lien de causalité symbolisé par la conjonction **car** est-il « vrai » ou « faux » ?

| | V | F |
|---|---|---|
| **10** **a.** La spermiation correspond à la phase de différenciation terminale de la gamétogenèse mâle | ❒ | ❒ |
| **car** | ❒ | ❒ |
| **b.** à l'issue de la deuxième division de méiose, les cellules germinales mâles ne sont pas des gamètes fonctionnels | ❒ | ❒ |

| | | V | F |
|---|---|---|---|
| **11** | **a.** Ce sont les cellules de Sertoli qui assurent la mise en place d'une barrière hémato-testiculaire | ❒ | ❒ |
| | **car** | ❒ | ❒ |
| | **b.** la lame basale localisée à la périphérie des tubules séminifères ne constitue pas une barrière étanche aux constituants sanguins | ❒ | ❒ |
| **12** | **a.** Les cellules de Sertoli jouent un rôle trophique vis-à-vis des cellules germinales mâles | ❒ | ❒ |
| | **car** | ❒ | ❒ |
| | **b.** leur fonction endocrine s'exprime par la production de l'AMH | ❒ | ❒ |
| **13** | **a.** La formation de l'acrosome se réalise dès le stade spermatocyte II | ❒ | ❒ |
| | **car** | ❒ | ❒ |
| | **b.** les enzymes accumulés dans l'acrosome doivent subir une longue période de maturation | ❒ | ❒ |
| **14** | **a.** Les mitochondries contenues dans la pièce principale du spermatozoïde forment une gaine hélicoïdale autour de l'axonème | ❒ | ❒ |
| | **car** | ❒ | ❒ |
| | **b.** le déplacement du spermatozoïde requiert de l'énergie | ❒ | ❒ |
| **15** | **a.** Les tubules séminifères ne libèrent que des spermatozoïdes immobiles | ❒ | ❒ |
| | **car** | ❒ | ❒ |
| | **b.** c'est dans l'épididyme que les spermatozoïdes acquièrent leur mobilité | ❒ | ❒ |

# Corrigés

## Questions à choix multiples

**1** ☒ **a.**

❒ **b.** Elles produisent des hormones peptidiques ou protéiques (ex : inhibine, AMH).

☒ **c.**

❒ **d.** L'AMH intervient dans la mise en place des canaux évacuateurs génitaux qui constituent avec les gonades, des caractères sexuels primaires.

☒ **e.**

**2** ☒ **a.**
❒ **b.** La seconde division de méiose aboutit à la formation de spermatides qui se différencient par les processus de la spermiogenèse en spermatozoïdes.
☒ **c.** Une condensation du matériel nucléaire se réalise progressivement.
☒ **d.**
☒ **e.** Les cellules de Sertoli participent à cette résorption.

**3** ☒ **a.** Initié lors de la spermiogenèse, le remplacement des histones par les protamines s'accompagne par la formation de nombreux ponts di-sulfures qui se poursuit dans l'épididyme. Ceci provoque la compaction de la chromatine et indirectement celle du noyau.
☒ **b.** Le modelage final de la forme l'acrosome, caractéristique d'une espèce donnée, se réalise dans le canal épididymaire.
☒ **c.** Il se produit des changements dans la composition protéique et lipidique membranaire de même que des modifications au niveau des groupements prosthétiques de molécules restées en place.
☒ **d.** Les spermatozoïdes acquièrent une mobilité qui les fait progresser de manière linéaire.
❒ **e.** Ceci se réalise dans les voies génitales femelles.

**4** ❒ **a.** Les spermatozoïdes libérés dans la lumière du tubule séminifère sont immobiles.
❒ **b.** La formation du flagelle s'effectue pendant la spermiogenèse, les cellules germinales mâles étant encore fichées dans les cellules de Sertoli.
❒ **c.** Les mitochondries à l'origine des apports énergétiques sont dans la pièce intermédiaire.
☒ **d.**
☒ **e.** Ce type de déplacement sera modifié lors de la capacitation.

**5** ❒ **a.** Ce sont des vésicules golgiennes qui fusionnent pour donner la vésicule pro-acrosomique.
☒ **b.** Des constituants de cette membrane tels PH20, SP17 se lient à ZP2 de la zone pellucide (*cf. chap. 5.2.2*).
☒ **c.** Ces enzymes sont libérées lors de la réaction acrosomique et entraînent une déstabilisation structurale de la zone pellucide.
❒ **d.** L'acrosome se situe à l'extrémité de la tête du spermatozoïde.
❒ **e.** L'acrosome se forme lors de la spermiogenèse.

**6** ❒ **a.** La production de spermatozoïdes commence à partir de la puberté.
☒ **b.**
☒ **c.** Mais cette manifestation ne se réalise qu'à partir de la puberté.

❒ **d.** Ce caractère différencie la spermatogenèse de l'ovogenèse chez les Vertébrés.

☒ **e.**

**7** ☒ **a.** Des cas d'exposition prolongée peuvent entraîner une stérilité.

❒ **b.** Un brassage génétique a eu lieu lors de la méiose et dès le stade spermatocyte II, l'équipement chromosomique des cellules germinales diffère.

☒ **c.** Ce taux augmente avec l'âge des individus.

❒ **d.** Ce pouvoir est acquis lors du transit dans la voie épididymaire.

❒ **e.** La spermatogenèse se continue jusqu'à la mort de l'individu, ce qui constitue une différence fondamentale par rapport à l'ovogenèse.

**8** ❒ **a.**

❒ **b.** Les spermatogonies ne se divisent que par mitoses.

❒ **c.** Elles évoluent en spermatocytes I et ce sont ces derniers qui subissent la première division de méiose.

❒ **d.** Ce sont les cellules issues de la méiose qui restent reliées entre elles par des ponts cytoplasmiques.

❒ **e.** Elles sont issues des spermatogonies Ap.

**9** ☒ **a.** Ceci est attesté par la richesse en euchromatine, la présence de nombreux nucléoles, l'abondance du RER et le développement de l'appareil de Golgi.

☒ **b.**

❒ **c.**

☒ **d.** Ceci est rendu possible par l'existence de la barrière hémato-testiculaire.

❒ **e.** Ce sont des jonctions serrées particulières qui sont responsables de la barrière hémato-testiculaire. Il existe néanmoins des jonctions communicantes entre cellules de Sertoli.

## Vrai ou faux ?

**10** **a.** Faux **b.** Vrai

La spermiation correspond à la libération des spermatozoïdes dans la lumière des tubules séminifères et non à une étape de la spermatogenèse. Non seulement la division II de méiose ne forme pas directement des spermatozoïdes mais encore ce n'est qu'à l'issue de leur transit dans les tractus génitaux que ceux-là deviendront des gamètes mâles fonctionnels.

**11** **a.** Vrai **b.** Vrai La relation proposée entre ces deux propositions est vraie.

Les jonctions serrées présentes entre les cellules de Sertoli adjacentes constituent une barrière infranchissable pour des constituants sanguins contrairement à la lame basale qui forme une barrière sélective à ces mêmes constituants. C'est donc les jonctions étanches qui sont à l'origine de la barrière hémato-testiculaire.

**12** **a.** Vrai **b.** Vrai Il n'y a pas de relation entre ces deux propositions.
Les cellules de Sertoli sécrètent différents facteurs protéiques (activine, inhibine…) mais aussi l'hormone anti-müllérienne (AMH) dont la production est indépendante du rôle trophique qu'exerce ces cellules vis-à-vis des cellules germinales mâles

**13** **a.** Faux **b.** Faux
La formation de l'acrosome se manifeste lors de la spermiogenèse, c'est-à-dire lors de la transformation des spermatides en spermatozoïdes. Certains des enzymes accumulés au niveau de l'acrosome ne seront activés que tardivement, lors de la fécondation (exemple l'acrosine), mais ne nécessite pas pour autant une longue période de maturation.

**14** **a.** Faux **b.** Vrai
La spire mitochondriale se situe au niveau de la pièce intermédiaire et non principale du spermatozoïde. Les mitochondries procurent l'énergie nécessaire au battement flagellaire permettant la mobilité des gamètes mâles.

**15** **a.** Vrai **b.** Vrai Il n'y a pas de relation entre ces deux propositions.
Lors de la spermiation et du transit dans les canaux testiculaires (tubes droits, rete testis, tubes efférents), les spermatozoïdes sont immobiles et entraînés passivement dans le liquide contenu dans la lumière de ces canaux. Ce n'est que dans l'épididyme que leur mobilité sera acquise sans que ceci soit la conséquence des étapes précédentes de transit.

# Ovogenèse 3

## Plan

Cours



QCM et Vrai ou faux ?

Corrigés

## Objectifs

- Retenir les différences dans le déroulement au cours de la vie de la spermatogenèse et de l'ovogenèse
- Comprendre la dynamique de la folliculogenèse



## Cours

L'ovogenèse est constituée par l'ensemble des phénomènes qui conduisent à la formation de cellules aptes à être fécondées, les **ovules**. Elle se déroule dans la gonade femelle ou **ovaire** et s'achève lors de la fécondation, chez les Vertébrés.

De façon comparable à ce qui est observé pour les testicules, chez les Vertébrés, différents types d'organisation ovarienne sont distingués. À l'exception des Mammifères vivipares, les Vertébrés possèdent un ovaire de type creux dans lequel les cellules germinales, à divers temps de leur évolution, sont appendues, entourées de structures membranaires et cellulaires. L'autre organisation est représentée sous la forme d'ovaires dits de type plein qui sera le seul envisagé ici, puisqu'il correspond à celui observé dans l'espèce humaine.

## 3.1 L'OVAIRE, SITE DE L'OVOGENÈSE

Chez l'humain, les ovaires, à la différence des testicules, sont situés en position intra-abdominale. Ils se présentent sous la forme de petites masses richement vascularisées. Leur organisation interne est schématisée dans la figure 3.1.

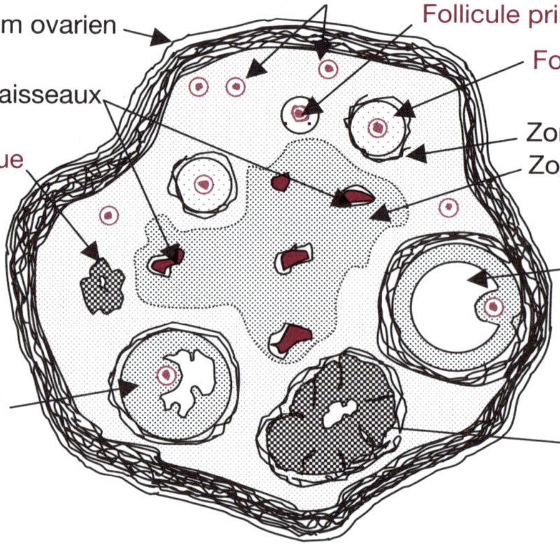


**Figure 3.1** Coupe schématique d'un ovaire de Mammifère.

Sur cette coupe sont fictivement regroupés les divers types de follicules observables dans un ovaire, la présence de ces différents follicules se modifiant avec l'âge et la période du cycle menstruel de l'individu.

Comme les testicules, les ovaires sont délimités et protégés par un tissu fibreux, l'**albuginée**, qu'entoure un épithélium unistratifié. En interne, un tissu de type conjonctif présente deux zones, l'une périphérique constituant le **cortex germinatif**, l'autre centrale et richement vascularisée, la **médulla**. Les cellules germinales, localisées dans la zone corticale, sont associées à différentes enveloppes cellulaires ou membranaires, formant avec ces dernières des ensembles complexes désignés sous le terme de **follicules**. Contrairement à ce qui est observé lors de la spermatogenèse, se manifestent dans l'ovaire non seulement des transformations affectant les cellules germinales, mais également une évolution des follicules dont divers stades sont directement discernables sur une coupe ovarienne.

## 3.2 DES GONIES À L'OVULE

### 3.2.1 Évolution générale

Après colonisation des crêtes génitales, les gonocytes primordiaux prolifèrent et deviennent des **ovogonies**. Chez l'humain, celles-ci se multiplient activement jusqu'à la 14$^{e}$ semaine de gestation. Les mitoses se ralentissent ensuite progressivement pour s'arrêter vers la 20e semaine de gestation. 4 à $7 \cdot 10^6$ ovogonies sont ainsi produites dont environ $2{,}5 \cdot 10^6$ seulement poursuivent leur évolution en devenant des ovocytes I cessant de se diviser, les autres cellules dégénérant. Les ovocytes I ainsi formés, après une phase S, s'engagent progressivement en prophase de division I de méiose tout en s'associant avec des cellules somatiques pour constituer les premières formations folliculaires contenant chacune une seule cellule germinale. À la naissance se produit une destruction massive de follicules, un épisode fort de ce qu'on appelle l'**atrésie folliculaire**. À la suite de ce phénomène ne subsistent plus que $5 \cdot 10^5$ follicules dans lesquels les **ovocytes** sont bloqués au **stade diplotène de la prophase de la division I de méiose**. Par suite d'un phénomène dégénératif continu, ce ne sont plus que $5 \cdot 10^4$ follicules et donc ovocytes I qui sont encore présents dans l'ovaire au moment de la puberté. À partir de cette période, tous les 28 jours jusqu'à la ménopause, un ovocyte subit une maturation entraînant, associé au phénomène de la ponte ovulaire, le déblocage de la méiose avec l'expulsion du premier globule polaire et la formation de l'**ovule** correspondant à un **ovocyte II bloqué en métaphase de division II de méiose**. Ainsi, durant la vie féconde d'une femme, seuls 400 à 500 ovocytes I contenus dans l'ovaire constitueront des ovules. Le restant du stock de cellules germinales subsistant encore au moment de la ménopause sera détruit suite à une nouvelle dégénérescence folliculaire massive (Figure 3.2).

### 3.2.2 Caractéristiques de l'ovogenèse

Les traits fondamentaux observés au cours de l'ovogenèse chez les Mammifères sont :

- contrairement à la spermatogenèse où des spermatozoïdes sont produits durant toute la durée de la vie de l'individu, de la puberté jusqu'à la mort et sans processus de blocage, à partir de cellules souches présentes dans le testicule, l'ovogenèse s'effectue à partir d'un stock a priori fini d'ovogonies et ne donne, de façon cyclique, qu'un nombre limité de gamètes durant une période comprise entre la puberté et la ménopause. (Des observations récentes effectuées chez la souris semblent toutefois suggérer le maintien d'un stock discret d'ovogonies dans l'ovaire des femelles adultes). De plus, la totalité de l'ovogenèse incluant la réalisation complète de la méiose ne s'effectue pas uniquement dans l'ovaire, les blocages observés n'étant successivement levés que par la ponte ovulaire et la fécondation.
- à la différence de ce qui est observé chez les espèces ovipares, les cellules germinales ne subissent pas de transformations importantes en raison de la quasi-absence de dépôts de substances de réserves (*cf. chap. 3.1*). Chez l'humain, l'accroissement en taille des ovocytes est très faible et se réalise sur une longue période qui débute lors de la vie fœtale et s'accélère pour certains lots d'ovocytes I de façon périodique entre la puberté et la ménopause. (À titre de comparaison, l'augmentation de volume d'un ovocyte de grenouille est environ 100 fois supérieure à celle observée pour l'ovocyte humain).

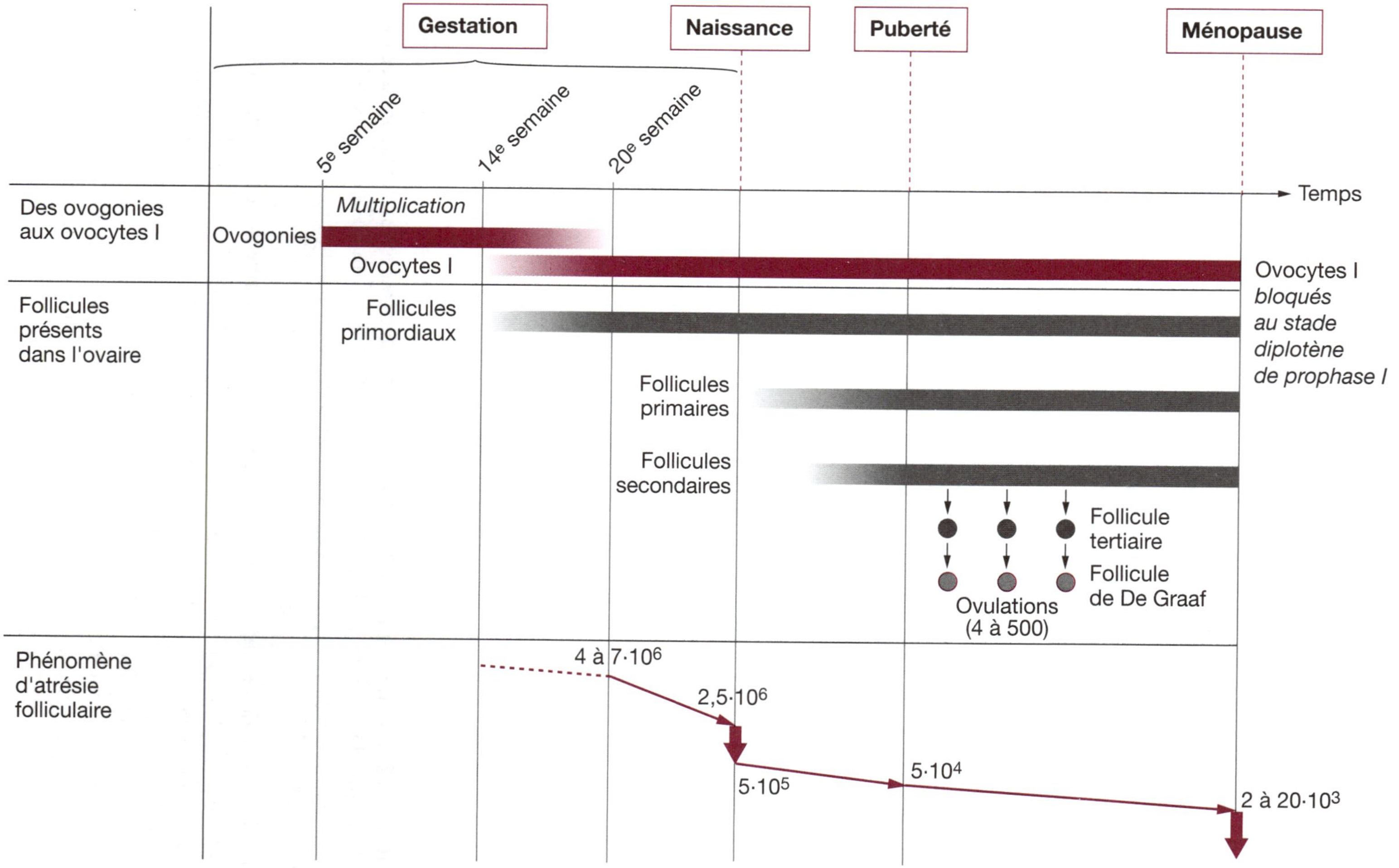


**Figure 3.2** Évolution des cellules germinales et des follicules ovariens chez l'humain (D'après Le Moigne et Foucrier, 2004).

- à défaut d'une évolution marquée de la cellule germinale au cours de l'ovogenèse, c'est le complexe formé par l'ovocyte I et ses structures associées, à savoir le follicule, qui présente les transformations les plus spectaculaires.

## 3.3 ÉVOLUTION FOLLICULAIRE

Durant la vie fœtale, des cellules somatiques du stroma s'associent aux ovocytes I et forment à la périphérie de ces derniers une couche de cellules folliculeuses monostratifiée aplatie. Ces premières associations cellulaires constituent les **follicules** primordiaux (Figure 3.3 A). Ceux-ci sont localisés à la périphérie de la zone corticale, à proximité de l'albuginée. À partir de la naissance, les follicules qui subsistent après le phénomène d'atrésie périnatale s'engagent par lots dans les étapes ultérieures de l'évolution folliculaire. Des **follicules primaires** se forment, avec une multiplication des cellules folliculeuses qui s'agencent en une monocouche de cellules cubiques plaquée contre l'ovocyte (Figure 3.3 B). La multiplication des cellules folliculeuses se poursuit, donnant naissance dans un premier temps à des couches cellulaires concentriques. Progressivement, la première assise de cellules, qui formera la **corona radiata**, tout en restant structurée, se décolle de l'ovocyte suite à des sécrétions en provenance soit de ce dernier (souris), soit des cellules folliculeuses et de l'ovocyte (porc). Les produits, en se déposant, créeront un espace amorphe désigné sous le nom de **zone pellucide**. Au fur et à mesure que les cellules folliculeuses prolifèrent, leur disposition devient moins régulière, et elles constituent la **granulosa,** à la périphérie de laquelle se différencie la **membrane de Slavjanski**. Dans le même temps, le stroma ovarien s'organise autour du follicule et forme une **thèque** contenant des capillaires sanguins et des cellules à sécrétion endocrine. Ces follicules pleins pluristratifiés correspondent à des **follicules secondaires** dont certains subiront une atrésie durant l'enfance cependant que d'autres continueront à évoluer par lots à partir de la puberté (Figure 3.3 C). C'est dans les jeunes follicules secondaires que s'effectuent des synthèses, notamment d'ARN. La taille des ovocytes dans ces jeunes follicules augmente de ce fait légèrement.

À partir de la puberté, à chaque cycle ovarien, des lots de follicules secondaires deviennent des **follicules cavitaires** dits encore **tertiaires** (**Figure 3.3 D**). Les cellules de la granulosa continuent à proliférer cependant que des cavités se creusent. À la périphérie du follicule, la thèque s'organise en deux zones :

- une zone interne, vascularisée, en contact avec le restant du follicule et se présentant sous un aspect granulaire en raison de la présence de cellules aux noyaux arrondis,
- une zone externe, fibreuse, en continuité avec le conjonctif ovarien environnant.

Parmi les follicules tertiaires formés, un seul poursuivra une évolution le transformant en follicule mature appelé **follicule de De Graaf** (Figure 3.3 E ; Encart 3.1). Suite à une coalescence des cavités se forme l'**antrum**, vaste cavité unique remplie d'un liquide biologique (liquor folliculi). L'antrum est bordé par les cellules de la granulosa et, faisant saillie dans cette cavité, se distingue le **cumulus oophorus,**

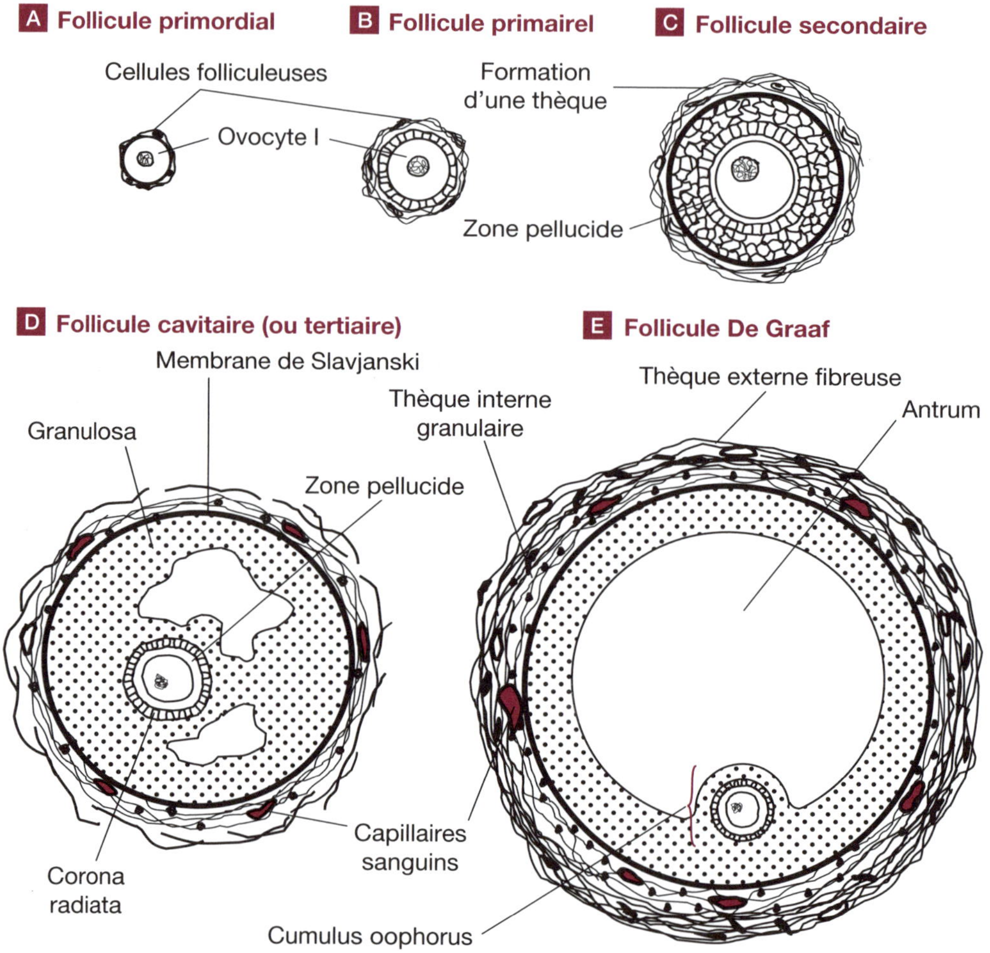


**Figure 3.3** Étapes de la folliculogenèse chez les Mammifères

constitué par l'ovocyte I entouré de la zone pellucide et des cellules de la corona radiata. Ce follicule volumineux forme une hernie à la surface de l'ovaire.

Vers le 14$^{e}$ jour du cycle ovarien, l'ovocyte achève la première division de méiose, provoquant l'expulsion du premier globule polaire, le cumulus oophorus est libéré dans l'antrum folliculi, et est expulsé de l'ovaire, suite à la rupture des parois ovarienne et folliculaire. La structure folliculaire laissée en place dans l'ovaire se transforme alors en **corps jaune** (ou corps progestatif), les cellules de la granulosa devenant des **cellules lutéiniques**, productrices de progestérone libérée directement dans des capillaires issus de la thèque interne (*cf. chap. 4.3.3*). Dans le cas où une fécondation est réalisée, le corps jaune subsiste et se développe. En revanche, en absence de fécondation, le corps jaune régresse, devient atrétique et laisse une trace cicatricielle nommée **corpus albicans**.

### Encart 3.1

### La croissance folliculaire

La croissance folliculaire comporte quatre grandes séquences : le recrutement (ou initiation), la croissance folliculaire basale, la sélection et l'acquisition de la dominance (couplée à la maturation pré-ovulatoire). Le recrutement désigne le phénomène par lequel un follicule primordial quitte le « *pool* » de réserve des follicules quiescents et débute son développement. Cette initiation de la croissance est permanente depuis la période fœtale jusqu'à la ménopause et se traduit par une prolifération et un changement morphologique des cellules folliculaires (aplaties devenant cubiques). Au cours de la croissance folliculaire basale, des cohortes de follicules se transforment en follicules secondaires. Cette phase, d'une durée d'environ 65 jours, semble indépendante de la FSH et soumise à l'action de facteurs sécrétés par l'ovocyte. C'est à partir de ce groupe de follicules que le follicule destiné à ovuler est sélectionné. Le follicule sélectionné est identifié par le seul paramètre de sa taille, supérieure à celle des autres follicules, qui évolueront, eux, vers l'atrésie. Un seuil de sensibilité à la FSH plus bas, et donc une sensibilité accrue à cette hormone, caractériserait ce follicule sélectionné. Le concept de dominance repose sur le fait qu'en présence d'un follicule pré-ovulatoire sélectionné, les autres follicules sélectionnables ne pourront poursuivre leur développement. Il résulterait de la sécrétion par le follicule dit dominant d'une protéine appelée FRP pour « *follicular regulatory protein* ».

## Questions à choix multiples

**1** Chez les Mammifères, la ponte ovulaire libère un

- ❒ **a.** ovule entouré de structures péri-ovulaires
- ❒ **b.** ovocyte I bloqué au stade diplotène de prophase de division I de méiose
- ❒ **c.** ovotide
- ❒ **d.** ovocyte II bloqué en prophase de division II, à la différence des autres Vertébrés
- ❒ **e.** ovocyte II bloqué au stade métaphase de la division II de méiose

**2** L'ovaire chez les Mammifères vivipares

- ❒ **a.** est dépourvu d'albuginée
- ❒ **b.** est de type plein

❒ **c.** présente des follicules dans la totalité de son tissu
❒ **d.** peut posséder simultanément des corpus albicans et un corps jaune
❒ **e.** est richement vascularisé dans sa région corticale

**3** Chez l'espèce humaine, la phase de multiplication ovogoniale

❒ **a.** s'effectue durant toute la vie
❒ **b.** ne commence qu'à la puberté
❒ **c.** ne se fait qu'à partir de la naissance
❒ **d.** se réalise durant toute la gestation
❒ **e.** n'a lieu que durant les premiers mois de gestation

**4** Le phénomène d'atrésie folliculaire est observable

❒ **a.** dès la vie fœtale
❒ **b.** seulement dans la période périnatale
❒ **c.** à partir de la naissance
❒ **d.** à partir de la puberté
❒ **e.** à la ménopause

**5** Dans l'espèce humaine, on constate dans l'ovaire que

❒ **a.** les follicules primordiaux ne se forment que durant la vie fœtale
❒ **b.** les follicules primaires n'apparaissent qu'à la puberté
❒ **c.** les follicules secondaires se forment tous les 28 jours après la puberté
❒ **d.** les follicules s'engagent individuellement dans un processus de maturation finale
❒ **e.** les follicules tertiaires (ou cavitaires) n'apparaissent qu'à la puberté

**6** Dans un follicule cavitaire, on observe les constituants suivants :

❒ **a.** une thèque externe endocrine
❒ **b.** une thèque interne fibreuse vascularisée
❒ **c.** des cellules lutéales
❒ **d.** un ovocyte II
❒ **e.** un cumulus oophorus

## Vrai ou faux ?

Pour cette série d'exercices, la réponse se fait en deux temps : tout d'abord, étudiez les propositions **a** et **b**, et dîtes si elles sont « vraies » ou « fausses » ; ensuite, si les deux propositions sont « vraies », interrogez-vous sur la corrélation entre ces deux propositions : le lien de causalité symbolisé par la conjonction **car** est-il « vrai » ou « faux » ?

| | V | F |
|---|---|---|
| **7** **a.** L'atrésie folliculaire périnatale entraîne la destruction de follicules primordiaux | ❐ | ❐ |
| **car** | ❐ | ❐ |
| **b.** les follicules secondaires présents à ce stade dans l'ovaire sont préservés de cette destruction | ❐ | ❐ |

| | V | F |
|---|---|---|
| **8** **a.** La thèque folliculaire fibreuse est en contact direct avec le tissu conjonctif cortical | ❐ | ❐ |
| **car** | ❐ | ❐ |
| **b.** seule la thèque interne folliculaire présente une fonction endocrine | ❐ | ❐ |

| | V | F |
|---|---|---|
| **9** **a.** La progestérone produite par les cellules du corps jaune est déversée directement dans le sang | ❐ | ❐ |
| **car** | ❐ | ❐ |
| **b.** si une fécondation a eu lieu, des vaisseaux capillaires de la thèque externe ont envahi la granulosa | ❐ | ❐ |

| | V | F |
|---|---|---|
| **10** **a.** Plus aucune ponte ovulaire ne se produit à partir de la ménopause | ❐ | ❐ |
| **car** | ❐ | ❐ |
| **b.** une ultime phase d'atrésie folliculaire s'est produite à cette période | ❐ | ❐ |

| | V | F |
|---|---|---|
| **11** **a.** Chez l'humain, la taille des ovocytes I augmente légèrement | ❐ | ❐ |
| **car** | ❐ | ❐ |
| **b.** à ce stade se produisent des synthèses et stockages d'ARN | ❐ | ❐ |

| | V | F |
|---|---|---|
| **12** **a.** La zone pellucide protège extérieurement la corona radiata | ❐ | ❐ |
| **car** | ❐ | ❐ |
| **b.** la corona radiata est indispensable pour la fixation des spermatozoïdes lors de la fécondation | ❐ | ❐ |

# Corrigés

## Questions à choix multiples

**1** ☒ **a.** L'ovule est entouré par la zone pellucide et des cellules folliculeuses (corona radiata et quelques cellules de la granulosa).
❒ **b.** Avec la ponte ovulaire s'achève la première division de méiose.
❒ **c.** Un ovule de ce type est libéré chez les oursins.
❒ **d.** Tous les Vertébrés possèdent un ovule du même type qui n'est pas au stade proposé.
☒ **e.**

**2** ❒ **a.** Les ovaires comme les testicules sont protégés par une structure fibreuse qui constitue la paroi externe de ces organes.
☒ **b.** Ceci n'est pas le cas de la majorité des Vertébrés chez lesquels l'ovaire est de type creux.
❒ **c.** Les follicules sont localisés au niveau du cortex ovarien.
☒ **d.** Cette observation est possible chez un individu étant dans la seconde partie de son cycle menstruel ou en gestation.
❒ **e.** C'est la partie médullaire qui est la plus fortement vascularisée.

**3** ❒ **a.**
❒ **b.**
❒ **c.**
❒ **d.**
☒ **e.** C'est environ entre la 5$^{e}$ et la 14$^{e}$ semaine de gestation que se réalise la multiplication des ovogonies.

**4** ☒ **a.** Dès la 20$^{e}$ semaine environ, débutent des destructions de follicules primordiaux chez le fœtus.
❒ **b.** Il existe dans la période périnatale, un phénomène d'atrésie considérable faisant passer le nombre de follicules ovariens de 2,5 millions à 500 000 environ.
❒ **c.** Des destructions ont déjà eu lieu durant la vie fœtale.
❒ **d.** voir réponse ci-dessus
☒ **e.** Les follicules restant encore dans l'ovaire entrent tous en atrésie.

**5** ☒ **a.**
❒ **b.** Les follicules primaires sont présents avant la puberté.
❒ **c.** Les follicules secondaires apparaissent de manière non cyclique avant la puberté.
❒ **d.** Des cohortes de follicules secondaires se forment au cours de la phase de croissance folliculaire basale dont la durée recouvre plusieurs cycles.
☒ **e.** À partir de la puberté, des follicules subiront une différenciation terminale aboutissant aux follicules de De Graaf tous les 28 jours.

**6** ❒ **a.** C'est la thèque interne qui présente une fonction endocrine.

❒ **b.** Si la thèque interne est bien vascularisée, en relation avec sa fonction endocrine, en revanche elle ne présente pas un aspect fibreux à la différence de la thèque externe.

❒ **c.** Les cellules lutéales sont les cellules de la granulosa qui se sont transformées après la ponte ovulaire, ponte qui s'effectue à partir d'un follicule de De Graaf.

❒ **d.** Jusqu'à la ponte ovulaire, la cellule germinale est un ovocyte I bloqué au stade diplotène de la prophase de division I de méiose.

❒ **e.** Le cumulus oophorus n'est nettement individualisé que dans le follicule mature représenté par le follicule de De Graaf.

## Vrai ou faux ?

**7** **a.** Vrai **b.** Faux

Il n'existe pas encore de follicules secondaires dans l'ovaire en période périnatale et par conséquent ceux-ci ne peuvent ni être protégés ni subir une atrésie.

**8** **a.** Vrai **b.** Vrai Il n'y a pas de relation entre ces deux propositions.

Les follicules se développant dans la région corticale ovarienne, la thèque externe fibreuse de ceux-ci est directement en contact avec le tissu mésenchymateux environnant. Si seule la thèque interne, richement vascularisée, a une fonction endocrine, cette dernière n'est pas une conséquence de la localisation de la thèque fibreuse vis-à-vis du conjonctif cortical.

**9** **a.** Vrai **b.** Faux

La progestérone produite par les cellules de la granulosa formant le corps jaune est effectivement directement déversée dans les vaisseaux irriguant ce dernier. Ces vaisseaux proviennent de la prolifération du système vasculaire présent au niveau de la thèque interne et non de la thèque externe.

**10** **a.** Vrai **b.** Vrai La relation proposée entre ces deux propositions est vraie.

À partir de la ménopause, la maturation cyclique de follicules s'arrête. L'ensemble des follicules entre en atrésie et plus aucune ponte ovulaire peut se produire.

**11** **a.** Vrai **b.** Vrai La relation proposée entre ces deux propositions est vraie.

Les activités de synthèse et de stockage de substances de réserve sont modestes et se soldent que par une très légère augmentation de taille des cellules germinales. Malgré l'accumulation d'ARNm, l'œuf humain est considéré comme alécithe, c'est-à-dire dépourvu de substances de réserve.

**12** **a.** Faux **b.** Faux

La corona radiata, formée par une monocouche de cellules folliculaires, est séparée de l'ovocyte par la zone pellucide et est donc extérieure à celle-ci. Lors de la ponte ovulaire et les heures qui précèdent une éventuelle fécondation, cette couche cellulaire est en partie dissociée et ne joue donc pas de rôle dans la fixation des spermatozoïdes, contrairement à la zone pellucide mise à nue.

# 4 Contrôle endocrinien de la gamétogenèse

**Plan**

Cours



**Objectifs**

- Comprendre le rôle de l'axe hypothalamo-hypophysaire et les rétrocontrôles exercés sur cet axe
- Retenir les interactions entre cellules somatiques et cellules germinales
- Connaître le rôle des diverses hormones impliquées dans la régulation du cycle ovarien

## Cours

Dans les deux sexes, la gamétogenèse est sous un contrôle endocrinien dont le système essentiel est constitué par le complexe hypothalamo-hypophysaire. Cependant les diverses catégories cellulaires gonadiques, qu'elles soient somatiques ou germinales, entretiennent entre elles de nombreuses interactions qui modulent également le déroulement de la gamétogenèse.

## 4.1 LES TISSUS ENDOCRINIENS ET LEURS SÉCRÉTIONS

### 4.1.1 Le complexe hypothalamo-hypophysaire

#### *L'hypothalamus*

Situé au niveau du 3$^{e}$ ventricule de l'encéphale, le centre hypothalamique reçoit et intègre un ensemble d'informations qui sont acheminées par la voie nerveuse et par la voie sanguine. C'est par cette dernière voie que lui parviennent les informations concernant les taux sanguins d'hormones circulantes qui régulent leur fonctionnement, par des phénomènes de rétro-contrôle ou « *feed-back* ». L'hypothalamus produit de manière cyclique une neurosécrétion, la **gonadolibérine** (ou **GnRH** pour « *Gonadotrophin-Releasing Hormone* »), qui stimule l'activité du lobe antérieur de l'hypophyse ou antéhypophyse.

#### *L'antéhypophyse*

Reliée à l'hypothalamus par la tige pituitaire, l'hypophyse est constituée de trois lobes dont la partie antérieure joue, par ses sécrétions régulées par la GnRH, un rôle déterminant dans la gamétogenèse tant mâle que femelle chez les Vertébrés. L'antéhypophyse produit des **gonadostimulines** :

- l'**hormone folliculo-stimulante** ou **FSH** qui détermine la croissance des follicules mais qui est également nécessaire au déroulement de la spermatogenèse,
- l'**hormone lutéino-stimulante** ou **LH** qui déclenche l'ovulation et provoque la formation du corps jaune. Elle stimule par ailleurs la sécrétion de la testostérone par les cellules de Leydig,

### 4.1.2 Les tissus gonadiques

La fonction hormonale gonadique se traduit essentiellement par la sécrétion d'hormones stéroïdes, mais également par celle de protéines intervenant dans des boucles de régulation.

#### *Hormones stéroïdes*

Trois types d'hormones sont secrétés par les gonades mâles et/ou femelles :

- les **œstrogènes** produits par les follicules ovariens et qui regroupent **œstradiol**, **œstrone** et **œstriol**,
- les **androgènes** comme la **testostérone** produite par les cellules de Leydig du tissu interstitiel testiculaire. Ils constituent également des intermédiaires dans le métabolisme des stéroïdes aboutissant à la production d'hormones femelles.
- la **progestérone** élaborée par les cellules du corps jaune et dont la production est maintenue lors d'une gestation.

#### *Protéines régulatrices*

De nombreuses protéines sont secrétées par les tissus somatiques de l'ovaire et du testicule et complètent, par leur rôle régulateur à différents niveaux de la production des hormones sexuelles ou par leur rôle de transporteur d'hormones, le contrôle de la gamétogenèse. Parmi celles-ci, on citera l'**activine** et l'**inhibine**, facteurs protéiques rattachés à la super-famille des TGF$\beta$, secrétés par les cellules de Sertoli et les cellules folliculaires de la granulosa, l'**ABP** (pour « *Androgen Binding Protein* »), protéine de liaison produite par les cellules de Sertoli.

## 4.2 CONTRÔLE DE LA SPERMATOGENÈSE

L'axe hypothalamo-hypophysaire est directement impliqué dans le contrôle de la spermatogenèse et de la production de l'hormone mâle, la testostérone. Il s'y rajoute un jeu d'interactions complexes entre cellules somatiques testiculaires (cellules de Sertoli et de Leydig), d'une part, et entre cellules somatiques et cellules germinales, d'autre part.

### 4.2.1 Les cellules somatiques, cellules cibles de la FSH et de la LH (Figure 4.1)

Les **cellules de Leydig** sont sensibles à la **LH**. La fixation de cette gonadostimuline sur ses récepteurs spécifiques stimule la production de testostérone. Le taux de testostérone circulante exerce un rétro-contrôle négatif en amont, sur l'hypothalamus et l'hypophyse.

Les **cellules de Sertoli**, quant à elles, fixent la **FSH**. Cette hormone provoque chez ces dernières un contrôle de leur comportement sécrétoire en stimulant la production d'ABP, de divers facteurs de croissance, de l'AMH (pour « *Anti-Mullerian Hormone* ») responsable de la régression des canaux de Müller (*cf. chap. 4.3.2*) et de l'inhibine. Celle-ci peut exercer un rétro-contrôle négatif sur la production hypophysaire de FSH.

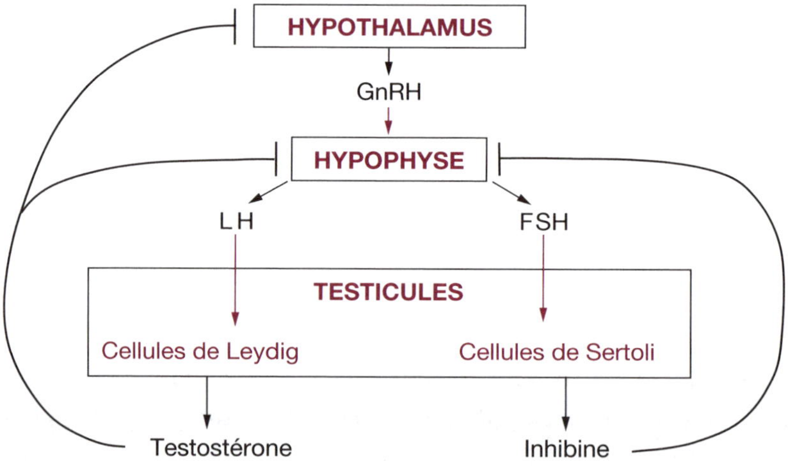


**Figure 4.1** Boucles de rétro-contrôle exercées sur l'axe hypothalamo-hypophysaire par les sécrétions hormonales testiculaires (→ : activation ; ⊣ : inhibition).

### 4.2.2 Interactions cellulaires testiculaires

#### *Interactions stimulatrices*

Sous la dépendance des gonadostimulines hypophysaires (FSH et LH), les cellules somatiques entretiennent entre elles des interactions complexes auxquelles se surajoutent celles avec les cellules germinales. Un jeu d'activations et d'inhibitions s'exerce entre ces cellules par l'intermédiaire de sécrétions de facteurs paracrines. Les cellules de Sertoli, sous l'influence de la FSH, produisent de l'inhibine, qui potentialise l'effet activateur de la LH sur les cellules de Leydig, et de l'IGF-1 (pour « *Insulin-like Growth Factor 1* »). Ce dernier facteur, en se liant à des récepteurs portés par les cellules de Leydig, provoque une augmentation de l'expression des récepteurs à la LH et de celle des enzymes de la stéroïdogenèse et donc de la production de testostérone (Figure 4.2). Celle-ci agit, directement ou par l'intermédiaire des cellules myoïdes, sur les cellules de Sertoli en activant notamment la sécrétion de l'ABP et de la transferrine. Par ailleurs, ces mêmes cellules de Sertoli produisent diverses cytokines dont l'interleukine-1α, qui favorise la prolifération des cellules germinales. Enfin, les cellules de Leydig sont également capables d'activer les cellules de Sertoli par une production d'α-MSH (pour « *Melanocyte Stimulating Hormone* »).

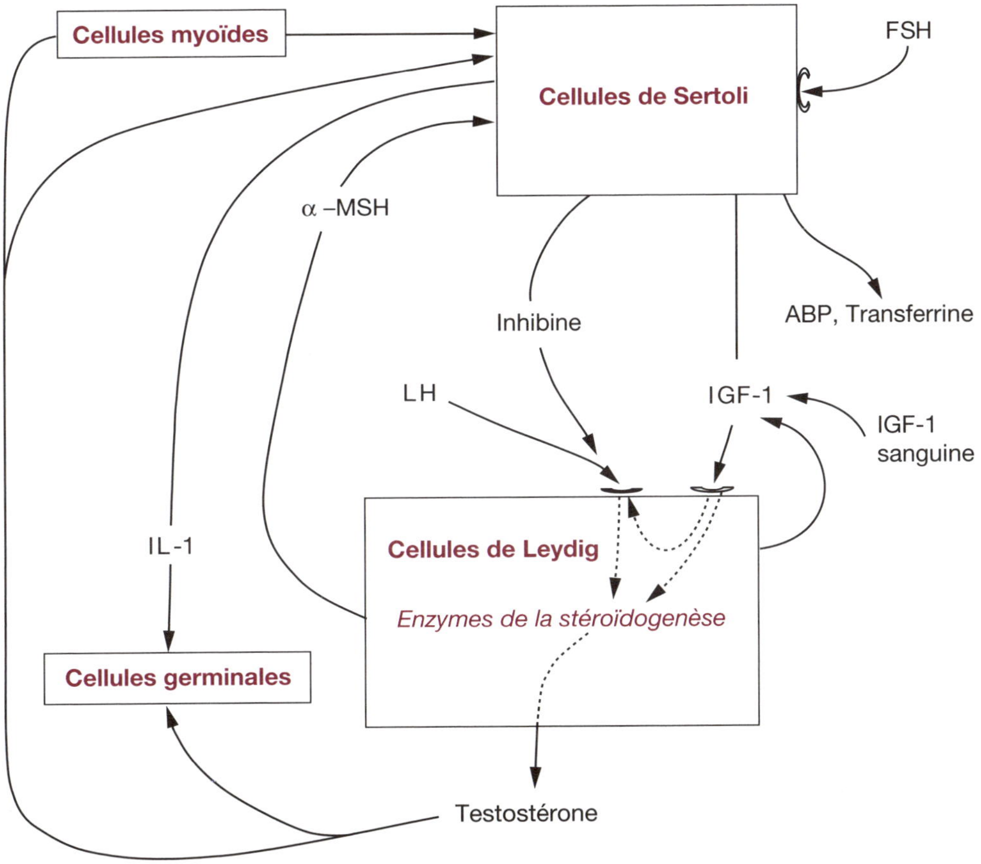


**Figure 4.2** Interactions stimulatrices entre cellules testiculaires.

### Interactions inhibitrices

Les cellules de Sertoli exercent une fonction inhibitrice sur la prolifération goniale par l'intermédiaire de l'IL-6 (Figure 4.3). D'autre part, leur production de facteurs appartenant à la super-famille des TGFβ, le TGFβ1 et l'activine, entraîne une inhibition de l'activité des cellules de Leydig. Celle provoquée par le TGFβ1 peut être modulée négativement par la FSH. De manière inverse, la β-endorphine produite par les cellules de Leydig exerce une inhibition sur les cellules de Sertoli. Par ailleurs, d'autres inhibitions concernant les fonctions des cellules de Leydig peuvent être évoquées, une de type paracrine due à la sécrétion par les cellules germinales du facteur TNFα (pour « *Tumor Necrotic Factor* » α) et une de type autocrine liée à la sécrétion de divers facteurs dont le TGFβ.

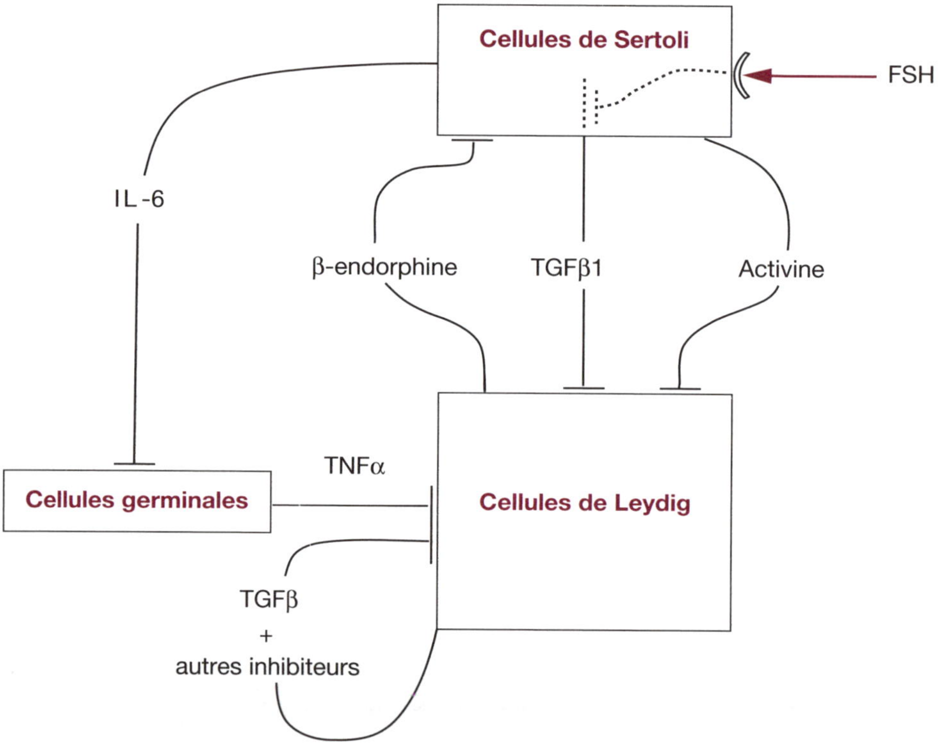


**Figure 4.3** Interactions inhibitrices entre cellules testiculaires.

## 4.3 CONTRÔLE DE L'OVOGENÈSE ET DE LA FOLLICULOGENÈSE

À la différence de ce qui est observé chez les individus mâles, la maturation des gamètes se réalise de manière cyclique chez les individus femelles. La rythmicité du phénomène varie selon les espèces et se manifeste soit de façon saisonnière, soit durant toute l'année. Chez la femme, le cycle d'environ 28 jours, débute avec la puberté et s'achève avec la ménopause. Par ailleurs des arrêts peuvent s'observer de façon momentanée lors de la grossesse et de la lactation.

Selon les cas, le cycle est désigné soit sous le terme de **cycle menstruel**, en se référant au laps de temps séparant deux **menstruations** (ou règles) successives, soit sous celui de **cycle œstrien** en prenant en compte la durée séparant deux pontes ovulaires ou **œstrus.** Cette dénomination est généralement réservée aux espèces animales, chez lesquelles l'œstrus correspond à la période de fécondabilité qui s'accompagne du rut, c'est-à-dire de l'acceptation du mâle.

Deux phases caractérisent ce cycle, séparées par la période de l'ovulation :

- une **phase pré-ovulatoire**, correspondant à un temps de préparation de la ponte ovulaire (ou ovulation), désignée sous les termes de **phase folliculeuse** ou **phase œstrogénique**,
- une **phase post-ovulatoire**, succédant à la ponte ovulaire qui prépare à une possible gestation, dénommée **phase lutéale** ou **phase progestative**.

Ces deux phases sont sous la dépendance d'une régulation hormonale où interviennent de façon directe les hormones hypophysaires.

## 4.3.1 La phase folliculeuse

Durant cette période, on observe :

- une évolution de follicules aboutissant à la formation d'un follicule mature, le follicule de De Graaf,
- des modifications physiologiques du tractus génital (contractions musculaires au niveau des trompes, sécrétions glandulaires du col de l'utérus, épaississement de la muqueuse vaginale).

Le premier jour des règles marque le début d'un nouveau cycle et, à cette période, le taux d'hormones stéroïdes circulantes est faible. L'hypothalamus réagit, suite à un processus de rétrocontrôle positif, en libérant la GnRH, ce qui déclenche la production des gonadostimulines. Le taux de FSH augmente durant la première semaine du cycle pour diminuer la semaine suivante (Figure 4.6). Cette gonadostimuline, en se liant à ses récepteurs présents à la surface des cellules de la granulosa, induit la croissance d'un groupe de follicules. Durant cette période, le taux de LH augmente modérément. Dans un premier temps, les cellules de la thèque interne constituent les cibles spécifiques de la LH. Elle induit chez ces cellules, la production d'androgènes que les cellules de la granulosa transforment en œstrogènes.

En effet, la FSH contrôle au niveau des cellules folliculeuses l'activité de l'aromatase, enzyme responsable de la transformation des androgènes issues des cellules de la thèque interne en œstrogènes. Par ailleurs, sous l'action de la FSH, les cellules de la granulosa prolifèrent et expriment progressivement des récepteurs à la LH. Enfin, la FSH et la LH agissent sur les cellules de la granulosa en provoquant la production d'inhibine.

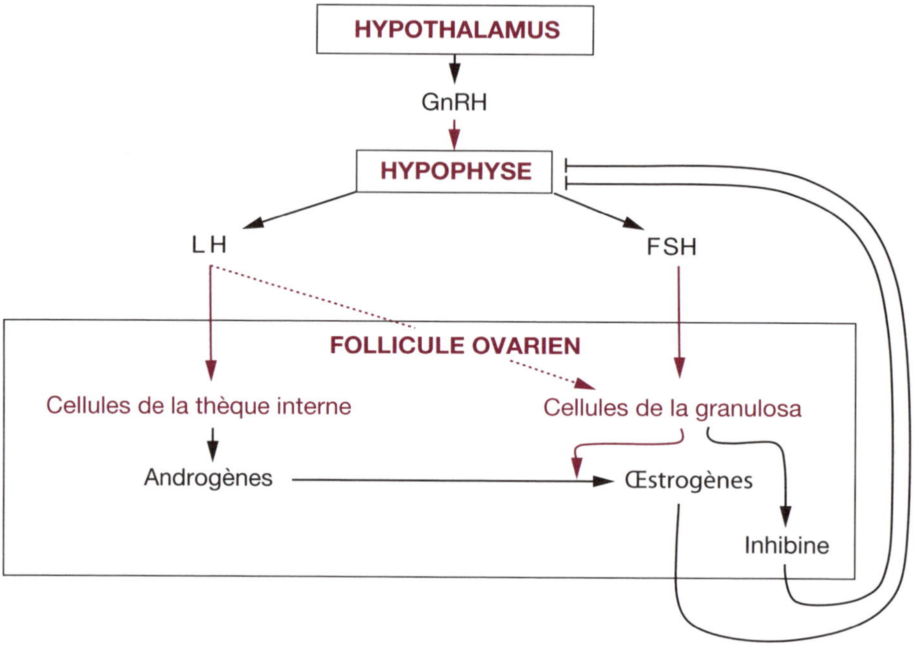


**Figure 4.4** Relation entre la fonction hormonale ovarienne et l'axe hypothalamo-hypophysaire lors de la phase folliculeuse (œstrogénique).

L'augmentation des taux d'œstrogènes conjuguée à la sécrétion d'inhibine provoque un rétro-contrôle négatif au niveau hypophysaire. Ceci se traduit par l'inhibition de la sécrétion hypophysaire de FSH (Figure 4.4).

Durant la seconde semaine, en raison de différences dans le nombre de récepteurs à la LH et la FSH exprimés au niveau des différents follicules recrutés et entrés en croissance, se réalise une sélection entre ces derniers (Encart 3.1). Dans ce groupe de follicules, émerge un follicule dominant qui achève sa maturation, cependant que les autres entrent en atrésie.

## 4.3.2 La phase ovulatoire

À la fin de la deuxième semaine de la phase folliculeuse, le taux d'œstrogènes circulants atteint un maximum qui provoque au niveau de l'axe hypothalamo-hypophysaire un phénomène paradoxal de rétro-contrôle positif. Il se produit vers le 14$^{e}$ jour du cycle, une décharge rapide de LH et à un degré moindre de FSH, phénomène désigné sous le terme de **décharge gonadotrope**. Le follicule dominant devenu follicule de De Graaf, fait saillie à la surface de l'ovaire. Sous l'influence de ces hormones, il subit des remaniements structuraux, avec la libération du cumulus oophorus dans l'antrum. Parallèlement, se produit une rupture de la paroi ovarienne fragilisée au niveau de ce follicule. 36 heures après la décharge ovulante, s'effectue chez la femme la **ponte ovulaire**. Au cours de cette période, le taux d'œstrogènes chute (Figure 4.6).

### 4.3.3 La phase lutéale

Durant cette période, se réalise la préparation de la muqueuse utérine (ou endomètre) pour une nidation éventuelle du blastocyste (*cf. chap. 13.1*). Ceci se traduit par :

- une turgescence du tissu conjonctif de l'endomètre,
- un développement de la vascularisation,
- des sécrétions de l'épithélium glandulaire
- une production de glycogène par les cellules de l'endomètre.

Ces modifications sont dues à une hormone, la **progestérone**. Sous l'influence de la FSH et surtout de la LH, qui restent dans un premier temps à un niveau élevé, les cellules de la granulosa se transforment et constituent le **corps jaune**. Sous la dépendance de la LH, ce dernier produit de la progestérone tout en continuant à secréter de l'œstradiol et de l'inhibine (Figure 4.6). Ces hormones exercent sur l'axe hypothalamo-hypophysaire un rétro-contrôle négatif entraînant l'inhibition progressive de la sécrétion de LH et de FSH (Figure 4.5).

**En absence de fécondation**, les effets du *feed-back* négatif dûs aux taux élevés de progestérone et d'œstrogènes circulants, provoquent une diminution progressive de LH et de FSH, ce qui entraîne la régression du corps jaune. La production de progestérone et des œstrogènes diminue brutalement pour revenir à des niveaux identiques

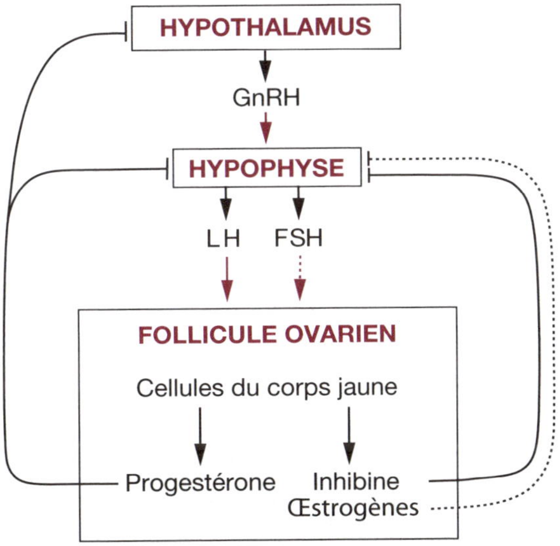


**Figure 4.5** Relation entre la fonction hormonale ovarienne et l'axe hypothalamo-hypophysaire lors de la phase lutéale (progestative).

à ceux observés au début du cycle (Figure 4.6), ce qui a pour conséquence qu'au niveau de l'utérus se produit une nécrose de la couche superficielle de l'endomètre. La desquamation de celle-ci s'accompagne d'hémorragies qui persistent durant 4 à 5 jours, période correspondant aux règles ou menstruation.

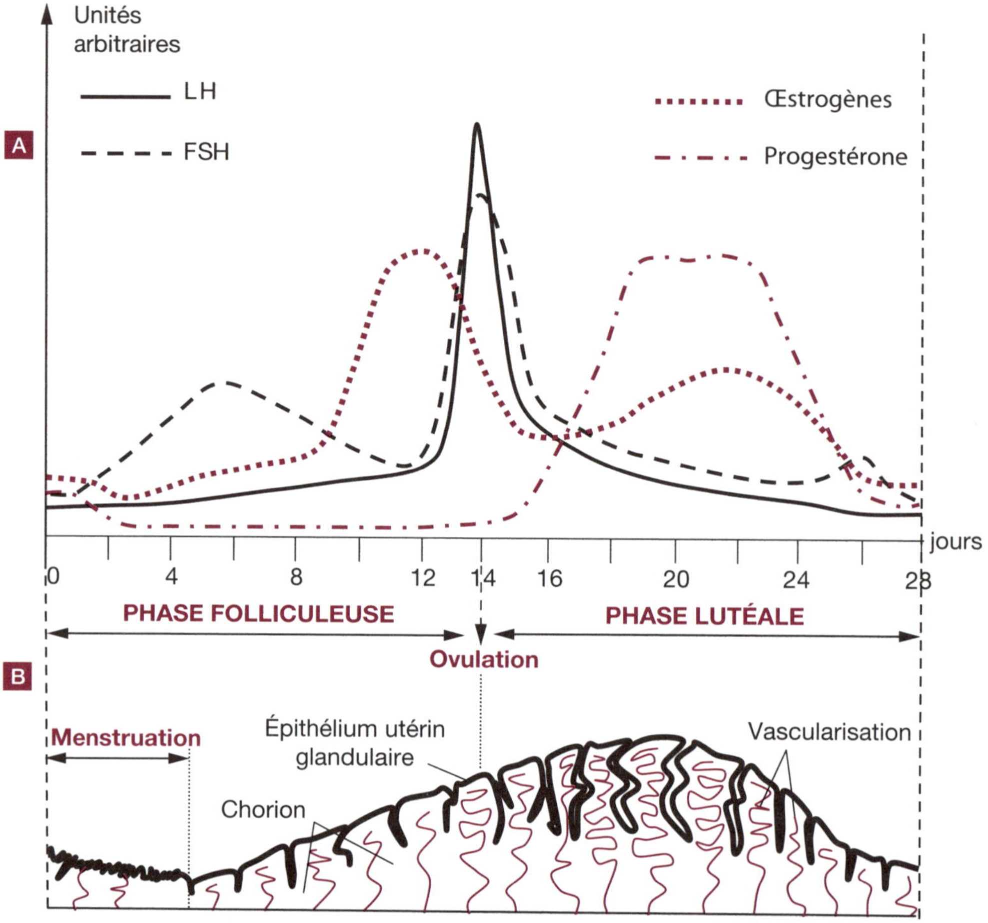


**Figure 4.6** Évolution des taux hormonaux (**A**) et de l'endomètre utérin (**B**) durant le cycle menstruel.

**Si une fécondation a eu lieu**, les cellules du trophoblaste produisent de la **gonadotrophine chorionique** ou **hCG** (pour « *human Chorionic Gonadotrophin* »), hormone aux effets analogues à ceux de la LH et qui, en maintenant le corps jaune, permet la poursuite de la production de progestérone jusqu'au moment où les tissus placentaires prendront le relais (*cf. chap. 16.3.4*).

## Questions à choix multiples

**1** Concernant le complexe hypothalamo-hypophysaire,

❐ **a.** il est soumis à des rétro-contrôles hormonaux
❐ **b.** il secrète des hormones stéroïdes
❐ **c.** l'hypothalamus secrète de manière continue de la GnRH
❐ **d.** la FSH n'agit, comme son nom l'indique, que sur les follicules ovariens
❐ **e.** la LH ne provoque que la formation du corps jaune

**2** Durant la phase pré-ovulatoire du cycle menstruel, on observe les phénomènes suivants :

❐ **a.** une stimulation folliculaire liée à un taux constamment élevé de FSH
❐ **b.** une entrée en croissance d'un groupe de follicules secondaires
❐ **c.** une modification des sécrétions du col de l'utérus
❐ **d.** une production de progestérone par les cellules de la granulosa
❐ **e.** l'émergence d'un follicule ovulatoire

**3** Concernant les sécrétions des tissus gonadiques

❐ **a.** la production d'androgènes ne s'observe que dans les gonades mâles
❐ **b.** les cellules de Leydig produisent de la testostérone et de l'inhibine
❐ **c.** les œstrogènes sont des stéroïdes ayant pour précurseur direct le cholestérol
❐ **d.** en secrétant de l'inhibine, les cellules de Sertoli peuvent inhiber la stéroïdogenèse des cellules de Leydig
❐ **e.** la progestérone est produite par les cellules de la thèque interne

**4** Concernant les régulations des fonctions gonadiques mâles

❐ **a.** la LH stimule la sécrétion d'inhibine par les cellules de Sertoli
❐ **b.** L'inhibine produite par les cellules de Sertoli exerce un rétrocontrôle positif sur l'hypophyse
❐ **c.** le taux de testostérone circulante exerce un rétrocontrôle négatif sur l'ensemble de l'axe hypothalamo-hypophysaire
❐ **d.** la testostérone est nécessaire à la production de spermatozoïdes
❐ **e.** les cellules de Sertoli possèdent des récepteurs à la FSH

**5** Concernant les régulations des fonctions ovariennes

❒ **a.** les cellules de la granulosa produisent des androgènes qu'elles transforment en œstrogènes
❒ **b.** les cellules de la thèque interne produisent des androgènes
❒ **c.** la FSH stimule la prolifération des cellules folliculeuses
❒ **d.** le pic de LH est impliqué dans la rupture du follicule et de la ponte de l'ovule hors de l'ovaire
❒ **e.** la FSH contrôle l'activité de l'aromatase dans les cellules de la thèque interne

**6** Concernant le corps jaune

❒ **a.** il secrète de la progestérone et de l'œstradiol
❒ **b.** il est issu d'une catégorie particulière de cellules de la granulosa
❒ **c.** il doit son nom à la présence de pigments
❒ **d.** il persiste dans le corpus albicans
❒ **e.** il disparaît en cas de grossesse

**7** La décharge ovulante

❒ **a.** correspond à un pic brutal du taux de LH
❒ **b.** est précédée par un pic transitoire de FSH
❒ **c.** entraîne l'achèvement de la division II de méiose
❒ **d.** provoque la destruction totale du follicule de De Graaf
❒ **e.** entraîne la lutéïnisation ultérieure des cellules de la granulosa

**8** Concernant les boucles de régulation, on observe

❒ **a.** un rétro-contrôle négatif sur la production des gonadostimulines exercé par les œstrogènes produits par les cellules de la granulosa
❒ **b.** un rétro-contrôle positif sur la production des gonadostimulines exercé par l'inhibine produite par les cellules de la granulosa
❒ **c.** un rétro-contrôle positif sur la production des gonadostimulines exercé par l'inhibine produite par les cellules du corps jaune
❒ **d.** un rétro-contrôle négatif sur la production de GnRH exercé par la progestérone produite par les cellules du corps jaune
❒ **e.** un rétro-contrôle négatif sur la production de GnRH exercé par la testostérone produite par les cellules de Leydig

**9** La phase lutéinique se caractérise par

❐ **a.** un taux constamment bas d'œstrogènes
❐ **b.** un pic en plateau du taux de progestérone
❐ **c.** une durée inférieure à celle de la phase folliculinique
❐ **d.** un amincissement de l'endomètre
❐ **e.** le maintien d'un taux élevé de LH

**10** Concernant les sécrétions des cellules testiculaires

❐ **a.** l'IGF-1 active la stéroïdogenèse
❐ **b.** l'IGF-1 est produite par les cellules de Sertoli et les cellules de Leydig
❐ **c.** la stimulation des cellules germinales est directement inhibée par les sécrétions des cellules myoïdes
❐ **d.** les cellules de Leydig produisent de l'ABP
❐ **e.** toutes les interleukines produites par les cellules de Sertoli inhibent la spermatogenèse

## Vrai ou faux ?

Pour cette série d'exercices, la réponse se fait en deux temps : tout d'abord, étudiez les propositions **a** et **b**, et dîtes si elles sont « vraies » ou « fausses » ; ensuite, si les deux propositions sont « vraies », interrogez-vous sur la corrélation entre ces deux propositions : le lien de causalité symbolisé par la conjonction **car** est-il « vrai » ou « faux » ?

| | V | F |
|---|---|---|
| **11** **a.** L'antéhypophyse produit des gonadostimulines | ❐ | ❐ |
| **car** | ❐ | ❐ |
| **b.** ces hormones sont susceptibles d'exercer des rétrocontrôles sur l'hypothalamus | ❐ | ❐ |

| | V | F |
|---|---|---|
| **12** **a.** Comme son nom l'indique, la FSH n'exerce son action que sur les seuls tissus ovariens | ❐ | ❐ |
| **car** | ❐ | ❐ |
| **b.** la FSH inhibe le métabolisme des stéroïdes aboutissant à la synthèse d'androgènes | ❐ | ❐ |

| | V | F |
|---|---|---|
| **13** **a.** Les gonades mâles produisent des molécules appartenant à la famille des TGFβ | ❐ | ❐ |
| **car** | ❐ | ❐ |
| **b.** l'inhibine est en particulier secrétée par les cellules de Leydig suite à une activation par la LH | ❐ | ❐ |

| | | V | F |
|---|---|---|---|
| **14** | **a.** Les cellules de Sertoli ne produisent pas de testostérone | ❒ | ❒ |
| | **car** | ❒ | ❒ |
| | **b.** elles jouent un rôle indispensable dans la régulation de l'activité des cellules de Leydig | ❒ | ❒ |
| | | **V** | **F** |
| **15** | **a.** Le cycle œstrien chez la femme est caractérisé par une période d'environ 28 jours | ❒ | ❒ |
| | **car** | ❒ | ❒ |
| | **b.** on observe un cycle d'aménorrhée présentant les mêmes caractéristiques | ❒ | ❒ |
| | | **V** | **F** |
| **16** | **a.** La ponte ovulaire se produit vers le milieu du cycle menstruel chez la femme | ❒ | ❒ |
| | **car** | ❒ | ❒ |
| | **b.** une décharge gonadotrope se produit vers le 14$^{e}$ jour de ce même cycle | ❒ | ❒ |

# Corrigés

## Questions à choix multiples

**1** ☒ **a.** Dans les deux sexes, les produits des sécrétions gonadiques exercent des rétro-contrôles sur l'axe hypothalamo-hypophysaire.
❒ **b.** Les neurosécrétions, GnRH et gonadostimulines, sont des peptides.
❒ **c.** La production de GnRH s'effectue selon un mode cyclique.
❒ **d.** Les gonadostimulines agissent sur les cellules gonadiques des deux sexes.
❒ **e.** Le pic de LH observé au milieu du cycle déclenche la ponte ovulaire et la formation du corps jaune, mais stimule également la stéroïdogenèse dans les cellules de Leydig du testicule.

**2** ❒ **a.** Le taux de FSH varie durant cette période et présente un pic durant la première semaine de celle-ci.
❒ **b.** Ceci correspond à la phase de croissance folliculaire basale. Cette phase dure environ 65 jours et est indépendante de la sécrétion de FSH. Elle s'effectue donc en dehors d'une période particulière du cycle.
☒ **c.**
❒ **d.** La progestérone ne sera produite qu'après la phase ovulaire par les cellules de la granulosa transformées en cellules lutéales.
☒ **e.** Au sein d'un petit groupe de follicules engagés dans un processus de maturation, se manifeste progressivement la dominance de l'un d'entre eux qui évoluera en un follicule de De Graaf.

**3** ❐ **a.** Les cellules de la thèque interne produisent des androgènes qui seront transformés en œstrogènes au niveau des cellules de la granulosa.

❐ **b.** Les cellules de Leydig ne produisent pas d'inhibine.

❐ **c.** Ce sont les androgènes comme la testostérone qui sont synthétisés à partir du cholestérol, les œstrogènes provenant de la transformation des androgènes (voir **a.**).

❐ **d.** L'inhibine produite par les cellules de Sertoli agit en synergie avec la LH pour la stimulation de la stéroïdogenèse dans les cellules de Leydig.

❐ **e.** Ce sont les cellules du corps jaune provenant de la transformation des cellules de la granulosa qui produisent la progestérone.

**4** ❐ **a.** Les cellules de Sertoli ne sont pas des cellules cibles de la LH.

❐ **b.** Elle exerce un rétro-contrôle négatif.

☒ **c.** L'augmentation du taux de testostérone circulante entraîne l'arrêt des sécrétions de la GnRH et des gonadostimulines.

☒ **d.** La testostérone, liée à l'ABP, agit sur les cellules germinales en stimulant la prolifération des spermatogonies et en favorisant le déroulement de la méiose dans les spermatocytes.

☒ **e.** Il est généralement admis que dans les testicules, seules les cellules de Sertoli expriment des récepteurs à la FSH.

**5** ❐ **a.** Ce sont les cellules de la thèque interne qui produisent les androgènes qui seront transformés en œstrogènes dans les cellules folliculeuses.

☒ b.

☒ **c.** Durant la phase pré-ovulatoire, la FSH stimule la croissance des follicules ; celle-ci se traduit par une multiplication et une augmentation en taille des cellules de la granulosa avec pour conséquence une production croissante d'œstradiol.

☒ **d.** Consécutivement au pic de LH, des prostaglandines sont produites par les cellules de la granulosa et impliquées dans la rupture du follicule et la libération de l'ovule hors de l'ovaire.

❐ **e.** La FSH contrôle dans les cellules de la granulosa l'activité de l'aromatase, enzyme intervenant dans la synthèse des œstrogènes à partir des androgènes secrétés par les cellules de la thèque interne.

**6** ☒ **a.** Après la ponte ovulaire, des vaisseaux en provenance de la thèque interne envahissent la granulosa cependant que les cellules qui constituent celle-ci deviennent des cellules lutéales produisant majoritairement de la progestérone mais aussi, à un degré moindre, des androgènes et des œstrogènes.

❐ **b.** Toutes les cellules de la granulosa sont concernées.

❐ **c.** L'aspect du corps jaune est dû à l'accumulation de lipides dans les cellules lutéales.

❒ **d.** En absence de fécondation, le follicule ovulant laissé en place dégénère et subsiste sous la forme d'une cicatrice fibreuse nommée corpus albicans.

❒ **e.** Il persiste et la production de progestérone est stimulée sous l'action de la hCG, hormone chorionique dont l'effet est analogue à celui de la LH. Vers le 3e mois de gestation, les tissus placentaires prendront le relais du corps jaune pour la production de progestérone.

**7** ☒ **a.**

❒ **b.** La FSH présente un pic simultanément à celui de la LH..

❒ **c.** C'est l'achèvement de la première division de méiose avec émission du gp1 qui se produit.

❒ **d.** Le follicule reste intact.

☒ **e.** Après l'ovulation, les cellules folliculaires se transforment en cellules lutéales productrices de progestérone.

**8** ☒ **a.** ❒ **b.** ❒ **c.** ☒ **d.** ☒ **e.**

**9** ❒ **a.** Dans la dernière semaine se manifeste une augmentation d'œstrogènes due à une production de ceux-ci par les cellules du corps jaune, production qui régresse comme celle de la progestérone si ne s'est pas réalisée de fécondation.

☒ **b.** Voir **a.** ; on note que la production de progestérone est plus rapide à se manifester et est plus importante que celle des œstrogènes.

❒ **c.** La durée est semblable, la ponte ovulaire se produisant au milieu du cycle c'est-à-dire vers le 14e jour.

❒ **d.** Au cours de cette période, l'endomètre s'épaissit considérablement avec une vascularisation importante dans sa partie conjonctive et des formations glandulaires épithéliales développées.

❒ **e.** La LH décroît régulièrement à partir de la fin du pic de la décharge ovulante.

**10** ☒ **a.** L'IGF-1 stimule la différenciation et les fonctions de la cellule de Leydig ; cette activation peut s'exercer soit directement soit en favorisant l'expression des récepteurs à la LH.

☒ **b.** Produit à la fois par les cellules de Sertoli et les cellules de Leydig, l'IGF-1 joue un rôle de facteur paracrine et autocrine vis-à-vis des cellules de Leydig.

❒ **c.** En revanche, les cellules myoïdes peuvent agir sur les cellules de Sertoli après avoir été activées par la testostérone.

❒ **d.** Ce sont les cellules de Sertoli qui produisent cette protéine qui, en se liant à la testostérone, permet à celle-ci d'agir notamment au niveau des cellules germinales.

❒ **e.** Certaines ont un rôle inhibiteur (IL-6) alors que d'autres ont un effet inverse stimulateur (IL-1$\alpha$).

## Vrai ou faux ?

**11** **a.** Vrai **b.** Faux
Les produits sécrétés par l'antéhypophyse sont bien des gonadostimulines (LH et FSH) qui exercent leur action sur les gonades mâles et femelles, mais qui ne sont pas à l'origine de rétro-contrôles sur l'hypothalamus. Ce sont les hormone stéroïdes (testostérone, progestérone) produites par les gonades qui possèdent ce rôle.

**12** **a.** Faux **b.** Faux
Contrairement à ce que laisse supposer son nom, la FSH exerce une action non seulement sur les tissus ovariens mais également sur les tissus testiculaires. De plus, la FSH n'a pas d'action connue inhibitrice sur le métabolisme des stéroïdes.

**13** **a.** Vrai **b.** Faux
L'activine et l'inhibine sont des facteurs protéiques appartenant à la famille des TGFβ et qui sont produits par les cellules de Sertoli et non par les cellules de Leydig. La LH exerce sur les cellules de Leydig une action activatrice qui se solde, associée à celle d'autres facteurs (inhibine, IGF-1) par la production de testostérone.

**14** **a.** Vrai **b.** Vrai Il n'y a pas de relation entre ces deux propositions.
Dans les gonades mâles, seules les cellules de Leydig produisent de la testostérone. Les cellules de Sertoli exercent bien un contrôle sur l'activité des cellules de Leydig par le biais de la sécrétion de molécules de la famille des TGFβ, mais cette fonction n'est pas liée au fait qu'elles ne produisent pas de testostérone.

**15** **a.** Vrai **b.** Faux
L'œstrus correspond à la ponte ovulaire qui se renouvelle environ tous les 28 jours, et qui se déroule au milieu du cycle menstruel, lui-même s'étalant sur une période de 28 jours. L'aménorrhée se manifeste par une absence de règle pouvant avoir des causes multiples, et ne présente pas de phénomène cyclique.

**16** **a.** Vrai **b.** Vrai La relation proposée entre ces deux propositions est vraie.
La ponte ovulaire se produit bien vers le 14ème jour du cycle chez la femme (voir 4.5) et est due, à cette période, à une décharge gonadotrope consistant en une élévation brutale du taux de LH circulant se surajoutant à un pic de concentration en FSH.

# 5 Fécondation

## Plan

**Cours**

5.1 Processus précédant le contact gamétique

5.2 Contact entre les gamètes

5.3 Conséquence immédiate de la fécondation : l'activation ovocytaire

**QCM et Vrai ou faux ?**

**Corrigés**

## Objectifs

- Connaître la différence entre fécondance et capacitation
- Comprendre les différentes étapes conduisant à la pénétration du gamète mâle dans l'ovule
- Saisir les interactions entre spermatozoïde et enveloppes péri-ovulaires
- Retenir les manifestations de l'activation ovocytaire

## Cours

La fécondation regroupe les différents processus qui conduisent à la rencontre des gamètes et à leur fusion et qui aboutissent à la formation d'un œuf ou zygote à l'origine d'un nouvel être. La fécondation a deux conséquences essentielles, l'une de dimension génétique, l'autre de nature physiologique. Rôle génétique dans la mesure où se trouve reconstituée lors de la fusion des gamètes, la ploïdie caractéristique de l'espèce, avec de plus une combinatoire de gènes due aux apports chromosomiques de chacun des gamètes. Rôle physiologique, car la pénétration du spermatozoïde dans le gamète femelle provoque l'activation de ce dernier, c'est-à-dire la sortie de l'état d'inertie physiologique dans lequel l'ovule est maintenu.

Pour que la fécondation se réalise, différentes conditions sont nécessaires :

- que les gamètes puissent se rencontrer, en sachant que seuls les spermatozoïdes sont mobiles et qu'ils doivent donc être en mesure d'atteindre les gamètes femelles qui eux, sont immobiles,
- que les spermatozoïdes soient aptes à interagir avec les ovules. Au cours de leur parcours conduisant à la rencontre avec les gamètes femelles, les spermatozoïdes peuvent subir des modifications leur permettant cette interaction,

- que lors du contact entre gamètes, des phénomènes de reconnaissance zoospécifiques puissent s'établir et permettre la fixation des spermatozoïdes aux enveloppes entourant l'ovule et le franchissement de ces dernières,
- que le contact s'établissant entre les membranes plasmiques de chacun des gamètes soit suivi d'une fusion de celles-ci,
- que des processus d'activation du gamète femelle se produisent et entraînent notamment l'achèvement de la méiose si celle-ci n'est pas totalement réalisée (*cf. chap. 1.2.2*).

## 5.1 PROCESSUS PRÉCÉDANT LE CONTACT GAMÉTIQUE

### 5.1.1 Interactions à distance

Selon les espèces, les modalités de rencontre des gamètes diffèrent. À l'inverse de la situation rencontrée en milieu aquatique (Encart 5.1), le risque majeur rencontré en milieu aérien terrestre est celui d'une possible déshydratation des gamètes. Permettant d'éviter ce risque, une **fécondation interne** est observée, c'est-à-dire que la fécondation se réalise dans le tractus génital femelle après qu'ait eu lieu un accouplement entre les partenaires sexuels. Si, dans ce type de fécondation, la déperdition des gamètes est moindre, il n'en demeure pas moins que celui-ci est complexe et nécessite que certains obstacles soient contournés :

- la nécessité d'un accouplement préalable entre partenaires implique chez de nombreuses espèces notamment de mammifères, l'existence d'une période d'acceptation du partenaire mâle par la femelle (**période du rut**), qui coïncide généralement avec le moment d'une ponte ovulaire (**œstrus**) (*cf. chap. 4.3*),
- les gamètes mâles doivent pouvoir survivre dans les voies génitales de la femelle (ainsi juste avant l'ovulation, le pH acide du milieu vaginal, défavorable à la survie des spermatozoïdes, devient alcalin juste avant l'ovulation),
- malgré la distance à parcourir, les gamètes mâles doivent être en mesure d'atteindre en nombre suffisant, le ou les gamètes femelles recueillis au niveau de la trompe lors de la ponte ovulaire. Des contractions de la paroi utérine ainsi que des battements ciliaires de l'épithélium utérin, aident la progression des spermatozoïdes en direction de la trompe.

> Chez l'espèce humaine, sur environ $400 \cdot 10^6$ spermatozoïdes présents dans un éjaculat, seuls quelques millions parviennent à franchir le col de l'utérus et ce n'est qu'une petite centaine de gamètes qui atteignent l'ovule.

Chez les mammifères, au cours de leur transit dans les voies génitales femelles, les spermatozoïdes subissent un ensemble de transformations correspondant au phénomène de la **capacitation**.

**Encart 5.1**

**La fécondation en milieu aquatique**

Chez la majorité des espèces aquatiques, la fécondation est externe, ce qui implique que les gamètes, directement libérés dans le milieu, puissent être capables de se rencontrer malgré les aléas induits par le facteur dilution. Diverses stratégies sont observées permettant de contourner cet obstacle :
– rencontre favorisée des partenaires sexuels (individus vivant en banc, attirance entre partenaires par des parures liées à l'expression d'un dimorphisme sexuel. Ce type de stratégie est couramment observé chez les Poissons par exemple),
– synchronisme de la maturité sexuelle des individus permettant une émission simultanée des produits génitaux (phénomène où interviennent des facteurs environnementaux tels que saisons ou cycle lunaire, relayés par des productions hormonales chez les individus d'une même population),
– production massive de gamètes (caractéristique qui en dynamique des populations correspond à une stratégie de type « r »).
– existence de substances émises le plus souvent en même temps que la ponte ovulaire ou émises à partir des enveloppes de l'ovule et qui permettent l'attirance des gamètes mâles par chimiotactisme (cas du resact imprégnant la gangue des ovules d'oursins).

## 5.1.2 La capacitation

Dans l'épididyme, les spermatozoïdes ont acquis un pouvoir fécondant, la fécondance, les rendant potentiellement aptes à féconder le gamète femelle (*cf. chap. 2.3.2*). Néanmoins, ce pouvoir ne peut effectivement s'exprimer qu'après un passage dans les voies génitales femelles où le **phénomène de capacitation** a lieu. Celui-ci se réalise selon les espèces soit au niveau de l'utérus soit à celui de l'oviducte ou de la trompe. Les spermatozoïdes ne sont capacités qu'en absence du plasma séminal provenant des sécrétions émises par l'épididyme et des glandes annexes (vésicules séminales et prostate). La durée du phénomène varie selon les espèces (une demi-heure chez la souris, 6 à 7 heures chez la femme), le temps de stockage des spermatozoïdes dans l'épididyme et le moment du cycle où s'est effectué l'accouplement.

Divers types de transformations affectent le spermatozoïde.

### *Modifications au niveau des structures membranaires*

Des redistributions et/ou des éliminations de constituants membranaires se produisent :

- élimination de protéines liées présentant des domaines structuraux affins vis-à-vis de glycannes, par des glycosaminoglycannes contenus dans les voies génitales femelles,

- élimination de molécules de cholestérol par des accepteurs de celui-ci (albumine et HDL) et qui entraîne des modifications dans le rapport phospholipides/cholestérol membranaires,
- modification des chaînes oligosaccharidiques de glycoprotéines transmembranaires par des enzymes présentes dans le tractus.

L'ensemble de ces transformations augmentent d'une part la perméabilité aux ions ($Ca^{2+}$ par exemple) et la fluidité membranaire, et provoquent d'autre part, le démasquage de sites qui interviendront dans les interactions avec l'ovule (constituants de la zone pellucide par exemple). Ceci rendra en particulier possible le phénomène de la réaction acrosomique (*cf. chap 5.2.2)*.

### Modifications métaboliques

Suite aux changements affectant les constituants membranaires, en particulier ceux relatifs à l'élimination de cholestérol, un influx d'ions $Ca^{2+}$ induit une succession d'activations. Celle-ci fait intervenir l'AMPc, la protéine kinase A (PKA), des tyrosines kinases provoquant l'activation de protéines spécifiques en bout de chaîne, certaines d'entre elles modifiant le comportement des constituants microtubulaires du flagelle.

### Modifications de la mobilité des spermatozoïdes

L'activation des constituants cytosquelettiques se manifeste par un changement du mode de déplacement des spermatozoïdes qui se traduit par un **état d'hyperactivation**. L'amplitude des battements flagellaires se modifiant, les gamètes abandonnent leur progression linéaire au bénéfice d'une nage plus ou moins circulaire se soldant par un déplacement erratique qui favorise une meilleure pénétration dans des milieux visqueux

## 5.2 CONTACT ENTRE LES GAMÈTES

Le gamète femelle au moment de sa ponte est généralement entouré par des enveloppes dites primaires (membrane vitelline chez les échinodermes et les amphibiens, zone pellucide chez les mammifères) et secondaires (gangue chez les amphibiens, chorion chez les insectes). Chez l'humain, des assises cellulaires (corona radiata et quelques cellules de la granulosa) ainsi que la zone pellucide constituent les structures périovulaires. Les spermatozoïdes sont donc amenés à franchir ces dernières pour accéder à l'ovule et le féconder.

### 5.2.1 Fixation des spermatozoïdes à la zone pellucide

Les cellules issues de la **granulosa** et celles de la **corona radiata** sont englobées par une matrice extracellulaire riche en **acide hyaluronique**. En raison d'une dégradation enzymatique de cette matrice provoquée par des sécrétions de l'oviducte, les spermatozoïdes peuvent traverser les assises cellulaires et atteindre la zone pellucide. Cette dernière est constituée majoritairement de complexes macromoléculaires fibrillaires. Les interstices qui les séparent contiennent de l'acide hyaluronique. Ces complexes sont formés par des chaînes de séquences répétées d'hétérodimères de glycoprotéines, **ZP3** et **ZP2**, reliées entre elles par une troisième glycoprotéine, **ZP1** (Figure 5.1).

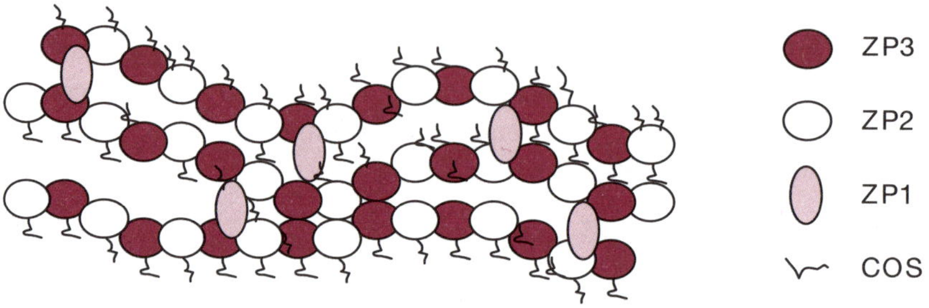


**Figure 5.1** Représentation schématique des complexes glycoprotéiques ZP1, ZP2, et ZP3. (COS : chaîne oligosaccharidique).

Les modalités de reconnaissance et de fixation des spermatozoïdes à la zone pellucide présentent quelques différences selon les espèces étudiées et sont donc difficilement généralisables. Elles sont plus particulièrement documentées chez la souris et restent incomplètes en ce qui concerne l'humain.

Chez la **souris**, le système de fixation implique dans un premier temps une enzyme, la **β 1,4-galactosyltransférase** (GalTase), portée par la membrane plasmique du spermatozoïde recouvrant la partie antérieure de l'acrosome. Cette molécule reconnaît des groupements amino-acétylglucosamines terminaux des chaînes oligosaccharidiques de type O-lié de ZP3 (ZP3-COS). Chez l'**humain**, c'est une **mannosidase** membranaire qui a été identifiée comme récepteur de ZP3-COS. L'intervention d'autres protéines membranaires a été décrite, telle celle de la sp56, protéine de 56kDa, qui en reconnaissant les résidus galactose liés à ZP3, complète le processus de fixation des spermatozoïdes à ZP3 et contribue à renforcer la zoospécificité des liaisons. La fixation d'une autre molécule, la sp95, sur une séquence peptidique et non plus sur les groupements prosthétiques de ZP3, détermine quant à elle la réaction acrosomique (Figure 5.3).

### 5.2.2 La réaction acrosomique

Celle-ci ne se réalise que chez les spermatozoïdes capacités, et correspond à une suite de processus qui conduit à la libération des enzymes contenues dans l'acrosome. Les conséquences de cette réaction sont :

- une déstabilisation de la zone pellucide par suite de la dissociation de ses constituants moléculaires, ce qui permet ainsi la traversée de cette enveloppe par le spermatozoïde,

- la mise à nu de motifs structuraux et enzymatiques membranaires du spermatozoïde qui jouent un rôle non seulement dans le franchissement de la zone pellucide mais aussi dans des phénomènes de reconnaissance spécifique avec la membrane ovulaire.

La réaction acrosomique est caractérisée par la fusion ponctuée de la membrane plasmique avec la membrane externe de l'acrosome. La liaison du récepteur spermatique à activité tyrosine kinase sp95 avec le motif peptidique de ZP3 provoque une phosphorylation du récepteur et la transmission d'un signal se soldant par une entrée de $Ca^{2+}$ extracellulaire dans la région antérieure du spermatozoïde. Cette augmentation de $Ca^{2+}$ entraîne l'activation de la phospholipase A et une cascade d'événements qui conduit à une déstabilisation membranaire se soldant par la fusion ponctuée de la membrane plasmique avec la membrane acrosomique externe. Le contenu de l'acrosome peut alors se déverser par l'intermédiaire des pores qui se sont formés. Les structures membranaires fusionnées sont ensuite éliminées, ce qui provoque la mise à nu de la membrane acrosomique interne qui devient la structure membranaire recouvrant la tête du spermatozoïde (Figure 5.2).

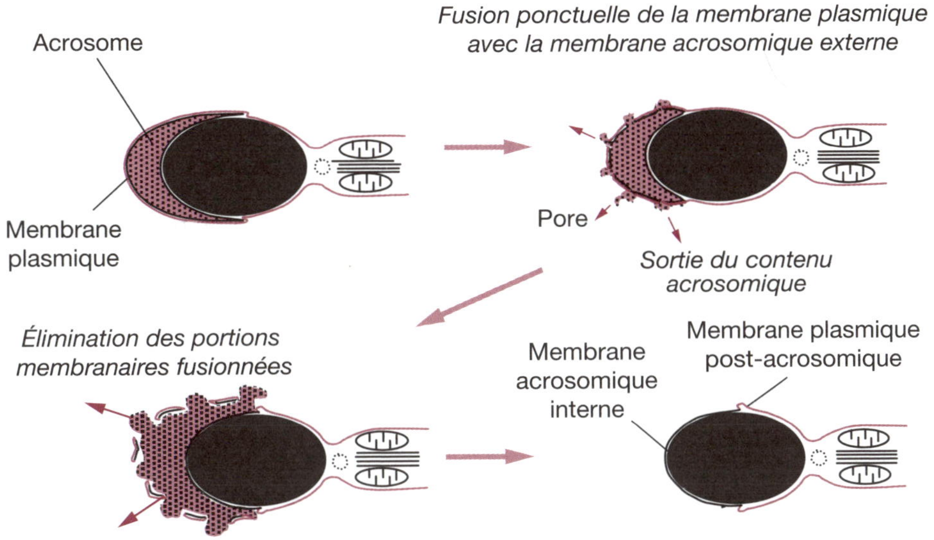


**Figure 5.2** Déroulement de la réaction acrosomique.

Suite à la réaction acrosomique, un deuxième temps de fixation est observé mettant en jeu des molécules localisées au niveau de la membrane acrosomique interne et qui se lient à ZP2. Chez le cobaye, la protéine PH20 a une activité hyaluronidase et est capable de se lier à ZP2. Chez l'humain mais également la souris, on a montré qu'une protéine SP17 possédait ces mêmes caractéristiques de liaison secondaire.

La pénétration des spermatozoïdes à travers la zone pellucide s'effectue obliquement et se réalise par l'action conjointe de

- dégradations dues aux enzymes libérées au cours de la réaction acrosomique et à l'**acrosine** qui, située au niveau de la membrane acrosomique interne, se trouve dorénavant en contact avec les constituants de la zone pellucide,
- la poussée mécanique due aux mouvements flagellaires.

Les quelques spermatozoïdes parvenus au niveau de l'espace périvitellin qui sépare la zone pellucide de la membrane plasmique ovocytaire, se couchent sur cette dernière hérissée de microvillosités.

### 5.2.3 Liaison à la membrane plasmique ovocytaire et fusion

Divers systèmes moléculaires ont été reconnus comme impliqués dans cette dernière étape précédant la fécondation proprement dite. Il est à noter que les mécanismes de reconnaissance membranaire conduisant à la fusion des gamètes sont moins zoospécifiques que ceux permettant les interactions entre spermatozoïdes et enveloppes ovocytaires.

Chez le cobaye, une protéine hérérodimérique, la PH-30, renommée depuis **fertiline**, a été caractérisée. Celle-ci est localisée au niveau de la membrane plasmique de la région post-acrosomique du spermatozoïde. Les sous-unités α et β qui la constituent appartiennent à une famille moléculaire, les **ADAMs** (pour « *A Disintegrin And Metalloprotease domain* »), dont les membres possèdent un motif disintégrine et un domaine à activité protéasique. Au niveau de l'épididyme s'effectue la maturation de la sous-unité β (ADAM 2) avec l'élimination du domaine métalloprotéase et la préservation du motif disintégrine qui constitue le domaine pouvant se lier à une intégrine portée par la membrane de l'ovocyte. La sous-unité α (ADAM 1) dépourvue du motif disintégrine possède quant à elle une séquence de résidus hydrophobes qui pourrait intervenir dans le processus de fusion membranaire, de manière comparable à ce qui est observé avec le virus de la rubéole qui possède une séquence peptidique de ce type.

Chez la souris et l'humain, seule existe la sous-unité β. Au niveau de la membrane de l'ovocyte, l'intégrine **α6β1** a été pendant longtemps considérée comme l'une des protéines-clefs pouvant jouer un rôle dans les phénomènes de reconnaissance spermatozoïde/ovocyte. Cependant, l'intervention des protéines précédemment citées dans les processus de fusion n'a pas pu être établie.

Récemment, deux constituants membranaires ont été caractérisés comme étant directement impliqués dans le processus de fusion, sans que l'on sache encore s'il existe une interaction directe entre eux. Il s'agit de la protéine **Izumo** appartenant à la super-famille des immunoglobulines, présente sur la membrane des spermatozoïdes de la souris et de l'homme, et de **CD9**, identifiée au niveau de la membrane des ovocytes murins et humains.

L'ensemble des données concernant les interactions entre spermatozoïdes et complexes ovocytaires est rapporté de façon simplifiée dans la figure 5.3.

| | Zone pellucide | Membrane plasmique du spermatozoïde |
|---|---|---|
| **1re fixation** | ZP3-COS — | Galactosyltransférase (souris)<br>α-D-mannosidase (humain) |
| | Séquence peptidique de ZP3 — | SP 95 |

- Phosphorylation de SP 95
- Transduction d'un signal avec élévation de $[Ca^{2+}]$
- Activation de la phospholipase A2
- Déstabilisation membranaire
- Fusion partielle entre la membrane acrosomique externe et la membrane plasmique

***Réaction acrosomique***

| | Zone pellucide | Membrane acrosomique interne |
|---|---|---|
| **2e fixation** | ZP2 — | PH20 (dont taureau, cobaye)<br>SP17 (souris, humain)<br>SPAM 1 |

***Libération d'enzymes déstabilisant la structure de la zone pellucide***

- Hyaluronidase
- Acrosine (ZP1 se dissocie de ZP2/ZP3)
- β-N-acétylglucosamine (libération des spermatozoïdes de ZP2/ZP3)

| | Membrane plasmique ovocytaire | Structure membranaire du spermatozoïde |
|---|---|---|
| **3e fixation** | α6β1 — | PH 30 = fertiline (cobaye)<br>Cyritestine |
| **Fusion** | CD9 — | Izumo (souris, humain) |

- Liaison par ADAM 2 (ss-unité β de la fertiline) ?
- Fusion membranaire impliquant CD9 et Izumo

***Pénétration du spermatozoïde***

**Figure 5.3** Récapitulatif des différents phénomènes de reconnaissance et de liaison entre éléments structuraux des gamètes mâles et femelles chez les Mammifères.

## 5.3 CONSÉQUENCE IMMÉDIATE DE LA FÉCONDATION : L'ACTIVATION OVOCYTAIRE

Dans les secondes qui suivent la fusion membranaire des gamètes, se manifeste une réaction pelliculaire d'activation. Chez certaines espèces, ce phénomène peut se traduire morphologiquement par un changement de couleur de l'œuf dû à une modification de l'indice de réfraction (exemple chez l'oursin) ou par le déplacement au pôle animal d'une tache de maturation, cicatrice de l'expulsion d'un globule polaire (exemple chez l'amphibien). Une modification du potentiel membranaire de l'ovocyte provoque des changements dans les flux ioniques transmembranaires (dépolarisation transitoire chez les Échinodermes ou les Ascidies ou hyperpolarisation chez quelques Mammifères) et rend l'ovocyte transitoirement inapte à fusionner avec un autre spermatozoïde.

De manière générale, la pénétration du spermatozoïde provoque l'activation de l'ovocyte et l'événement clé de ce phénomène réside dans une élévation rapide et transitoire de la concentration intracellulaire en $Ca^{2+}$ libre ($[Ca^{2+}]_i$) consécutive au phénomène de fusion des deux gamètes. Ce signal calcique est à l'origine de la reprise des activités métaboliques ovocytaires indispensables à l'initiation du développement embryonnaire.

### 5.3.1 Le signal calcique

Il se manifeste différemment selon les espèces : la variation du taux de $[Ca^{2+}]_i$ se présente soit sous la forme d'un pic unique (par exemple chez l'oursin), soit sous la forme d'un train d'oscillations régulièrement espacées qui suit, après un certain temps de latence, un premier pic initial. (par exemple chez les Mammifères). Chez l'humain, ces oscillations ont une période de l'ordre de 10 minutes et durent quelques heures. Suite à la fusion des gamètes, l'activation en cascade de protéines G et d'une phospholipase C (PLC), la formation de l'inositol 1,4,5,tri-phosphate (IP3) et la stimulation des récepteurs de l'IP3 au niveau du réticulum endoplasmique constituent l'une des voies de signalisation à l'origine de la libération du $Ca^{2+}$ séquestré dans le réticulum. Les conséquences de ces élévations cycliques de ($[Ca^{2+}]_i$) sont multiples :

- exocytose du contenu des granules corticaux lorsqu'ils existent,
- achèvement de la division II de méiose chez les Vertébrés,
- formation des pronoyaux avec modifications affectant le matériel chromosomique,
- régulations géniques.

### 5.3.2 La réaction corticale

La première décharge calcique provoque la migration de granules corticaux contre la membrane plasmique de l'ovocyte sous laquelle ils sont situés puis de leur fusion avec cette dernière. Il s'en suit une libération de leur contenu dans l'espace situé entre la membrane et la membrane vitelline (ou la zone pellucide dans le cas des Mammifères). Se surajoutant aux effets de la modification du potentiel membranaire, l'exocytose de glycoprotéines, de glycosaminoglycannes (GAGs) et d'enzymes contenus dans les granules, participe au blocage d'une possible polyspermie.

Chez l'oursin ou les Amphibiens Urodèles, se forme ainsi une **membrane de fécondation** (membrane vitelline modifiée par les enzymes et par l'adjonction de constituants structuraux) qui se décolle de la membrane plasmique, créant ainsi un espace périvitellin rempli d'un liquide suite à un appel d'eau dû à la présence des GAGs.

Chez de nombreux mammifères, les enzymes des granules, en clivant ZP2, en détruisant les chaînes oligosaccharidiques de ZP3, en modifiant la texture de la zone pellucide, rendent infranchissable cette dernière à des spermatozoïdes surnuméraires. Cependant, chez certaines espèces (exemple le lapin), ce sont des modifications subies par la membrane ovocytaire et non par la zone pellucide qui empêchent la polyspermie.

### 5.3.3 Achèvement de la méiose

Chez les Vertébrés, l'ovule est un ovocyte bloqué en métaphase de division II de méiose (**Figure 1.3**). L'élévation de $[Ca^{2+}]_i$ déclenche une cascade d'activation/inactivation du système phosphorylase-kinases ovocytaire se traduisant, au final, par l'achèvement de la seconde division de méiose avec expulsion du deuxième globule polaire et la formation du pronoyau (ou pronucleus) femelle.

### 5.3.4 Formation et fusion des pronoyaux

De la tête du spermatozoïde, seuls le noyau et le centriole proximal pénètrent dans le cytoplasme du zygote. L'enveloppe nucléaire disparaît et la chromatine nucléaire en contact avec le cytoplasme ovocytaire subit une décondensation et une réorganisation. Ceci est rendu possible par une réduction des ponts disulfures des protamines (*cf. chap. 2.2.2*) qui progressivement sont remplacées par des histones ovocytaires. Une enveloppe nucléaire se reforme à partir d'éléments membranaires provenant de bourgeonnements du réticulum endoplasmique de l'ovocyte. Le pronucleus mâle ainsi formé manifeste un gonflement général lui donnant une taille supérieure à celle du pronucleus femelle formé à la suite de l'émission du second globule polaire.

La rencontre des deux pronoyaux (ou **pronuclei**) s'effectue par l'intermédiaire des réseaux microfilamentaires et microtubulaires. Autour des pronuclei, se regroupent des mitochondries de l'ovocyte qui procurent l'énergie nécessaire à la duplication d'ADN. Après la disparition des enveloppes nucléaires, les lots chromosomiques apportés par chacun des pronoyaux restent distincts. Le phénomène de **fusion nucléaire** réunissant les lots chromosomiques parentaux est désigné sous le terme d'**amphimixie**. Dans chaque lot de chromosomes s'est accomplie une phase S. À l'issue de celle-ci, chaque chromosome comporte deux chromatides. Une figure métaphasique se met en place avec un fuseau mitotique dont les pôles sont formés à partir de la duplication du centriole proximal du spermatozoïde. Elle constitue les prémices de la première division de segmentation.

## Questions à choix multiples

**1** Chez les Mammifères, la fécondation :

- ❒ **a.** ne peut se réaliser que si les spermatozoïdes ont acquis le pouvoir de fécondance lors du transit dans les voies génitales femelles
- ❒ **b.** n'est possible que si la totalité des spermatozoïdes émis dans l'éjaculat parvient au niveau de la trompe
- ❒ **c.** s'accompagne de modifications préalables de certaines constantes physiologiques au niveau des voies génitales femelles
- ❒ **d.** nécessite que les spermatozoïdes soient capacités
- ❒ **e.** nécessite un phénomène de capacitation de durée constante chez une espèce donnée

**2** Concernant le contact du spermatozoïde avec la zone pellucide,

- ❒ **a.** les cellules de la corona radiata empêchent tout accès à cette zone
- ❒ **b.** la fixation primaire ne se fait que par l'intermédiaire d'une reconnaissance de chaînes oligosaccharidiques par des récepteurs enzymatiques spermatiques
- ❒ **c.** la fixation primaire fait intervenir les chaînes oligosaccharidiques de ZP2
- ❒ **d.** la liaison primaire est nécessaire pour le déclenchement de la réaction acrosomique
- ❒ **e.** une transduction de signal se produit au niveau du spermatozoïde provoquant la fusion partielle de sa membrane plasmique avec la membrane acrosomique interne

**3** Chez certains Mammifères, lors du contact entre les gamètes,

- ❒ **a.** la membrane ovocytaire fusionne avec la membrane interne acrosomique du spermatozoïde
- ❒ **b.** il se produit la réaction corticale ayant pour conséquence l'exocytose du contenu des granules corticaux
- ❒ **c.** la sous-unité $\alpha$ de la fertiline se lie à l'intégrine $\alpha6\beta1$
- ❒ **d.** la protéine Izumo présente sur la membrane ovocytaire joue un rôle dans la fusion membranaire
- ❒ **e.** la fusion membranaire provoque une élévation continue de la concentration intracellulaire de calcium dans l'ovocyte

**4** La capacitation entraîne au niveau des spermatozoïdes,

- ❒ **a.** une déstabilisation de la membrane plasmique due à l'élimination de cholestérol

❒ **b.** des changements de la physiologie membranaire suite à des apports de protéines structurales
❒ **c.** des modifications des groupements prosthétiques des glycoprotéines
❒ **d.** une diminution de la concentration intracellulaire de $Ca^{2+}$
❒ **e.** une hyperactivation se traduisant par la disparition d'une nage linéaire

**5** La zone pellucide chez les Mammifères est

❒ **a.** l'équivalent de la membrane vitelline chez d'autres espèces animales
❒ **b.** formée, selon les espèces, à partir de constituants secrétés par les cellules de la corona radiata et/ou par l'ovocyte
❒ **c.** constituée que par des fibrilles formées par des hétérodimères répétés de ZP1 et ZP3
❒ **d.** déstabilisée par l'action de l'acrosine qui dégrade les liaisons existant entre les fibrilles
❒ **e.** traversée par les spermatozoïdes que si ceux-ci sont capacités

**6** Lors de la réaction acrosomique

❒ **a.** le récepteur spermatique SP95 se lie à des oligosaccharides de ZP3
❒ **b.** se produit une phosphorylation de la SP95
❒ **c.** la concentration intracellulaire de $Ca^{2+}$ reste stable
❒ **d.** des enzymes sont libérées par exocytose de vésicules provenant de l'acrosome
❒ **e.** le flagelle devient immobile

**7** Chez les Mammifères, parmi les diverses molécules intervenant dans les phénomènes de reconnaissance et de fixation des spermatozoïdes lors de la fécondation, on observe au niveau de la zone pellucide ou de l'ovocyte,

❒ **a.** la galactosyltransférase
❒ **b.** $\alpha6\beta1$
❒ **c.** PH20
❒ **d.** Izumo
❒ **e.** CD9

**8** Lors des dernières phases de la fécondation, on constate que

❒ **a.** seuls le noyau et le centrosome du spermatozoïde pénètrent dans l'ovocyte
❒ **b.** se produit une décondensation du pronucleus mâle
❒ **c.** l'enveloppe nucléaire du pronucléus mâle persiste jusqu'à l'amphimixie
❒ **d.** l'amphimixie est indépendante de l'émission du deuxième globule polaire
❒ **e.** l'amphimixie réalisée, la cellule-œuf contient **2 *n*** chromosomes et **4 *c*** ADN

## Vrai ou faux ?

Pour cette série d'exercices, la réponse se fait en deux temps : tout d'abord, étudiez les propositions **a** et **b**, et dîtes si elles sont « vraies » ou « fausses » ; ensuite, si les deux propositions sont « vraies », interrogez-vous sur la corrélation entre ces deux propositions : le lien de causalité symbolisé par la conjonction **car** est-il « vrai » ou « faux » ?

| | V | F |
|---|---|---|
| **9** **a.** Chez les Mammifères, des changements de comportement peuvent favoriser la procréation | ❒ | ❒ |
| **car** | ❒ | ❒ |
| **b.** généralement les périodes du rut peuvent coïncider avec les périodes d'œstrus | ❒ | ❒ |

| | V | F |
|---|---|---|
| **10** **a.** Chez les Mammifères, la fixation des spermatozoïdes au niveau de la zone pellucide nécessite qu'il y ait eu au préalable le phénomène de capacitation dans l'épididyme | ❒ | ❒ |
| **car** | ❒ | ❒ |
| **b.** il faut un démasquage des molécules de reconnaissance portées par la membrane plasmique des spermatozoïdes pour que ceux-ci soient fécondants | ❒ | ❒ |

| | V | F |
|---|---|---|
| **11** **a.** Les spermatozoïdes ont un mode de déplacement qui se modifie après leur capacitation | ❒ | ❒ |
| **car** | ❒ | ❒ |
| **b.** une déstabilisation de leur membrane plasmique a provoqué indirectement des modifications fonctionnelles de leur appareil cytosquelettique | ❒ | ❒ |

| | V | F |
|---|---|---|
| **12** **a.** Au cours du phénomène de capacitation, les spermatozoïdes ont leurs chromosomes qui se décondensent | ❒ | ❒ |
| **car** | ❒ | ❒ |
| **b.** des facteurs solubles secrétés par l'utérus provoquent le remplacement des protamines par des histones | ❒ | ❒ |

| | V | F |
|---|---|---|
| **13** **a.** La réaction acrosomique provoque une fusion partielle entre la membrane externe de l'acrosome et la membrane plasmique du spermatozoïde | ❒ | ❒ |
| **car** | ❒ | ❒ |
| **b.** le contenu enzymatique de l'acrosome se déverse au niveau de la zone pellucide | ❒ | ❒ |

| | V | F |
|---|---|---|
| **14** **a.** Des constituants de la membrane plasmique du spermatozoïde se lient à des motifs peptidiques de ZP2 | ❒ | ❒ |
| **car** | ❒ | ❒ |
| **b.** une déstabilisation de la membrane du spermatozoïde se produit à la suite du contact du gamète mâle avec la zone pellucide | ❒ | ❒ |

# Corrigés



## Questions à choix multiples

**1** ❐ **a.** L'acquisition du pouvoir fécondant s'effectue dans l'épididyme et c'est la capacitation qui se réalise dans le tractus génital femelle.

❐ **b.** Une grande déperdition de spermatozoïdes se produit au cours de leur transit dans les voies génitales femelles et seulement une centaine parviendra au niveau de l'ovule.

☒ **c.** Avant l'ovulation, le pH des voies génitales devient alcalin (un pH acide étant défavorable à la survie des spermatozoïdes) et la glaire cervicale devient plus fluide.

☒ **d.** Si le phénomène de capacitation ne se produit pas, les motifs moléculaires membranaires indispensables pour la réalisation de la fécondation ne sont pas démasqués.

❐ **e.** On constate que cette durée varie en fonction d'une part du temps passé par le spermatozoïde dans l'épididyme, et d'autre part, de la période du cycle œstrien au cours duquel s'est produit l'accouplement.

**2** ❐ **a.** La corona radiata est en partie désorganisée par suite des dégradations enzymatiques de la matrice intercellulaire causées par des sécrétions de l'oviducte, ce qui permet aux spermatozoïdes de la traverser.

❐ **b.** D'autres récepteurs interviennent, comme la SP95 dont le ligand n'est pas de nature glucidique.

❐ **c.** Ce sont des chaînes portées par ZP3 qui sont reconnues par les récepteurs spermatiques comme la galactosyltransférase ou la mannosidase.

☒ **d.** Elle initie des signaux intracellulaires qui seront à l'origine de déstabilisations membranaires permettant la libération du contenu acrosomique.

❐ **e.** Les fusions partielles s'effectuent entre la membrane plasmique et la membrane acrosomique externe.

**3** ❐ **a.** Elle fusionne avec la membrane plasmique située en arrière de la région acrosomique (membrane post-acrosomique).

☒ **b.** La réaction corticale est consécutive à la première décharge calcique et se manifeste par la migration puis la fusion des granules corticaux avec la membrane plasmique ovocytaire.

❐ **c.** C'est la sous-unité $\beta$ (ou ADAM2) qui interagit avec l'intégrine $\alpha6\beta1$.

❐ **d.** Izumo est portée par la membrane du spermatozoïde et se lie avec CD9 ovocytaire.

❐ **e.** Le signal calcique se manifeste soit sous la forme d'un pic unique (oursin) soit sous la forme d'oscillations durant quelques heures (humain).

**4** ☒ **a.** L'albumine et des HDL contenus dans le milieu extracellulaire se comportent comme des accepteurs du cholestérol et l'élimination de ce dernier provoque des modifications de la fluidité membranaire.

❒ **b.** Il se produit des éliminations de protéines présentant des domaines affins pour des GAGs contenus dans le tractus génital femelle.

☒ **c.** Des chaînes glycosidiques peuvent subir des attaques dues à des enzymes du tractus.

❒ **d.** Suite aux modifications membranaires, la perméabilité ionique est augmentée et se produit un influx de $Ca^{2+}$ qui entraînera une chaîne d'activations.

☒ **e.** Le battement flagellaire se modifie et entraîne l'apparition d'une nage plus ou moins circulaire favorisant une meilleure pénétration dans un milieu visqueux.

**5** ☒ **a.** Chez de nombreuses espèces, la membrane vitelline constitue une enveloppe primaire qui lors de la fécondation, se décolle de la membrane ovocytaire, subit des modifications et se transforme en membrane de fécondation (oursins, amphibiens…).

☒ **b.** La zone pellucide est formée par l'ovocyte seul (souris) et par l'ovocyte et les cellules folliculeuses (porc).

❒ **c.** Les fibrilles sont formées par des successions d'hétérodimères constitués par ZP2 et ZP3 et ne sont pas les seuls constituants de la zone pellucide (présence d'acide hyaluronique par exemple).

☒ **d.** L'acrosine est une enzyme protéolytique qui, lorsqu'elle est activée, détruit les liaisons entre ZP1 et les fibrilles hétérodimériques ZP2/ZP3.

☒ **e.** Au cours de la capacitation, des motifs structuraux membranaires sont démasqués et peuvent intervenir dans les processus de reconnaissance et de liaison spécifique avec la zone pellucide ou exercer une activité enzymatique au niveau de celle-ci.

**6** ❒ **a.** SP95 se lie à des séquences peptidiques de ZP3.

☒ **b.** La liaison de SP95 sur ZP3 provoque la phosphorylation du récepteur à activité tyrosine kinase.

❒ **c.** Suite à un signal initié par la phosphorylation de SP95, se produit une entrée de $Ca^{2+}$ à partir du milieu extracellulaire dans la tête du spermatozoïde. L'augmentation de $[Ca^{2+}]i$ provoque l'activation de la phospholipase A et une cascade d'événements aboutissant à une déstabilisation membranaire.

❒ **d.** Le contenu de l'acrosome se déverse hors de la tête du spermatozoïde par des pores formés à la suite de fusions partielles entre la membrane plasmique et la membrane acrosomique externe.

❒ **e.** Les battements flagellaires qui persistent, renforcent la pénétration du spermatozoïde dans la zone pellucide.

**7** ❐ **a.** Présente au niveau de la membrane plasmique du spermatozoïde de souris, cette molécule est l'une des responsables de la fixation primaire en se liant sur les chaînes oligosaccharidiques de ZP3.

☒ **b.** Cette intégrine de la membrane plasmique ovocytaire est reconnue par la fertiline située au niveau de la membrane plasmique post-acrosomique du spermatozoïde.

❐ **c.** Chez le cobaye, cette protéine à activité hyaluronidase est présente au niveau de la membrane acrosomique interne et est capable de se lier à ZP2.

❐ **d.** Cette protéine caractérisée sur les spermatozoïdes murins et humains est responsable de la fusion membranaire entre les membranes ovocytaire et spermatique.

☒ **e.** C'est la molécule membranaire ovocytaire à laquelle se lie Izumo.

**8** ❐ **a.** Ce n'est pas le centrosome mais le centriole proximal qui pénètre avec le noyau.

☒ **b.** Ce phénomène s'accompagne de l'élimination des protamines et leur remplacement par des histones ovocytaires.

❐ **c.** L'enveloppe nucléaire se désorganise et une nouvelle enveloppe se forme à partir de bourgeonnements du réticulum endoplasmique ovocytaire.

❐ **d.** L'amphimixie ne peut se réaliser que si la méiose est achevée au niveau du gamète femelle.

☒ **e.** Une duplication de l'ADN se réalise et les chromosomes d'origines paternelle et maternelle sont constitués chacun de deux chromatides qui se sépareront lors de la première division de segmentation.

## Vrai ou faux ?

**9** **a.** Vrai **b.** Vrai La relation proposée entre ces deux propositions est vraie.
Chez de nombreux mammifères, l'œstrus s'accompagne d'un changement de comportement correspondant, chez les femelles à une période d'acceptation du mâle. Cette modification du comportement favorise la probabilité d'une fécondation.

**10** **a.** Faux **b.** Vrai
S'il est vrai que les spermatozoïdes doivent subir une capacitation pour être fonctionnellement fécondant, en revanche ce phénomène ne se produit pas au niveau de l'épididyme mais lors du transit des gamètes mâles dans le tractus génital femelle. C'est durant ce trajet que les spermatozoïdes subissent des remaniements membranaires permettant le démasquage de protéines jouant un rôle dans la fécondation.

**11** **a.** Vrai **b.** Vrai La relation proposée entre ces deux propositions est vraie.
Les spermatozoïdes capacités sont dits hyperactifs en raison d'un changement dans leur mode de déplacement avec des trajectoires qui de rectilignes devien-

nent plus ou moins circulaires et erratiques. Ce phénomène est associé à des modifications concernant certains constituants microtubulaires du flagelle dues à une cascade d'activations ayant pour origine des changements de la physiologie de la membrane plasmique du spermatozoïde lors de la capacitation.

**12** **a.** Faux **b.** Faux
La décondensation de la chromatine du noyau mâle ne s'effectue qu'une fois la fécondation réalisée. Elle s'effectue au sein du cytoplasme de l'ovule et est liée au remplacement des protamines par des histones ovulaires. Aussi le tractus génital femelle n'intervient pas dans ce phénomène.

**13** **a.** Vrai **b.** Vrai La relation proposée entre ces deux propositions est vraie.
La fusion partielle de la membrane plasmique avec la membrane externe acrosomique crée des pores par lesquels le contenu riche en enzymes de l'acrosome peut se déverser et hydrolyser les structures de la zone pellucide.

**14** **a.** Faux **b.** Vrai
Les liaisons qui s'établissent entre certains constituants de la membrane plasmique du spermatozoïde et la zone pellucide concernent ZP3 chez cette dernière et non ZP2. Elles provoquent une cascade d'activations causant une déstabilisation de la membrane plasmique et s'achevant par la réaction acrosomique.

## Partie 2

# Embryogenèse : étapes et mécanismes

# 6 Étapes de l'embryogenèse

## Plan

Cours



## Objectifs

- Décrire les trois étapes principales de l'embryogenèse et comprendre leur signification biologique
- Retenir que les trois phases du développement sont communes chez toutes les espèces et attestent de l'unité du monde animal
- Savoir que la neurogenèse occupe une place privilégiée dans l'organogenèse

## Cours

### 6.1 GÉNÉRALITÉS

À partir d'une seule cellule, l'œuf fécondé, un organisme complexe pluricellulaire va se constituer progressivement dont toutes les cellules sont issues de la cellule-œuf de départ.

Quelles que soient les espèces animales étudiées, un scénario immuable a été mis en évidence quant au déroulement de l'embryogenèse. Des étapes bien définies, caractérisées par des processus majeurs ont ainsi été décrites, étapes par lesquelles tout embryon se conforme dans le cadre d'un développement normal. Selon les espèces, celles-ci présentent des durées variables, peuvent être bien distinctes les unes des autres ou se télescoper dans le temps.

Dès la fécondation, avant toute division cellulaire, un ensemble de processus est enclenché qui conditionne les étapes ultérieures du développement. Outre le fait que la pénétration du spermatozoïde provoque la sortie de l'inertie physiologique dans laquelle l'ovule était plongé avec une reprise du métabolisme cellulaire, de possibles redistributions spatiales de certains constituants cytoplasmiques peuvent se produire.

De manière mnémotechnique, on peut retenir que derrière le mot **organisme** peuvent être rattachés deux autres mots, celui d'**organe** et celui d'**organisation.** La compréhension de la formation d'un être comportera deux questions à résoudre se rapportant directement à ces deux termes. Les **organes** correspondent à des structures morpho-fonctionnellement distinctes, et constituées de cellules phénotypiquement différentes bien que possédant toutes la même information génétique de la cellule-œuf initiale. Ainsi, accompagnant tous les processus embryogénétiques, se trouve posée la problématique de la différenciation cellulaire, c'est-à-dire la recherche des causes et des modalités conduisant à une lecture différentielle d'un même génome et qui se traduit par l'apparition de populations cellulaires exprimant des caractéristiques phénotypiques distinctes. Par ailleurs, tissus et organes, au cours de leur mise en place, s'agencent de façon harmonieuse et établissent entre eux des relations selon un plan d'**organisation** précis, caractéristique de l'espèce considérée. Le fait que d'une génération à une autre, soit préservé ce patron de formation spécifique, sous-tend l'existence d'une transmission d'une information génétique responsable de cette organisation, et ces vingt dernières années ont vu l'épanouissement d'une génétique du développement dont les buts consistent à comprendre les fondements génétiques de la morphogenèse embryonnaire.

Celles-ci sont susceptibles d'accompagner une matérialisation de la mise en place d'axes de polarité corporelle et/ou de conduire à l'acquisition de propriétés spécifiques pour les cellules qui contiendront ces constituants suite à leur ségrégation lors des divisions successives de la segmentation (*cf. fin du chap. 6.2*).

De façon générale, trois périodes jalonnent la vie du jeune embryon (Figure 6.1) :

- Le zygote résultant de la fécondation, cellule unique au départ, subit des divisions successives qui provoquent l'apparition d'un germe désigné sous le terme de **blastula** (correspondant approximativement au **blastocyste** des Mammifères). Cette première étape, désignée sous le terme de **segmentation** (« *blastulation* » ou « *clivage* » chez les Anglo-Saxons), aboutit à la formation d'un ensemble de cellules grossièrement organisé.
- L'apparition de mouvements coordonnés affectant des ensembles cellulaires marque le début de la seconde étape. Une organisation primitive fondamentale se met en place, associée à la formation de **feuillets embryonnaires** dont les dispositions relatives préfigurent l'organisation finale du futur organisme adulte. Cette étape primordiale du développement embryonnaire, conditionnée par le bon déroulement des **mouvements morphogénétiques,** constitue la **gastrulation.** À l'issue de cette phase du développement, l'embryon est désigné sous le terme de **gastrula**. Au cours de cette seconde étape, se continuent des multiplications cellulaires mais également commencent à se manifester les premiers signes de différenciations cellulaires.

- C'est lors de la troisième étape que ces différenciations deviennent prépondérantes. Elles s'accompagnent d'une **histogenèse** aboutissant à la formation d'organes à partir des feuillets mis en place lors de la gastrulation. Ces organes s'avèrent harmonieusement disposés selon le plan d'organisation caractéristique de l'espèce considérée. Cette étape constitue celle de l'**organogenèse.** Durant cette étape, la mise en place du système nerveux fait souvent l'objet d'une distinction et est désignée sous le terme de **neurulation,** l'embryon à ce stade étant appelé **neurula**.

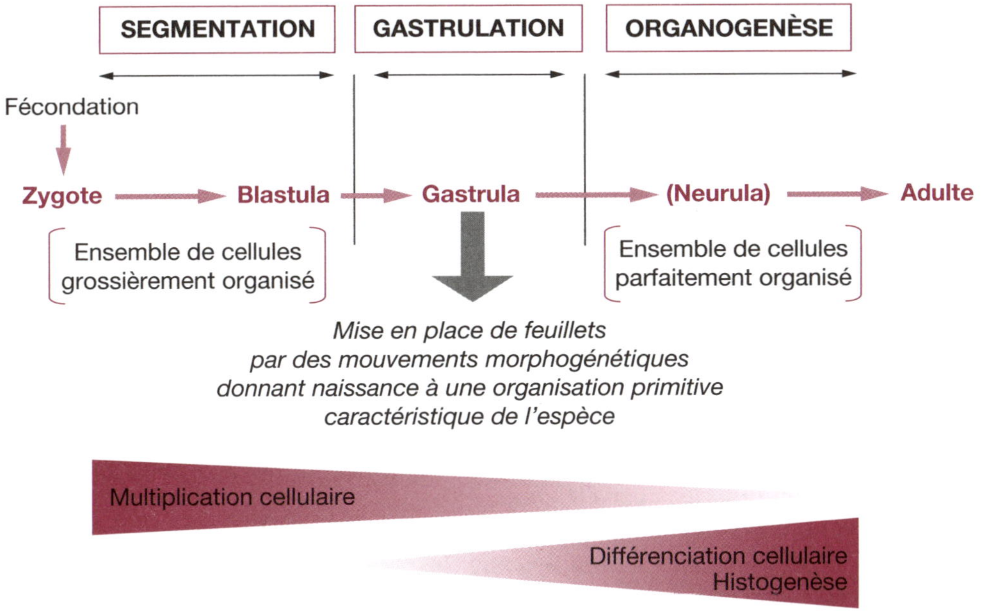


**Figure 6.1** Récapitulatif des étapes de l'embryogenèse

### Remarque

Selon les espèces, les deux dernières étapes peuvent soit se succéder (Amphibiens), soit se chevaucher (Sauropsidés, Mammifères). Ainsi, dans le dernier cas, les processus de la neurulation peuvent se manifester dans certaines régions de l'embryon, là où la gastrulation est déjà achevée, alors que d'autres parties corporelles n'en sont encore qu'à des phases de la gastrulation.

Enfin, il faut mentionner que les individus d'une espèce donnée présentent au cours des générations, aux différences individuelles près, un même plan d'organisation. Ceci signifie qu'il existe une transmission d'informations génétiques qui régissent la mise en place de l'organisation corporelle caractéristique de l'espèce considérée. À titre d'exemple, est proposé en Annexe 1, le déterminisme génétique relatif au développement de la drosophile. Par ailleurs, dans le chapitre 7 est développé le rôle d'une catégorie de gènes, les gènes *Hox*, qui conditionne, selon des informations de position, la spécification phénotypique des organes lors de leur mise en place.

## 6.2 LA SEGMENTATION

Cette première phase de l'embryogenèse se caractérise par des multiplications cellulaires, plus ou moins rapides selon les espèces, sans engendrer une augmentation de volume de l'ensemble du germe. Ainsi observe-t-on l'obtention d'un embryon constitué d'environ 6 000 cellules 24 heures après la fécondation chez de nombreux Amphibiens, alors que chez l'humain l'embryon n'est doté que de 4 cellules au bout de 48 heures. L'une des conséquences de ces divisions s'effectuant à volume constant est le rétablissement d'un rapport nucléocytoplasmique plus équilibré que ne l'était initialement celui de la cellule-œuf. Les cellules filles apparaissant au cours des cycles successifs de division sont nommées des **blastomères**.

Pendant un stade transitoire, les blastomères, en nombre réduit, sont encore bien individualisés et sphériques, donnant au germe l'aspect d'une petite mûre (ex : stade **morula** des Amphibiens ou des Mammifères). Après cette étape se produisent des événements conduisant à l'apparition de contacts intercellulaires étendus, amenant des agencements cellulaires de type épithélial (*cf. chap. 12.3* concernant le phénomène de la **compaction** chez les Mammifères). Simultanément se constitue une cavité remplie de liquide dans la profondeur du germe, le **blastocèle** (anciennement désigné sous le terme de lécithocèle primaire chez les Mammifères).

**De façon générale**, on constate que les modalités de la segmentation sont fortement conditionnées par la teneur en réserves ainsi que par la distribution cytoplasmique de ces réserves au sein de la cellule-œuf. Une description détaillée de ces caractéristiques ainsi que les conséquences que celles-ci induisent sur les modalités de la segmentation, sont reportées dans le *chap. 11.1*.

Dans le cas où les divisions affectent l'ensemble du zygote, se manifeste rapidement l'apparition d'une inégalité de taille entre les blastomères (segmentation totale inégale). Ainsi, dans certains cas, des méso-, macro- ou micromères pourront être distingués. Enfin, on note que selon les espèces et leur type d'œuf, un asynchronisme des divisions peut s'instaurer plus ou moins rapidement au cours de la segmentation, reflétant l'émergence de populations cellulaires à comportement distinct (*cf. infra*).

**Une seconde caractéristique** de la segmentation permet d'effectuer des distinctions entre espèces. Elle concerne l'arrangement spatial selon lequel se disposent les blastomères entre eux au fil des cycles cellulaires successifs. En effet, outre la chronologie des divisions cellulaires, la disposition des blastomères est soumise à des règles strictes. Celle-ci dépend de la manière dont se mettent en place les plans de clivages. Selon ce critère, quatre modalités de segmentation sont distinguées chez les espèces présentant une segmentation totale (Figure 6.2) :

- **Segmentation radiaire** : succession de plans de clivage méridiens et latitudinaux (ex ; Amphibiens, Échinodermes ; Figure 6.2 A).
- **Segmentation spirale** : à chaque cycle de division, les fuseaux pivotent alternativement à droite et à gauche selon un angle de 45° par rapport à l'axe de symétrie de l'œuf, provoquant une disposition en quinconce des blastomères. (ex : Annélides, Mollusques autres que Céphalopodes ; Figure 6.2 B).
- **Segmentation bilatérale** : les divisions s'effectuent selon les axes antéro-postérieur et dorso-ventral, conduisant à un agencement régulier des blastomères de part et d'autre du plan de symétrie bilatérale (ex : Urocordés ; Figure 6.2 C).

- **Segmentation rotationnelle** : les divisions successives s'établissent selon des axes de clivages orthogonaux (ex : Nématodes, Mammifères ; Figure 6.2 D).

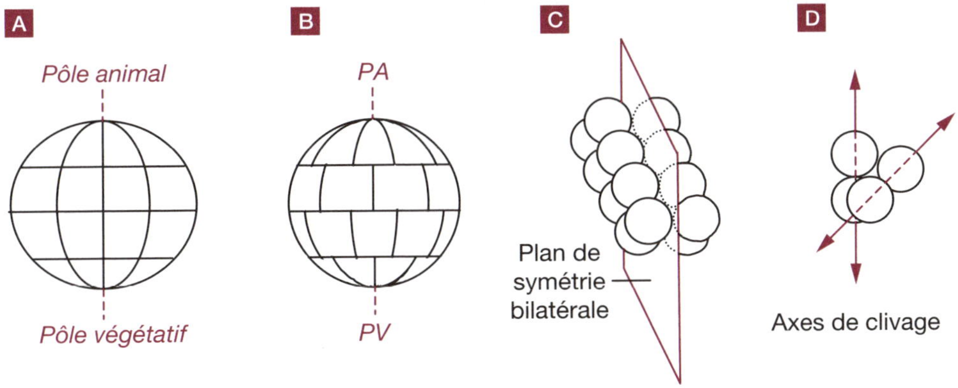


**Figure 6.2** Les différents types de segmentation totale

**Une troisième caractéristique** de la segmentation est le fait qu'au fil des divisions successives, puisse se réaliser une ségrégation de constituants distribués initialement de manière non-homogène dans le cytoplasme de la cellule-œuf. Ceci a pour conséquence que les blastomères possèdent des contenus cytoplasmiques différents susceptibles de leur conférer des spécificités particulières. On désigne sous le terme de **déterminants cytoplasmiques**, les facteurs moléculaires qui exercent un rôle dans le devenir et le comportement des cellules qui les contiennent. Ils peuvent par exemple être à l'origine d'une détermination plus ou moins précoce de la destinée des cellules qui les renferment et de leurs descendantes. Cette caractéristique est à l'origine de la distinction faite entre **œufs à développement mosaïque** et **œufs à régulation** (Encart 9.2).

Enfin, c'est durant la segmentation que commence à s'exprimer le génome zygotique selon des modalités propres à chaque groupe zoologique (taxon). Cette étape se réalise par exemple à un temps précis chez les Amphibiens (vers le 11$^{e}$ cycle de division cellulaire chez le xénope) et correspond à la **transition blastuléenne**, période durant laquelle des activités transcriptionnelles zygotiques prennent le relais de l'utilisation des matériels maternels stockés dans l'ovocyte durant l'ovogenèse. Chez l'humain, l'expression des gènes zygotiques est précoce et se réalise dès les toutes premières divisions de segmentation.

## 6.3 LA GASTRULATION

Cette étape de l'embryogenèse est considérée comme primordiale dans la mesure où elle constitue un point de non-retour dans le développement.

L'ensemble des espèces animales possède des structures organiques dont les origines découlent de la mise en place de populations cellulaires qui ont été internalisées à un moment particulier du développement, la **gastrulation**.

Pour rendre compte dans l'espace de la disposition interne des structures embryonnaires et corporelles de l'adulte, on utilise des plans de coupes dont la définition est reportée dans l'**Encart 6.1**.

Les espèces présentant à l'état adulte une organisation corporelle simple (exemple des Cnidaires comme l'hydre d'eau douce ou l'anémone de mer) voient se mettre en place à partir du stade blastula, une structure tubulaire dont les cellules constituant la paroi interne sont à vocation digestive. Ainsi se forme une **cavité gastrale** (de « gaster » : estomac). La mise en place de celle-ci a donné son nom au phénomène qui en est responsable, la gastrulation.

## Encart 6.1

### Plans de coupes

Les plans de coupes usuellement utilisés pour rendre compte de l'organisation corporelle d'un organisme présentant comme élément de symétrie un plan de symétrie bilatérale sont au nombre de trois types :

– **coupe sagittale (C.S.)** : cette coupe contient les axes dorso-ventral et antéro-postérieur (ou céphalo-caudal encore appelé rostro-caudal) ; les coupes parallèles à ce plan de coupe qui coïncident avec le plan de symétrie bilatérale sont dites parasagittales,

– **coupes transversales (C.T.)** : ensemble de coupes perpendiculaires au plan de symétrie bilatérale et contenant les axes dorso-ventral et droite gauche,

– **coupes frontales (C.F.)** : ensemble de coupes également perpendiculaires au plan de symétrie bilatérale et contenant les axes antéro-postérieur et droite-gauche.

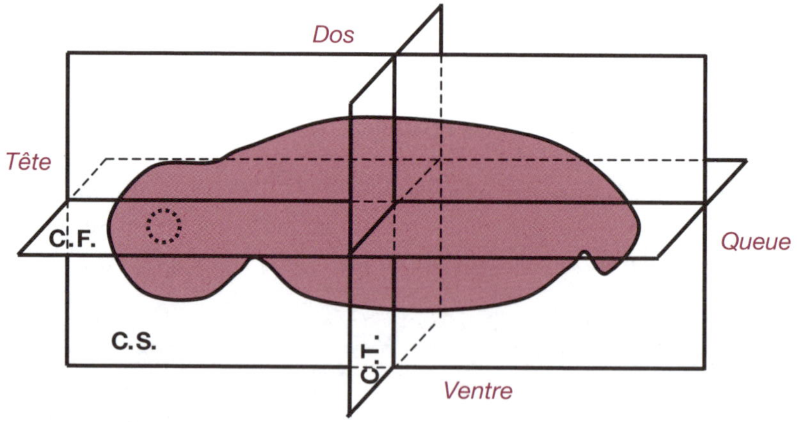


Le terme coupe longitudinale est à éviter dans la mesure où deux types de plan contiennent l'axe d'allongement antéro-postérieur (C.S. et C.F.), ce qui peut entraîner des confusions.

Le positionnement d'ensembles cellulaires à l'intérieur de l'embryon s'effectue selon des modalités propres à chaque espèce. Ces modalités ont pu être regroupées en différents types principaux, non exclusifs les uns des autres. Parmi ceux-ci on retiendra :

- **Invagination ou embolie** : comme son nom l'indique, une internalisation de matériels cellulaires se produit par un enfoncement, dans le blastocèle, d'une zone du germe primitivement en contact en totalité ou en partie avec l'extérieur.
- **Epibolie** : un processus actif de prolifération cellulaire conduit au recouvrement de cellules ne présentant pas ce type de comportement.
- **Délamination** : des cellules provenant de divisions s'effectuant au niveau de la couche superficielle du germe, se détachent dans la cavité interne du germe.
- **Immigration** : des cellules provenant de la couche cellulaire périphérique sans division préalable, se détachent activement de celle-ci et se déplacent par la suite individuellement par des mouvements amœboïdes.

Complétant ces modalités d'internalisation cellulaires, d'autres mouvements affectant spécifiquement certains territoires cellulaires participent au modelage anatomo-morphologique de l'embryon :

- **Involution** (mouvement assimilable à celui d'un tapis roulant),
- **Divergence** (étalement de plages cellulaires),
- **Intercalation** (interpénétration de couches cellulaires entre elles).

L'ensemble de ces mouvements constitue des **mouvements morphogénétiques** qui s'effectuent selon une grande précision tant topologique que temporelle. Au cours de ceux-ci, des interactions intercellulaires déterminantes pour les événements embryonnaires futurs peuvent se produire par suite de la mise en contact de territoires présentant des spécificités différentes.

La conséquence la plus tangible de la gastrulation est la différenciation et la mise en place, selon un plan d'organisation rigoureux, de feuillets embryonnaires disposés de manière emboîtée. Ceux-ci sont au nombre de deux chez les organismes définis pour cette raison de **diploblastiques** (exemple des Spongiaires et des Cnidaires) et de trois chez les organismes **triploblastiques** qui forment la majorité des espèces animales. Les feuillets, désignés selon leurs positions relatives, sont respectivement l'**ectoderme**, le **mésoderme** et l'**endoderme** chez les Triploblastiques, les Diploblastiques étant quant à eux dépourvus du feuillet mésodermique (Figure 6.3).

De façon simplifiée, le feuillet externe, l'ectoderme, sera à l'origine du tissu épithélial formant le revêtement corporel ainsi que la majeure partie du système nerveux. À partir du feuillet le plus interne, l'endoderme, se différencieront entre autres, chez les Triploblastiques, les cellules fonctionnelles des viscères profonds, notamment à vocation digestive et, chez les Diploblastiques, la couche cellulaire constituant la paroi de la cavité gastrique. Le mésoderme donnera quant à lui de nombreux dérivés, avec notamment les appareils musculaire, squelettique, excréteur et vasculaire ainsi que du tissu conjonctif.

Le détail des dérivés issus de chacun des feuillets est rapporté dans la figure 7.7.

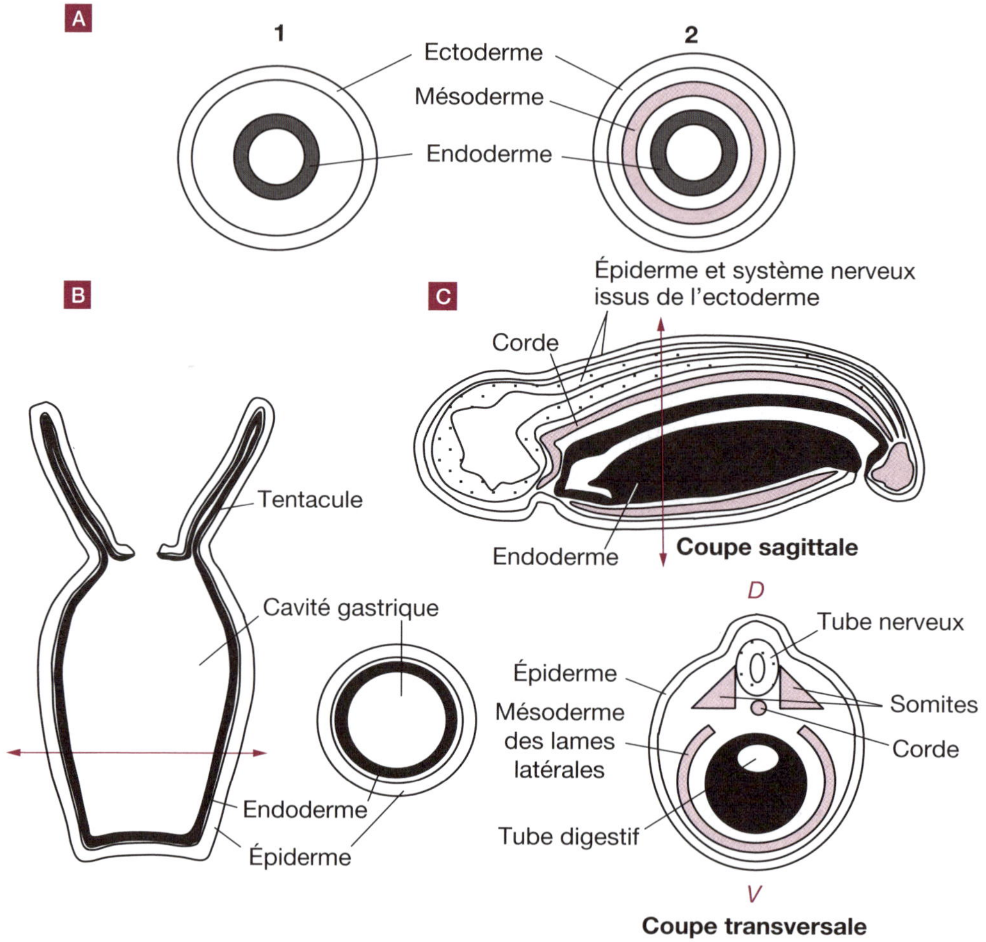


**Figure 6.3** Représentation schématique de l'organisation et du devenir des feuillets embryonnaires.

**A** : Emboîtement des feuillets chez les Diploblastiques (1) et les Triploblastiques (2) ; **B** : coupes d'un Diploblastique, l'hydre ; **C** : coupes sagittale et transversale d'un embryon de Triploblastique (stade bourgeon caudal d'un amphibien).

L'apparition du mésoderme constitue une étape importante sur le plan évolutif compte tenu des nombreux tissus et structures qui en dérivent. La mise en place de ce feuillet s'accompagne ou non, de l'apparition du **cœlome** caractérisé par la présence d'une cavité, la **cavité cœlomique**. Les taxons chez lesquels le mésoderme reste compact, sont regroupés sous le terme d'**Acœlomates** (exemple des Plathelminthes ou Vers plats) par opposition à ceux qui, présentant la formation d'un cœlome, sont désignés sous le terme de **Cœlomates**.

On constate par ailleurs que la mise en place du cœlome s'accompagne simultanément de l'apparition du phénomène de **métamérisation.** Celui-ci correspond à une segmentation corporelle où fondamentalement, chaque élément (métamère) comporte notam-

Il est à noter qu'il existe une troisième catégorie d'organismes triploblastiques, les **Pseudocœlomates**, qui sont des acœlomates présentant à l'état adulte une cavité générale, non dérivée du cœlome, mais issue du blastocèle. C'est le cas des Nématodes ou vers ronds.

### Encart 6.2
### Métamérisation et segmentation

Il convient de préciser la signification des termes métamères et segments, métamérisation et segmentation corporelle. La métamérisation accompagne l'apparition du cœlome chez les espèces triploblastiques. Pouvant être plus ou moins altéré selon les espèces, ce processus correspond à la mise en place d'éléments corporels successifs, bâtis au départ sur un même plan, et désignés sous le terme de métamères. Ceux-ci comportent fondamentalement une paire de sacs cœlomiques, une paire de ganglions nerveux et une paire d'appendices. Les termes anglo-saxons de « *segment* » et de « *segmentation* » désignant les métamères et la métamérisation ont été progressivement utilisés en France avec cette acception (on parle des segments abdominaux ou thoraciques de la drosophile par exemple). Or, un corps peut présenter une organisation segmentée, sans que les éléments constitutifs corporels soient issus d'un processus de métamérisation. Ainsi le ténia est un ver segmenté, mais les proglottis et cucurbitains ne sont nullement des métamères, les Plathelminthes étant acœlomates. Aussi faut-il se garder d'utiliser sans précaution ces différents termes sans en connaître la signification exacte dans le contexte de leur emploi.

ment une paire de sac cœlomique et une paire de ganglions nerveux (Encart 6.2). Selon les taxons, la métamérisation s'exprime à des degrés divers en raison de possibles régressions secondaires. Bien exprimée chez les Annélides (Vers annelés), elle est quasi inexistante chez les Mollusques et profondément altérée chez les Vertébrés. Chez ces derniers, celle-ci se manifeste par la présence des pièces squelettiques vertébrales et des nerfs rachidiens.

Toujours en relation avec l'apparition du cœlome, on remarque l'instauration d'un système circulatoire clos. Les organismes chez lesquels le cœlome est régressé présentent un système circulatoire lacunaire (exemple chez les Mollusques).

L'endoderme, au cours de la gastrulation, constitue progressivement une structure tubulaire, l'intestin primitif, qui communique avec l'extérieur par un unique orifice issu du **blastopore** faisant office d'anus embryonnaire (*cf. chap 7.1.4*). Celui-ci ou sa région, après ou non un phénomène d'oblitération transitoire, devient le futur anus de l'adulte, l'orifice buccal s'ouvrant alors par néoformation à l'extrémité opposée du tube digestif (cas des **Deutérostomiens** représentés par les Échinodermes et les Cordés dont font partie les Vertébrés). À l'inverse, la région blastoporale ou le blastopore lui-même peut former le futur orifice buccal (cas des **Protostomiens**).

Enfin, lors de la gastrulation, se manifestent des déterminations (*cf. chap. 7*) dont une des conséquences permet la mise en place du système nerveux. Ce dernier occupera chez les Protostomiens une position ventrale par rapport au tube digestif et caractérisera l'état d'**Hyponeurien**, cependant que chez les Cordés, il sera en position dorsale, définissant ainsi l'état d'**Épineurien**.

L'ensemble de ces données est rassemblé dans la figure 6.4.

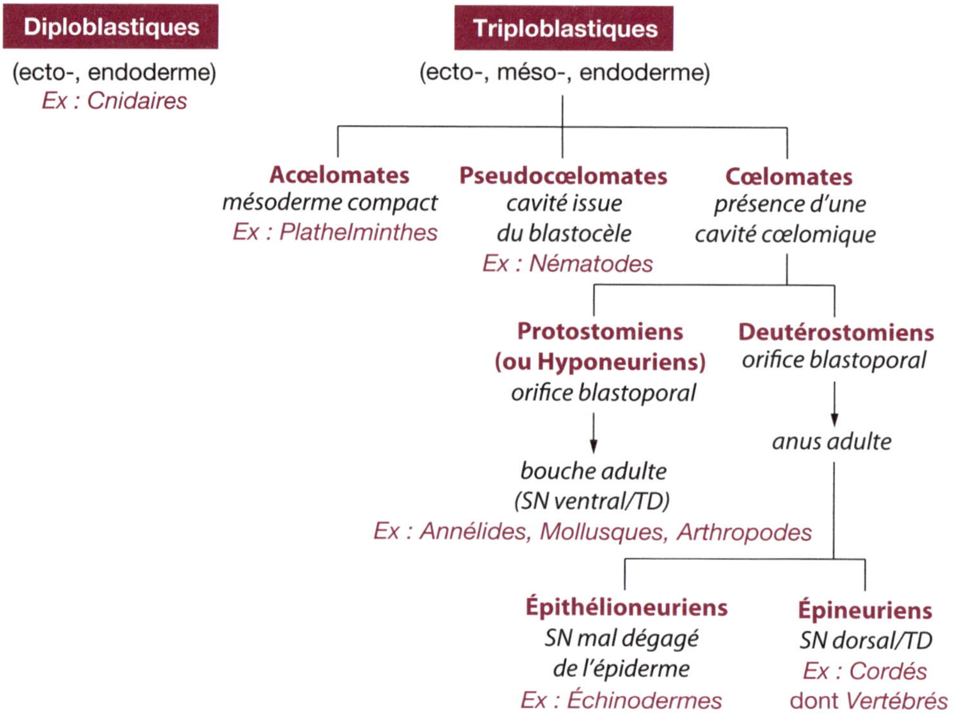


**Figure 6.4** Organisation simplifiée du monde animal établie à partir des structures corporelles mises en place lors de l'embryogenèse. (Représentation n'indiquant pas de liens phylogénétiques entre les taxons).

## 6.4 L'ORGANOGENÈSE

L'organogenèse constitue la dernière étape de l'embryogenèse. Selon les groupes zoologiques, elle succède ou se superpose à la gastrulation. Au cours de son déroulement, se poursuivent des mouvements permettant un modelage progressif de l'embryon tant au niveau de sa morphologie externe qu'à celui de ses diverses structures internes. Amorcés lors de la gastrulation, des phénomènes de transition entre des structures épithéliales et mésenchymateuses, des migrations cellulaires, des reconnaissances spécifiques entre populations cellulaires issues de feuillets embryonnaires différents, se produisent. Des processus d'histogenèse se déroulent, associant différenciations cellulaires et coopérations harmonieuses entre catégories cellulaires distinctes, le tout permettant la construction d'organes selon un plan zoospécifique rigoureux. Ces différents phénomènes posent le problème de la détermination spatio-temporelle de territoires organo-formateurs au sein de l'embryon (*cf. chap 7*).

Durant l'organogenèse, se réalise progressivement la mise en place d'une intégration fonctionnelle physiologique. Celle-ci s'exprime notamment par les processus d'innervation et de vascularisation qui permettent à l'embryon d'acquérir un nouveau statut, de larve ou de fœtus, selon les taxons.

Chez de nombreuses espèces, les organes mis en place lors de l'embryogenèse ne sont que transitoires et permettent au jeune organisme une autonomie sous un état de larvaire. Des remaniements drastiques dus à des processus d'histolyse conjugués à de nouvelles histogenèses se produisent alors, associés au phénomène de la métamorphose et conduisent à la construction de structures organiques définitives se retrouvant chez la forme adulte.

Chez les Mammifères, ce sont des phénomènes de croissance et de maturation fonctionnelle qui marquent essentiellement les étapes suivantes du développement, la majeure partie des organes mis en place durant la dernière étape de l'embryogenèse, ne subissant que des modifications morphologiques mineures durant la vie fœtale.

Les devenirs des différents feuillets embryonnaires et leur participation spécifique à l'élaboration des différents organes de l'organisme adulte sont développés dans le chapitre suivant (*cf. chap. 7.1.5*).

## Questions à choix multiples

**1** La segmentation observée chez tous les Vertébrés

- ❒ **a.** s'effectue rapidement et aboutit à la formation d'un grand nombre de cellules en 24 heures
- ❒ **b.** affecte la totalité du germe
- ❒ **c.** se déroule selon des modalités identiques
- ❒ **d.** présente un synchronisme permanent des divisions
- ❒ **e.** donne naissance à des blastomères rigoureusement identiques entre eux

**2** Chez les Mammifères placentaires vrais, la segmentation

- ❒ **a.** est totale
- ❒ **b.** est de type rotationnel
- ❒ **c.** s'accompagne du creusement d'une cavité
- ❒ **d.** comporte une phase de compaction
- ❒ **e.** donne naissance à une morula où se ségrègent deux populations distinctes

**3** Durant la segmentation, se manifeste

- ❒ **a.** une ségrégation des déterminants cytoplasmiques ovocytaires
- ❒ **b.** dans tous les cas, une mise en place précoce des destinées cellulaires
- ❒ **c.** une mise en route du fonctionnement du génome zygotique
- ❒ **d.** un changement du rapport nucléo-cytoplasmique observé initialement dans l'ovocyte
- ❒ **e.** la différenciation de deux catégories cellulaires dans l'embryon humain

**4** Chez tous les vertébrés, la gastrulation

- ❒ **a.** permet la mise en place de trois feuillets emboîtés
- ❒ **b.** entraîne l'internalisation de matériels cellulaires
- ❒ **c.** met en place une cavité gastrale en communication avec le blastocèle
- ❒ **d.** est caractérisée par des mouvements morphogénétiques
- ❒ **e.** doit être achevée avant le début d'une organogenèse

**5** La métamérisation

- ❒ **a.** ne s'observe que chez les cœlomates
- ❒ **b.** est caractérisée fondamentalement par la présence d'une cavité cœlomique par métamère
- ❒ **c.** se manifeste notamment chez les Vertébrés par la présence des nerfs rachidiens
- ❒ **d.** s'accompagne par la mise en place d'un système circulatoire clos
- ❒ **e.** peut être observée chez certains diploblastiques

## Vrai ou faux ?

Pour cette série d'exercices, la réponse se fait en deux temps : tout d'abord, étudiez les propositions **a** et **b**, et dîtes si elles sont « vraies » ou « fausses » ; ensuite, si les deux propositions sont « vraies », interrogez-vous sur la corrélation entre ces deux propositions : le lien de causalité symbolisé par la conjonction **car** est-il « vrai » ou « faux » ?

| | V | F |
|---|---|---|
| **6** **a.** Les mouvements morphogénétiques de la gastrulation doivent s'effectuer selon un programme spatio-temporel précis | ❒ | ❒ |
| **car** | ❒ | ❒ |
| **b.** c'est au cours de ces mouvements que peuvent s'établir des contacts privilégiés entre différents territoires, conduisant à des phénomènes de détermination | ❒ | ❒ |

| | V | F |
|---|---|---|
| **7** **a.** La segmentation joue un rôle important dans les destinées cellulaires | ❒ | ❒ |
| **car** | ❒ | ❒ |
| **b.** c'est au cours de cette période précoce du développement que peuvent se produire des ségrégations différentielles de déterminants cytoplasmiques | ❒ | ❒ |

| | V | F |
|---|---|---|
| **8** **a.** Les blastomères issus des divisions de la segmentation sont rarement de taille identique | ❒ | ❒ |
| **car** | ❒ | ❒ |
| **b.** chez l'ensemble des espèces, l'expression du génome zygotique s'effectue dès la première division de segmentation | ❒ | ❒ |

| | V | F |
|---|---|---|
| **9** **a.** L'apparition d'une cavité cœlomique au sein du feuillet mésodermique est une caractéristique générale des Triploblastiques | ❒ | ❒ |
| **car** | ❒ | ❒ |
| **b.** les espèces constituant ce groupe sont tous métamérisés | ❒ | ❒ |

| | V | F |
|---|---|---|
| **10** **a.** Les Vertébrés sont des épineuriens | ❒ | ❒ |
| **car** | ❒ | ❒ |
| **b.** ce sont des Deutérostomiens | ❒ | ❒ |

| | V | F |
|---|---|---|
| **11** **a.** Au cours de la gastrulation, les feuillets embryonnaires se disposent selon un plan d'organisation caractéristique de l'espèce considérée | ❒ | ❒ |
| **car** | ❒ | ❒ |
| **b.** il faut toujours que la gastrulation soit achevée pour que la neurulation puisse avoir lieu | ❒ | ❒ |

# Corrigés

## Questions à choix multiples

**1** ❒ **a.** Si chez les Amphibiens, le rythme rapide des mitoses permet d'obtenir une blastula possédant environ 6 000 cellules au bout de 24 heures, il n'en est pas de même chez les humains où seuls deux blastomères sont formés pour la même période.

❒ **b.** Si les réserves vitellines sont très importantes, la segmentation peut être partielle (cas des Arthropodes ou des Sauropsidés) et non plus totale.

❒ **c.** Selon la teneur en vitellus, mais aussi en fonction des taxons, les segmentations diffèrent (segmentation totale inégale radiaire chez les

Amphibiens, segmentation partielle discoïdale chez les Sauropsidés, segmentation totale rotationnelle chez l'humain).

❒ **d.** Les premières divisions peuvent s'effectuer de manière synchrone, mais soit par la présence de quantités différentes de vitellus dans les blastomères, soit à la suite de la transition blastuléenne, des décalages dans le rythme des divisions s'instaurent entre les blastomères.

❒ **e.** Tant par leurs tailles que par leurs contenus cytoplasmiques les blastomères peuvent très rapidement différer les uns des autres.

**2** ☒ **a.** À noter cependant que ce n'est pas le cas de tous les Mammifères (exemple des Mammifères ovipares ou Monotrèmes représentés notamment par l'ornithorynque chez lesquels la segmentation est partielle).

☒ **b.** Comme chez les Nématodes, les divisions successives s'effectuent selon des plans de clivage perpendiculaires entre eux, caractéristique observée chez les Nématodes et les Mammifères.

☒ **c.** La cavité correspond à un blastocèle (autrefois désignée sous le terme de lécithocèle chez l'humain).

☒ **d.** Ce phénomène qui se produit au stade 8 chez la souris et dans la période 10-18 blastomères chez l'humain, se caractérise par un accroissement des contacts entre les blastomères se soldant par leur polarisation. Ceci s'accompagne d'une redistribution de la E-cadhérine (uvomoruline) au niveau des membranes basolatérales, de la mise en place de complexes jonctionnels, d'une différenciation de domaines membranaires distincts.

☒ **e.** C'est à ce stade que quelques cellules en position interne ébauchent la formation de la masse cellulaire interne, cependant que les autres cellules seront à l'origine du trophectoderme.

**3** ☒ **a.** Lors des divisions successives de la segmentation, des constituants cytoplasmiques inégalement répartis dans l'ovocyte sont redistribués de façon différentielle dans les blastomères nouvellement formés.

❒ **b.** Selon les espèces, la présence de certains constituants cytoplasmiques peut conférer ou non aux blastomères qui les possèdent, un devenir de différenciation inéluctable. Ceci est rarement le cas chez les Vertébrés.

☒ **c.** Ceci se réalise lors de la transition blastuléenne (vers les 10-11$^{e}$ cycles de division chez les Amphibiens).

☒ **d.** La valeur du rapport observée dans l'ovocyte tend à augmenter dans les blastomères au cours des divisions successives.

☒ **e.** Au stade du blastocyste sont mises en place les cellules du bouton embryonnaire (masse cellulaire interne) et celles trophectoderme qui évoluera en trophoblaste.

**4** ☒ **a.** L'ectoderme, le mésoderme et l'endoderme

☒ **b.** Cette internalisation concerne les cellules constituant l'endoderme et le mésoderme.

❒ **c.** Chez les Amphibiens par exemple, la cavité gastrale formée par l'archentéron est en communication avec l'extérieur par l'intermédiaire du blastopore cependant que le blastocèle, refoulé par les mouvements morphogénétiques, devient virtuel.

☒ **d.** Ce sont eux qui sont responsables de la mise en place des feuillets embryonnaires.

❒ **e.** Chez les amniotes par exemple, l'organogenèse débute dans certaines régions corporelles, dans la région antérieure notamment, alors que ne sont pas encore achevés les mouvements morphogénétiques de la gastrulation dans la région postérieure.

**5** ☒ **a.** Métamérisation et formation d'un cœlome se manifestent conjointement lors des processus évolutifs.

❒ **b.** Fondamentalement, chez les espèces présentant une métamérie non altérée, il existe une paire de cavités cœlomiques par métamère.

☒ **c.** Au même titre que l'existence des pièces squelettiques vertébrales, les nerfs rachidiens constituent les traces de l'organisation ancestrale métamérique.

☒ **d.** La formation d'un système circulatoire clos est liée à celle d'un cœlome, et chez les espèces présentant une régression de ce dernier, le système circulatoire devient lacunaire.

❒ **e.** La métamérie n'existe que chez les triploblastiques et s'accompagne de la mise en place d'un cœlome.

## Vrai ou faux ?

**6** **a.** Vrai **b.** Vrai La relation proposée entre ces deux propositions est vraie.
La gastrulation est une période critique qui doit se dérouler convenablement pour que le développement d'un embryon puisse s'effectuer normalement. C'est au cours des mouvements morphogénétiques que se réalisent des contacts entre territoires cellulaires qui peuvent conduire à des phénomènes d'induction. La compétence et le pouvoir inducteur se modifiant au cours du temps, il est indispensable que les contacts se réalisent de façon précise dans le temps et dans l'espace (voir § 9.1.3).

**7** **a.** Vrai **b.** Vrai La relation proposée entre ces deux propositions est vraie.
La redistribution de certains constituants cytoplasmiques au cours des divisions cellulaires successives peut conduire à des programmations d'expression génique différentes entre les divers blastomères et aboutir à des déterminations plus ou moins précoces de ces derniers.

**8** **a.** Vrai **b.** Faux
Si les divisions de segmentation donnent lieu généralement à la formation de blastomères de tailles inégales, cette caractéristique n'entraîne pas pour autant de façon directe le moment à partir duquel se réalise la transition blastuléenne, c'est-à-dire le début de la lecture du génome zygotique. Contrairement à ce qui est observé chez l'humain, où des expressions de gènes zygotiques apparais-

sent dès les toutes premières divisions de segmentation, la transition blastuléenne chez les Vertébrés se manifeste généralement de façon tardive (11$^{e}$-12$^{e}$ cycles de divisions chez les Amphibiens par exemple).

**9** **a.** Faux **b.** Faux
L'apparition d'un cœlome accompagne la métamérisation chez la majorité des Métazoaires triploblastiques. Néanmoins, il existe des espèces chez lesquelles ne se forme pas de cœlome au sein des feuillets mésodermiques des lames latérales. Corrélativement, ces espèces ne présentent pas de métamérisation corporelle (cas des Vers plats).

**10** **a.** Vrai **b.** Vrai Il n'y a pas de relation entre ces deux propositions.
Tous les Vertébrés sont des Deutérostomiens (la zone du blastopore embryonnaire coïncide avec la zone anale de l'adulte) et sont des Épineuriens (le système nerveux est situé en position dorsale). Cependant tous les Deutérostomiens ne sont pas des Épineuriens, tels les Échinodermes qui possèdent un système nerveux mal dégagé et qui sont qualifiés pour cette raison d'Épithélioneuriens.

**11** **a.** Vrai **b.** Faux
S'il est vrai que l'agencement des feuillets embryonnaires mis en place pendant la gastrulation préfigure l'organisation future de l'adulte, en revanche il n'est pas nécessaire que cette gastrulation soit achevée pour que se déroule la mise en place du système nerveux. Ainsi contrairement à ce qui est observé chez les Amphibiens, chez les Vertébrés amniotes, la neurulation se réalise dans la région antérieure de l'embryon alors même que les mouvements morphogénétiques de la gastrulation se poursuivent dans la région postérieure.

# 7 Développement de Vertébrés : données générales

## Plan



## Objectifs

- Retenir la place jouée par la fécondation dans la détermination des axes de symétrie et de la segmentation dans la ségrégation des déterminants cytoplasmiques
- Retenir que la gastrulation conduit à une préfiguration de l'organisation corporelle adulte
- Connaître le devenir des différents feuillets embryonnaires et de leurs principaux dérivés
- Apprécier le rôle des gènes *Hox* dans la spécification des structures corporelles
- Connaître la signification du code *Hox* et comprendre le principe de colinéarité

## Cours

### 7.1 ÉTAPES PRÉCOCES DU DÉVELOPPEMENT CHEZ LES AMPHIBIENS

Afin d'illustrer de façon simplifiée les étapes marquant le développement précoce des Vertébrés, se trouve rapporté ci-dessous un exemple classique d'embryogenèse, celui d'un Amphibien Urodèle, taxon regroupant notamment les tritons et les salamandres.

### 7.1.1 L'œuf vierge

L'ovule est, comme chez tous les Vertébrés, un ovocyte II bloqué en métaphase de 2e division de méiose. Il est entouré par une membrane vitelline plaquée contre la membrane plasmique, et entouré par une gangue gélatineuse. Le cytoplasme contient des substances de réserve (**vitellus**) distribuées selon un gradient croissant, depuis le pôle dit animal (*PA*) vers le pôle opposé végétatif (*PV*). Le pôle animal, riche en ARN, contient la **vésicule germinative** dans laquelle se situe la plaque métaphasique. L'œuf vierge appartient à la catégorie des **œufs hétérolécithes** (*cf. chap. 11.1*).

Ainsi avant sa fécondation, l'œuf ne présente qu'un seul élément de symétrie constitué par l'axe *PA-PV*. L'hémisphère animal est de plus caractérisé par une pigmentation corticale brunâtre, à la différence de l'hémisphère végétatif qui, dépourvu de pigment, est de coloration verdâtre (Figure 7.1).

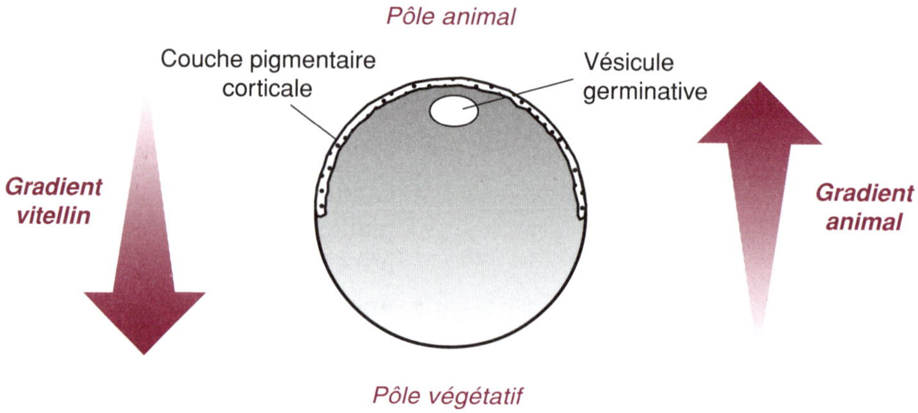


**Figure 7.1** Œuf vierge d'amphibien

### 7.1.2 Fécondation

La pénétration du spermatozoïde provoque l'activation de l'ovocyte avec notamment l'achèvement de la méiose et l'émission du deuxième globule polaire (*cf. chap. 4.3.3*).

Différents phénomènes se manifestent suite à cette pénétration :

#### *Une réaction pelliculaire d'activation*

Dans les minutes qui suivent la pénétration du spermatozoïde, un mouvement d'oscillation affectant la zone corticale de l'œuf est observé, avec un déplacement puis la disparition de la tache de maturation correspondant à la trace laissée dans la couche pigmentaire par l'émission du premier globule polaire. Cette réaction est associée à une contraction du système microfilamentaire cortical qui provoque également un rapprochement de granules corticaux vers la face interne de la membrane plasmique, avant leur fusion avec cette dernière.

### Une rotation d'équilibration

La membrane vitelline se décolle de la membrane plasmique en raison du déversement du contenu des granules corticaux entre les deux membranes (Figures 7.2 A et B). La membrane vitelline modifiée par les substances libérées devient une **membrane de fécondation**. Un espace périvitellin liquidien se crée dans lequel baigne le zygote (*cf. chap. 5.3.2*). Celui-ci s'oriente alors selon les lois de la pesanteur, le pôle végétatif alourdi par la présence du vitellus qu'il contient se trouvant dirigé vers le bas.

### Une rotation de symétrisation

Ce phénomène, qui se produit durant la deuxième heure qui suit la fécondation, se manifeste par un mouvement d'ensemble de la couche pigmentaire corticale qui bascule vers le point d'entrée du spermatozoïde selon un angle d'environ 30° (Figure 7.2 C). Une **zone dépigmentée** ayant la forme d'un **croissant** apparaît de ce fait du côté opposé au point d'entrée. Celle-ci marque la future région dorsale de l'embryon. Le mouvement observé possède une amplitude maximale dans le plan défini par l'axe *PA-PV* et la traînée spermatique, trace pigmentée laissée par le trajet du spermatozoïde dans le cytoplasme ovulaire. Ce plan constitue le **plan de symétrie bilatérale** selon lequel se construira l'embryon.

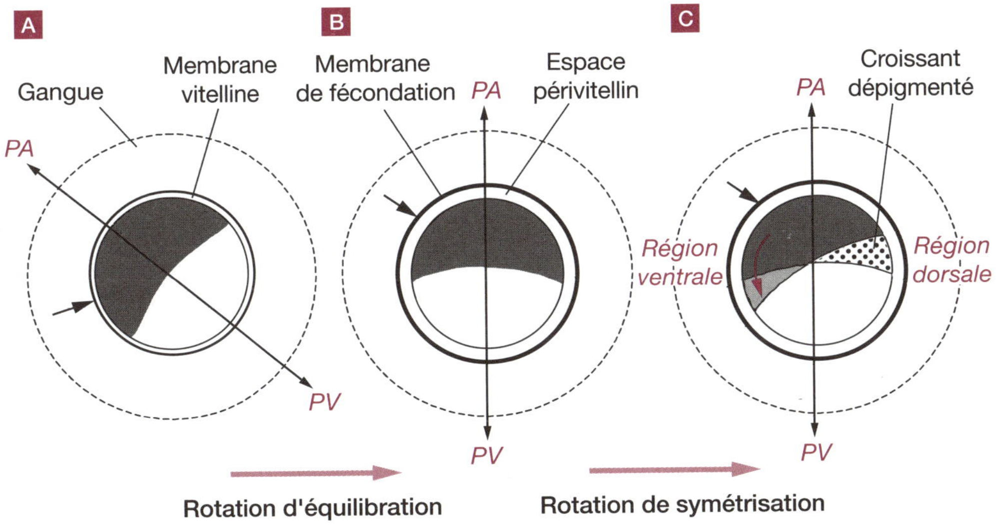


**Figure 7.2** Phénomènes observés après pénétration du spermatozoïde. (→) point d'entrée du gamète mâle, (↷) sens de déplacement de la couche corticale pigmentée. **A** : œuf non fécondé. **B** : œuf à l'issue de la rotation d'équilibration ; le pôle végétatif est orienté vers le bas. **C** : zygote présentant un croissant dépigmenté au niveau de la future région dorsale de l'embryon.

### 7.1.3 Segmentation

Les deux premières divisions s'effectuent selon des plans méridiens perpendiculaires donnant naissance à quatre blastomères identiques en taille. La troisième division de segmentation s'effectue selon un plan latitudinal déporté dans l'hémisphère animal. Quatre blastomères pigmentés sont ainsi formés, reposant sur quatre blastomères végétatifs volumineux, riches en vitellus. La segmentation est devenue inégale (*cf. chap. 6.2*). Les divisions se succèdent dans un premier temps de façon synchrone, synchronisme qui disparaît vers le 11$^{e}$ cycle de division, période correspondant à celle de la **transition blastuléenne** (*cf. chap. 6.2*). Durant ces divisions successives, se creuse une cavité, le **blastocèle**. Le germe, désigné sous le terme de **blastula,** garde un volume global constant identique à celui de la cellule-œuf de départ. 24 heures après la fécondation, la blastula est constituée d'environ 6 000 cellules (Figure 7.3).

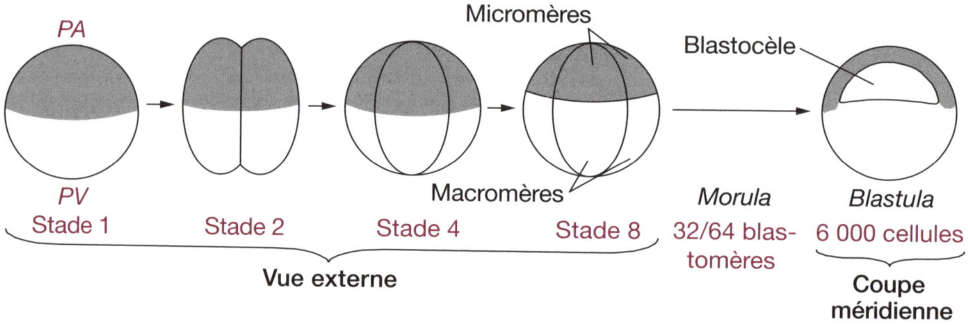


**Figure 7.3** Stades précoces de la segmentation.

À ce stade du développement, il a été possible de dresser par des techniques variées de marquage (Encart 7.1), une carte des territoires présomptifs, territoires cellulaires qui au cours d'un développement normal, seront inexorablement impliqués dans l'élaboration de certaines parties corporelles (Figure 7.4). La plupart des cellules formant ces territoires ne sont pas encore définitivement engagées dans une voie de différenciation. Elles ne le deviendront qu'à la suite du phénomène de détermination (*cf. chap. 9.1*).

### 7.1.4 Gastrulation

La première manifestation de la gastrulation est l'apparition d'une **encoche blastoporale**, marquant l'existence d'un mouvement d'invagination d'un matériel cellulaire. Elle se situe dorsalement dans la région inférieure du croissant dépigmenté (Figures 7.5 A, B). Les territoires cellulaires latéraux à la zone d'invagination sont progressivement recrutés et pénètrent à l'intérieur du germe en refoulant le blastocèle. 48 heures après la fécondation, les **mouvements morphogénétiques** affectant de façon différentielle les territoires présomptifs évoqués précédemment sont achevés.

Trois feuillets embryonnaires se sont formés et mis en place, feuillets dont la disposition préfigure la future organisation générale de l'embryon et de l'individu adulte.

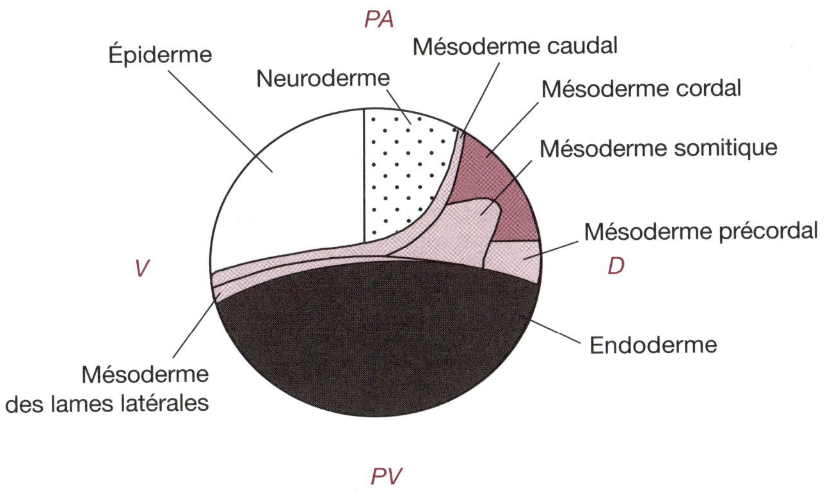


**Figure 7.4** Carte des territoires présomptifs établie sur une blastula d'Amphibien Urodèle en vue latérale externe.

En blanc : ectoderme (en pointillé : neuroderme, vide : épiderme), en couleur : mésoderme, en noir : endoderme.

### Encart 7.1

### Comment établir une carte des territoires présomptifs

Historiquement, ce furent les premières approches expérimentales de Vogt en 1924, qui permirent d'aborder concrètement le problème du devenir des territoires cellulaires présents chez l'embryon d'amphibien au stade blastula. Des morceaux de gélose imprégnés de colorants vitaux sont plaqués contre différents endroits d'une blastula immobilisée dans un support de pâte à modeler. Par simple diffusion, des ensembles cellulaires sont ainsi colorés et il fut possible d'établir un suivi de ceux-ci au cours des mouvements morphogénétiques de la gastrulation et d'établir ainsi leur devenir jusqu'aux étapes précoces de l'organogenèse. Cette technique dite des marques colorées a permis d'établir une carte des territoires présomptifs de l'embryon. Cette méthode de repérage précoce de territoires cellulaires ou de cellules individuelles qui participeront à la formation spécifique de certaines structures embryonnaires est actuellement réalisée par des techniques de micromanipulation permettant des injections précises de substances fluorescentes tel que le lysyl-rhodamine-dextrane. Des cartes ont ainsi pu être établies pour la plupart des espèces modèles étudiées (drosophile, xénope, poulet, souris).

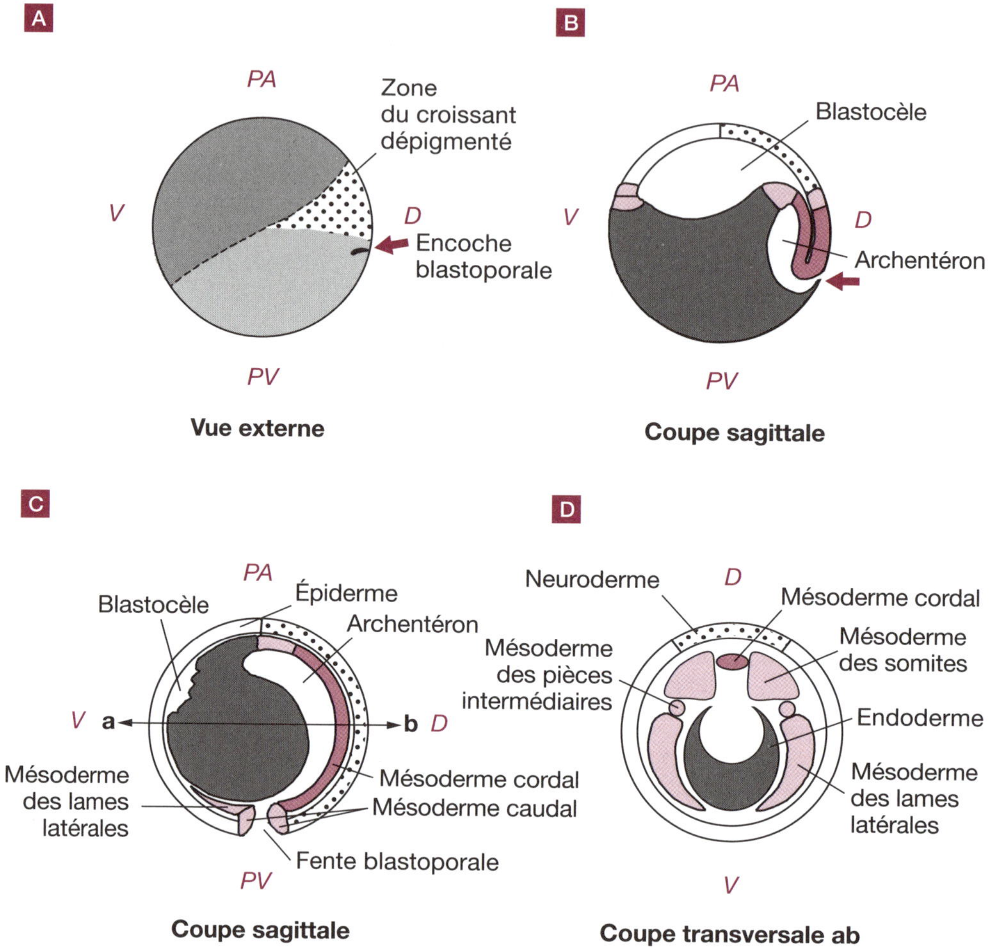


**Figure 7.5** Déroulement de la gastrulation.

**A** et **B** : début des mouvements morphogénétiques (**A** : apparition de l'encoche blastoporale, **B** : coupe méridienne coïncidant avec le plan de symétrie bilatérale). **C** et **D** : gastrulation achevée (**C** : coupe sagittale au stade de la fente blastoporale, **D** : coupe transversale selon le plan de coupe ab portée sur la figure **C**).

L'embryon, qui est resté sphérique et sous un volume constant, présente un orifice au pôle végétatif, la **fente blastoporale** (Figure 7.5 C). Celle-ci met en communication un intestin primitif, l'**archentéron**, avec l'extérieur et constitue l'anus embryonnaire. À l'issue de la gastrulation, seul le feuillet ectodermique constitue l'enveloppe externe de l'embryon. Il se compose d'un territoire épidermique et, en position médio-dorsale, d'un territoire neurodermique. Ce dernier est plaqué contre du matériel mésodermique dit **axial** formé antérieurement par le **mésoderme précordal** suivi postérieurement par le **mésoderme de la corde**. Celui-ci se présente sous la forme d'un tube plein résultant d'un phénomène d'interpénétration de couches cellulaires désigné sous le terme **d'intercalation radiale**. Flanquant de part et d'autre la corde, se situe le matériel mésodermique **paraxial** formant le matériel cellulaire présomitique (Figure 7.5 D). Ce dernier est relié latéralement, par l'intermédiaire du mésoderme des **pièces intermédiaires,** au mésoderme des **lames latérales** qui s'étale entre l'ectoderme et le matériel endodermique localisé en position centrale. L'endoderme se creuse dorsalement en une gouttière dont les bords, en se rejoignant progressivement, permettra la formation d'une structure tubulaire correspondant au futur tube digestif en relation avec l'extérieur par l'intermédiaire de l'orifice blastoporal.

## 7.1.5 Organogenèse

### *Neurulation*

Chez l'amphibien, la première structure organique qui se met en place est le système nerveux. Cette étape dure 24 heures et correspond à la neurulation. Les cellules du territoire ectodermique placées dorsalement au-dessus du toit de l'archentéron, constitué par le matériel mésodermique axial et paraxial, se multiplient et s'étirent. Cette zone s'épaissit tout en s'aplatissant et forme une **plaque neurale** délimitée par des **bourrelets neuraux** (Figures 7.6 A et B1). Progressivement, par le jeu de modifications affectant le matériel cytosquelettique cellulaire (Encart 7.2), se produit une incurvation de la plaque. Les bourrelets neuraux en se rapprochant dorsalement, forment les bords d'une gouttière dite **gouttière neurale** (Figure 7.6 B2). De proche en proche, à partir de la zone médio-dorsale, une jonction suivie d'une soudure des bourrelets conduit à la formation d'un **tube neural** (Figure 7.6 B3). Réparties en deux populations cellulaires symétriques, les cellules neurectodermiques situées à la limite des structures épidermiques et neurodermiques sont les **cellules des crêtes neurales**. Lors de la fusion des bords de la gouttière, ces cellules se détachent de la structure ectodermique, quittant leur statut de cellules épithéliales pour devenir des cellules mésenchymateuses migrantes. Celles-ci se différencieront de façon variable en fonction de leur position initiale dans l'axe antéro-postérieur, de leur trajet migratoire et de leur site d'immobilisation (Figure 7.7).

### *Suite de l'organogenèse*

À partir de la 72e heure après la fécondation, se modèle progressivement l'embryon qui est désigné alors sous le terme de **bourgeon caudal** (Figure 6.3 C). Celui-ci, recouvert par une enveloppe épidermique continue, s'allonge selon l'axe antéro-postérieur et différentes régions corporelles peuvent dorénavant y être distinguées :

- Une région céphalique encore dépourvue d'orifice buccal mais présentant des **placodes sensorielles** (olfactives, otiques et optiques),
- Une région troncale révélant, en position dorso-latérale, l'expression d'une **métamérisation** sous la forme de la mise en place de somites en raison de la fragmentation coordonnée du matériel mésodermique présomitique (Encart 7.3). La région ventrale est renflée, notamment en raison de la charge en vitellus des cellules endodermiques.

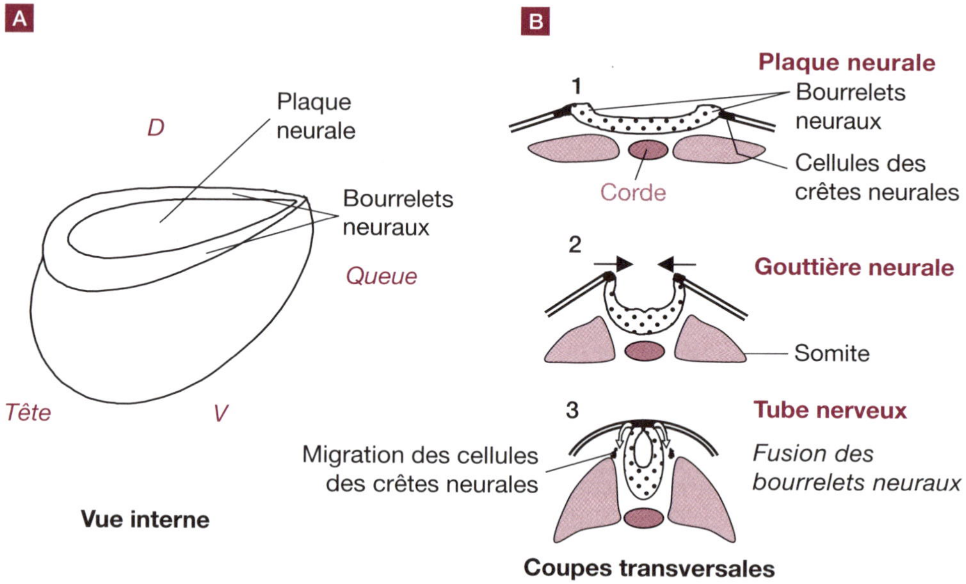


**Figure 7.6** Étapes de la neurulation.

**A** : vue externe d'une jeune neurula. **B** : coupes transversales de la région dorsale à différentes étapes de la neurulation.

- Une région caudale renflée située en arrière de l'anus embryonnaire et constituée essentiellement par du matériel mésenchymateux d'origine mésodermique.

En ce qui concerne l'anatomie interne, la morphogenèse nerveuse se poursuit avec la différenciation du système nerveux central constitué de la moelle épinière et du cerveau. Ce dernier est formé tout d'abord de trois vésicules (**prosencéphale**, **mésencéphale**, **rhombencéphale**) puis de cinq vésicules (**télencéphale**, **diencéphale**, **mésencéphale**, **métencéphale** et **myélencéphale**). Au niveau de chaque somite, s'individualisent trois territoires (**dermatome, myotome** et **sclérotome**) dont les devenirs respectifs sont mentionnés dans la Figure 7.7. Dans la région de la pièce intermédiaire, se différencie antérieurement un rein primitif ou **pronéphros** connecté à une uretère primaire **(canal de Wolff)** qui s'allonge en direction de l'orifice blastoporal. Le tube digestif, aveugle et renflé dans sa portion antérieure correspondant à la future région pharyngienne, présente ventralement la formation d'un diverticule hépatique. Dans le matériel mésodermique non métamérisé formant les lames latérales, se creuse une cavité, la **cavité cœlomique,** dont les parois sont la **somatopleure** et la **splanchnopleure**, respectivement plaquées contre l'épiderme et l'endoderme. Les organes qui se mettent en place progressivement à partir de ce stade du développement s'ébauchent à partir des diverses structures évoquées et l'ensemble des données concernant ces devenirs, valables pour tous les Vertébrés, est rapporté dans la Figure 7.7. Le déroulement des principales étapes de l'embryogenèse humaine, développé dans la 3e partie, illustrera en partie les données reportées dans cette figure.

**ECTODERME**

| | |
|---|---|
| Revêtement corporel épidermique | Épiderme et ses dérivés (phanères, glandes sébacées)<br>Placodes sensorielles (vésicules olfactives et otiques)<br>Cristallin, cornée<br>Adénohypophyse |
| Tube nerveux<br>(⟶ Système nerveux central) | Encéphale<br>Vésicules optiques (rétine)<br>Neurohypophyse<br>Moëlle épinière |
| Crêtes neurales | Cellules pigmentaires<br>Cellules chromaffines des médullosurrénales<br>Structures squelettiques crâniennes, odontoblastes<br>Cellules de soutien (c. de Schwann, oligodendrocytes)<br>Système nerveux périphérique { Ganglions ortho- et parasympathiques; Racines de certains nerfs crâniens |

**ENDODERME**

| | |
|---|---|
| Système digestif | Épithélium fonctionnel du tube digestif<br>Glandes annexes (foie, pancréas, vésicule biliaire) |
| Système respiratoire | Poumons<br>Épithélium des voies respiratoires (trachée, bronches) |
| Dérivés pharyngiens | Thyroïde, parathyroïdes, thymus |

**MÉSODERME**

| | | |
|---|---|---|
| Mésoderme axial | | Corde |
| Mésoderme paraxial<br>(⟶ Somites) | Sclérotome | Mésenchyme embryonnaire, squelette vertébral |
| | Myotome | Muscles striés dorsaux, ventraux, appendiculaires |
| | Dermatome | Derme cutané |
| Mésoderme des pièces intermédiaires<br>(⟶ Gononéphrotome) | | Reins (Pro-, méso-, métanéphros)<br>Uretères<br>Médulla des gonades, tractus génital |
| Mésoderme des lames latérales | Splanchnopleure | – Muscles lisses<br>– Myocarde, endocarde<br>– Endothélium vasculaire, cellules sanguines |
| | Somatopleure | – Péricarde, péritoine, plèvre<br>– Cortex des gonades<br>– Corticosurrénales |

**Figure 7.7** Devenir des dérivés des feuillets embryonnaires chez les Vertébrés

## Encart 7.2

### Formation d'une gouttière neurale

Les événements qui affectent le neuroderme au cours de la neurulation sont étroitement liés à des changements de comportement du cytosquelette. L'incurvation de la plaque neurale aboutissant à la formation d'une gouttière est due à un effet « cordons de bourse » affectant la face apicale membranaire des cellules neurodermiques. Il se produit un phénomène de contraction des microfilaments d'actine localisés dans le cytoplasme cortical et disposés parallèlement à la surface des cellules. Il s'ensuit un plissement de la surface apicale membranaire, et les cellules, solidaires entre elles par l'existence des complexes jonctionnels, constituent progressivement une structure en gouttière. L'utilisation d'agents chimiques pertubant la dynamique du réseau microfilamentaire, telle la cytochalasine D, provoque un arrêt de la neurulation.

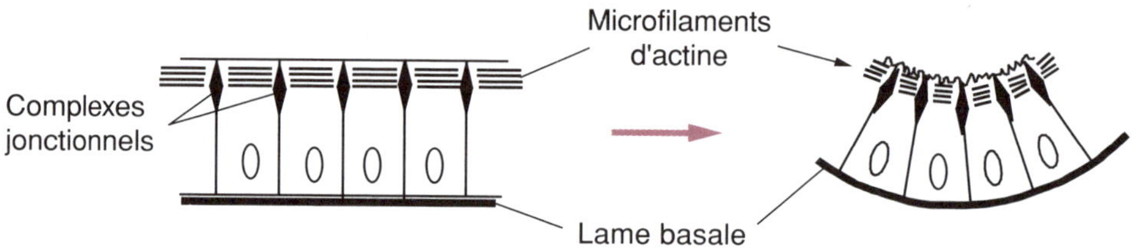


## Encart 7.3

### Horloge biologique et somitogenèse

La formation des somites s'effectue à partir du matériel présomitique constitué par deux massifs mésenchymateux d'origine mésodermique, disposés de part et d'autre de la corde, c'est-à-dire en position paraxiale. Chez les Vertébrés, la fragmentation du matériel présomitique se réalise de manière synchrone et symétrique, en direction de la région postérieure. Le phénomène est lié au fonctionnement d'une horloge biologique basé sur l'expression de gènes cycliques (*hairy*, *lunatic fringe* et *axin 2* par exemple) activés par les voies Delta/Notch et Wnt. Parmi les facteurs intervenant dans le processus de la segmentation somitique, le FGF-8 paraît jouer un rôle déterminant. Ce facteur est distribué selon un gradient de concentration qui décroît depuis la région postérieure vers la région antérieure du matériel mésodermique présomitique. À partir d'une certaine valeur seuil de concentration, les cellules immatures du matériel présomitique s'engagent dans un processus d'épithélialisation irréversible en même temps que se ralentissent puis s'arrêtent les expressions des gènes cycliques. Des signaux du type juxtacrine paraissent impliqués dans la fragmentation du mésoderme présomitique et être dus à l'interaction entre une éphrine (B2) et un récepteur Eph à activité tyrosine kinase (Eph4) (*cf. chap. 8.5.2*).

# 7.2 SPÉCIFICATION DES STRUCTURES CORPORELLES : RÔLE DES GÈNES *HOX*

## 7.2.1 Caractéristiques générales

Chez toutes les espèces présentant une métamérisation, on observe une spécification de l'identité des segments mis en place. Elle se manifeste chez les Vertébrés, par la différenciation anatomique et fonctionnelle des diverses structures tissulaires selon leurs positions par rapport à l'axe antéro-postérieur. Ceci se réalise sous le contrôle des gènes homéotiques ***Hox***, homologues de ceux caractérisés chez la drosophile (*cf. Annexe 1*).

À la différence de la drosophile, chez la plupart des Vertébrés, les gènes *Hox* sont regroupés, suite à des processus de duplication, en quatre complexes portés par des chromosomes différents et correspondant respectivement aux complexes *Hox a,b,c,d* chez la souris (chromosomes 6, 11, 15 et 2) et *HOX A à D* chez l'humain (chromosomes 7, 17 12 et 2). Chaque complexe comporte un nombre variable de gènes ayant des homologies avec les gènes décrits chez la drosophile. Les gènes *Hox* appartenant à des complexes différents mais qui présentent entre eux des homologies de séquence, sont dits **paralogues**. Ceux-ci sont localisés sur leur chromosome respectif, au même niveau selon la direction 3'-5'. **La règle de la colinéarité**, décrite chez la drosophile, est conservée : les gènes en 3' sont exprimés plus précocement et ont un domaine d'expression plus antérieur comparativement aux gènes situés vers l'extrémité 5' (Figure 7.8).

Les limites des zones d'expression des gènes *Hox* le long de l'axe antéro-postérieur sont précises du côté antérieur et généralement plus diffuses du côté postérieur. Par ailleurs, le fait que les gènes paralogues tendent à s'exprimer dans des domaines spatiaux similaires, permet une certaine compensation fonctionnelle : une mutation d'un gène donné peut ne pas occasionner de conséquences importantes alors qu'une perte de fonction affectant l'ensemble d'un groupe de gènes paralogues conduit à une transformation homéotique. Dans ce cas, la région antérieure du domaine d'expression des gènes paralogues manifestera des différenciations anatomiques caractéristiques d'une région plus postérieure.

Compte tenu du **chevauchement** observé des domaines d'expression des gènes *Hox* appartenant à des complexes différents, les régions corporelles disposées le long de l'axe antéro-postérieur de l'embryon sont soumises à une **combinatoire** de produits issus de l'expression de ces gènes. Les expressions combinées des gènes *Hox* conduisent à des **identités de position**, depuis le milieu du cerveau postérieur jusqu'à l'extrémité caudale, pour le système nerveux et les organes d'origines mésodermique et endodermique. Cette combinatoire d'expression des gènes *Hox* est désignée sous le terme de **code Hox**.

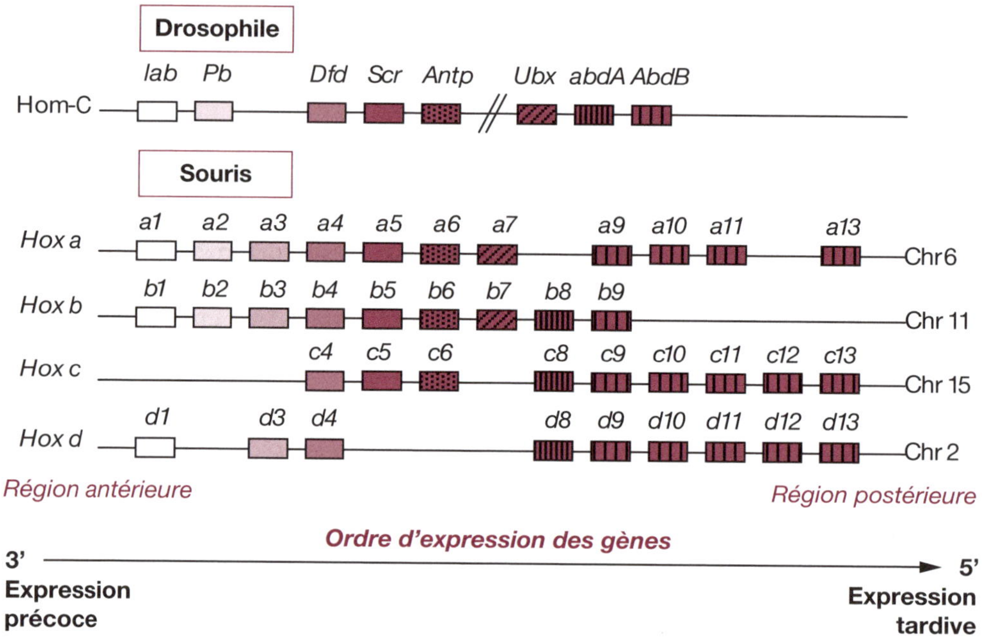


**Figure 7.8** Comparaison du complexe Hox de la souris et du complexe Hom de la drosophile.

Les similitudes de séquences entre les gènes de ces deux espèces sont représentées par des figurés identiques. Les gènes *Hox* paralogues sont alignés verticalement (exemple : *Hoxa3*, *Hoxb3* et *Hoxd3*).

## 7.2.2 Expression du code Hox et ses conséquences

La non-expression de gènes *Hox*, causée naturellement ou expérimentalement, se solde généralement par des déficits dans la construction de certains organes disposés selon l'axe antéro-postérieur, voire même par des re-spécifications d'organes. Ainsi la non-expression de *Hoxd3* conduit à des malformations mineures au niveau de la première vertèbre cervicale, l'atlas, cependant que celle de *Hoxa8* entraîne l'apparition de côtes au niveau de la première vertèbre lombaire, la présence de côtes étant caractéristique des vertèbres thoraciques.

Le moment auquel s'exprime un gène joue également un rôle primordial. Par exemple, l'activation précoce de *Hoxd11* qui spécifie normalement l'identité de la vertèbre L6, provoque la transformation de cette dernière en L5, cependant que ce même gène, activé plus tardivement, conduit à la formation d'une vertèbre du type L7.

L'**acide rétinoïque** qui se distribue selon un gradient décroissant depuis la région postérieure vers la région antérieure, semble jouer un rôle décisif dans l'activation de divers lots de gènes *Hox*. Des embryons de souris soumis à des doses tératogènes d'acide rétinoïque présentent des malformations crâniennes comparables à celles

## Encart 7.4

### La formation des membres des Tétrapodes

Ce n'est que relativement récemment que le problème de la formation des membres a reçu des éléments de réponses. Comment peut-on rendre compte du fait qu'à partir des mêmes constituants cellulaires se différencient morphologiquement et anatomiquement par exemple une main ou un pied ? Un jeu complexe de facteurs appartenant à un nombre limité de famille de gènes contrôle la construction des membres des Tétrapodes, mais aussi celui des nageoires paires des Poissons. Les homologies observées entre les molécules impliquées font de la résolution de l'énigme de la construction des membres, un objet d'étude de choix pour la discipline née des approches génétiques, embryologiques et paléontologiques qu'est « Evo-Dévo ». La limite antérieure de l'expression de certains gènes Hox conditionne la zone d'apparition des bourgeons des membres antérieurs et postérieurs sur l'axe céphalo-caudal (respectivement *Hoxc-6* et *Hoxc-9* chez les Amniotes). La spécification antérieure ou postérieure est sous le contrôle de signaux dont la hiérarchie entre eux n'est pas encore totalement établie (FGF-8 et 10, membres de la famille Wnt et des facteurs à boîte T, Tbx4 et 5). La formation d'un membre exige une croissance harmonieuse selon trois axes de polarité. La progression proximo-distale s'effectue sous la dominance de la crête apicale ectodermique, différenciée à l'extrémité du bourgeon, à partir de laquelle sont émis des signaux du type FGF. La spécification des segments (stylopode : humérus et fémur ; zeugopode : ulna/radius et tibia/fibula ; autopode) résulte de l'expression respectant la règle de colinéarité, des gènes *Hoxd-9* à *-13*, les gènes en 5' s'exprimant dans les portions les plus distales. Diverses malformations affectant les membres ont pu ainsi être expliquées par des anomalies d'expression des gènes *Hox* (ex : phocomélie, synpodactylie…). Les spécifications antéro-postérieures sont sous la dépendance d'une région, située postérieurement dans le bourgeon près de son insertion avec le tronc, et désignée sous le terme de zone d'activité polarisante. Site de production de Sonic hedgehog, ce site est en interaction étroite avec les signaux en provenance de la crête apicale ectodermique, ce qui permet une harmonisation des croissances proximo-distale et antéro-postérieure. Sous la dépendance de Sonic hedgehog, des facteurs de croissance du type BMP et le facteur de transcription Gli jouent des rôles décisifs sur le nombre de doigts et la spécification de l'identité digitale, caractéristiques exprimant la polarité antéro-postérieure du membre. Enfin, la polarité dorso-ventrale, se manifestant par la présence de phanères (plumes ou poils) sur la face dorsale du membre, paraît liée à un signal Wnt (wnt-7a) qui s'exprime au niveau du seul ectoderme dorsal. Par ailleurs, d'autres mécanismes interviennent dans le modelage d'un membre, et la séparation des doigts et des orteils qui sont initialement palmés, résulte par exemple d'un processus apoptotique.

provoquées par l'expression anormale de *Hoxa7* sur la totalité de l'embryon (*cf. chap. 19.3.1*). Les fortes concentrations d'acide rétinoïque inhabituellement présentes dans la région antérieure, ont en effet causé l'activation de *Hoxa7* qui s'exerce habituellement dans des régions plus postérieures.

Par ailleurs, les gènes *Hox* interviennent dans la **formation des membres**,

- en définissant les limites des zones sur l'axe antéro-postérieur où apparaissent les bourgeons des membres (Encart 7.4),
- en spécifiant la destinée des cellules mésenchymateuses d'origine mésodermique à devenir les éléments squelettiques selon l'axe proximo-distal, depuis les ceintures jusqu'aux doigts. Ce sont les gènes *Hoxa9-13* et *Hoxd9-13* qui sont directement impliqués ici. L'absence d'expression de *Hoxa11* et *Hoxd11* provoque chez la souris une non-formation du radius et du cubitus. Chez l'humain, une mutation affectant *HOXD13* entraîne la fusion de certains doigts et orteils (synpolydactylie).

Diverses anomalies constatées dans l'espèce humaine peuvent ainsi être expliquées dorénavant par des mutations s'exerçant au niveau des gènes *Hox*.

## Questions à choix multiples

**1** Lors de la fécondation d'un œuf d'amphibien

❒ **a.** l'apparition du croissant dépigmenté se fait au cours de la rotation d'équilibration
❒ **b.** l'apparition du croissant dépigmenté marque la future région dorsale de l'embryon
❒ **c.** la formation de la membrane de fécondation forme obstacle à une possible polyspermie
❒ **d.** un globule polaire est expulsé
❒ **e.** se forme une membrane de fécondation permettant la rotation de symétrisation

**2** Chez les Amphibiens, la segmentation

❒ **a.** est totale radiaire
❒ **b.** dure plus de 24 heures
❒ **c.** donne naissance à des blastomères inégaux en taille
❒ **d.** s'accompagne du creusement d'une cavité, l'archentéron
❒ **e.** est achevée quand commence l'expression du génome zygotique

**3** Chez l'amphibien, la gastrulation

❒ **a.** se manifeste par l'internalisation du seul matériel endodermique
❒ **b.** débute avec l'apparition d'une encoche blastoporale ventrale
❒ **c.** se réalise par le jeu de mouvements morphogénétiques
❒ **d.** provoque la mise en relation du blastocèle avec l'extérieur
❒ **e.** s'effectue en maintenant la sphéricité du germe

**4** À l'issue de la gastrulation, une coupe transversale troncale de gastrula montre

❒ **a.** un archentéron, cavité délimitée ventralement par de l'endoderme
❒ **b.** un tube dorsal creux formant la corde, plaqué sous l'ectoderme
❒ **c.** du mésoderme axial et paraxial formant le plafond de l'archentéron
❒ **d.** du mésoderme des lames latérales insinué entre l'ectoderme et l'endoderme
❒ **e.** du mésoderme précordal plaqué contre l'ectoderme de la région postérieure

**5** Une coupe transversale de bourgeon caudal montre

❒ **a.** dorsalement, une gouttière neurale en cours de fermeture
❒ **b.** un tube digestif formé par la fermeture d'une gouttière endodermique
❒ **c.** l'existence de deux mésentères
❒ **d.** le creusement d'une cavité cœlomique unique dans le mésoderme des lames latérales
❒ **e.** l'existence d'une splanchnopleure, paroi externe du cœlome

**6** Concernant la formation du système nerveux chez les amphibiens, on constate

❒ **a.** l'apparition d'une plaque neurale au niveau de l'ectoderme plaqué contre le toit de l'archentéron
❒ **b.** qu'elle débute 48 heures après la fécondation, quand la gastrulation est achevée
❒ **c.** que la formation du tube nerveux s'accompagne de l'individualisation des cellules des crêtes neurales
❒ **d.** que se différencient directement cinq vésicules dans la région céphalique du tube nerveux
❒ **e.** que le système nerveux périphérique a pour origine les cellules des crêtes neurales

**7** Les somites

- ❒ **a.** se forment de façon synchrone de part et d'autre de la corde
- ❒ **b.** s'individualisent à partir de la région postérieure du matériel pré-somitique
- ❒ **c.** comportent trois territoires organogènes
- ❒ **d.** constituent l'expression d'une métamérisation
- ❒ **e.** sont, à partir du dermatome, à l'origine des muscles squelettiques appendiculaires

**8** Concernant le devenir des territoires mésodermiques,

- ❒ **a.** la somatopleure est à l'origine des muscles lisses du système digestif
- ❒ **b.** la splanchnopleure participe à la formation du cœur
- ❒ **c.** des structures épithéliales délimitant des cavités ou des formations tubulaires, sont issues du mésoderme des lames latérales
- ❒ **d.** les pièces intermédiaires correspondent au gononéphrotome
- ❒ **e.** les pièces intermédiaires constituent le cortex des gonades

**9** Les cellules des crêtes neurales donnent les dérivés suivants :

- ❒ **a.** des cellules du système nerveux central
- ❒ **b.** les cellules de Schwann
- ❒ **c.** les cellules pigmentaires
- ❒ **d.** des cellules endocrines
- ❒ **e.** des cellules squelettiques

**10** L'endoderme

- ❒ **a.** participe à la formation de l'appareil respiratoire
- ❒ **b.** est à l'origine d'une partie des tissus conjonctifs constituant le tube digestif
- ❒ **c.** est en contact avec du matériel mésodermique
- ❒ **d.** forme les parois de l'archentéron chez les amphibiens
- ❒ **e.** participe à la formation des surrénales

**11** Chez les Triploblastiques, le feuillet mésodermique

- ❒ **a.** est à l'origine des somites chez les Vertébrés
- ❒ **b.** peut rester sous une forme compacte
- ❒ **c.** accompagne toujours la mise en place d'un système circulatoire
- ❒ **d.** entoure de manière continue l'endoderme
- ❒ **e.** ne forme que des tissus musculaires et squelettiques

**12** L'ectoderme, chez les Vertébrés

- ❒ **a.** est à l'origine du revêtement épidermique comme chez toutes les espèces animales
- ❒ **b.** est le feuillet à partir duquel sc forme la totalité du système nerveux central
- ❒ **c.** participe à la formation du système nerveux périphérique
- ❒ **d.** participe à la formation d'organes sensoriels
- ❒ **e.** entre en contact avec du matériel mésodermique

**13** Concernant les gènes homéotiques

- ❒ **a.** leur expression permet la spécification d'identités phénotypiques corporelles
- ❒ **b.** ils possèdent un homéodomaine de 180 pb
- ❒ **c.** ils possèdent des domaines corporels d'expression limités
- ❒ **d.** leur mutation peut entraîner la formation d'organes à des emplacements corporels aberrants
- ❒ **e.** ils forment des complexes toujours répartis sur des chromosomes différents

**14** Chez les Mammifères

- ❒ **a.** il peut manquer un ou plusieurs gènes *Hox* dans un ensemble de gènes paralogues
- ❒ **b.** les gènes paralogues sont issus d'un phénomène de duplication génique
- ❒ **c.** les gènes paralogues ont des sites d'expression similaires
- ❒ **d.** il peut exister une relative compensation fonctionnelle entre produits de gènes paralogues
- ❒ **e.** un territoire corporel donné n'est le site d'expression que d'une série unique de gènes paralogues

**15** Dans la formation des membres chez les Vertébrés,

- ❒ **a.** les gènes homéotiques ne sont pas concernés
- ❒ **b.** les gènes homéotiques ne sont concernés qu'en délimitant, par leur expression, les domaines corporels où se différencient les bourgeons de membre
- ❒ **c.** les gènes homéotiques n'interviennent que dans la spécification des éléments squelettiques proximaux
- ❒ **d.** ce sont les gènes *HOX* du complexe B humain qui y jouent un rôle primordial
- ❒ **e.** différents FGFs y jouent des rôles prépondérants

**16** La formation des membres chez les Vertébrés,

❒ **a.** peut aboutir à des malformations par suite de mutations touchant certains gènes *Hox*
❒ **b.** montre que la protéine Sonic hedgehog exerce un rôle important
❒ **c.** se déroule selon trois directions dans l'espace
❒ **d.** nécessite l'intervention de phénomènes apoptotiques
❒ **e.** fait intervenir la voie de signalisation Wnt

## Vrai ou faux ?

Pour cette série d'exercices, la réponse se fait en deux temps : tout d'abord, étudiez les propositions **a** et **b**, et dîtes si elles sont « vraies » ou « fausses » ; ensuite, si les deux propositions sont « vraies », interrogez-vous sur la corrélation entre ces deux propositions : le lien de causalité symbolisé par la conjonction **car** est-il « vrai » ou « faux » ?

| | V | F |
|---|---|---|
| **17** **a.** Chez les embryons d'Amphibiens en cours de gastrulation, la progression des cellules mésodermiques sur le toit du blastocèle ne fait pas intervenir d'interactions entre cellules et matrice extra-cellulaire | ❒ | ❒ |
| **car** | ❒ | ❒ |
| **b.** l'injection dans le blastocèle d'anticorps dirigés contre la fibronectine ne perturbe pas le déroulement de la gastrulation | ❒ | ❒ |

| | V | F |
|---|---|---|
| **18** **a.** Les œufs d'Amphibiens sont hétérolécithes | ❒ | ❒ |
| **car** | ❒ | ❒ |
| **b.** les substances de réserve qu'ils contiennent sont réparties de manière homogène dans le cytoplasme | ❒ | ❒ |

| | V | F |
|---|---|---|
| **19** **a.** La rotation d'équilibration est à l'origine de la mise en place du plan de symétrie bilatérale | ❒ | ❒ |
| **car** | ❒ | ❒ |
| **b.** apparaît au cours de cette rotation la zone du croissant dépigmenté marquant la future région dorsale de l'embryon | ❒ | ❒ |

| | V | F |
|---|---|---|
| **20** **a.** Au cours de la segmentation se manifeste l'expression du génome embryonnaire | ❒ | ❒ |
| **car** | ❒ | ❒ |
| **b.** la transition blastuléenne constitue les premiers signes d'une lecture différentielle du génome dans les blastomères de l'embryon | ❒ | ❒ |

| | V | F |
|---|---|---|
| **21** **a.** Les tissus cardiaques ont pour seule origine la somatopleure | ❒ | ❒ |
| **car** | ❒ | ❒ |
| **b.** la splanchnopleure est l'origine des muscles lisses | ❒ | ❒ |

| | V | F |
|---|---|---|
| **22** **a.** Chez les Mammifères, se chevauchent les zones d'expression des gènes homéotiques, qu'ils soient ou non paralogues | ❒ | ❒ |
| **car** | ❒ | ❒ |
| **b.** la combinatoire des zones d'expression des gènes *Hox* est une caractéristique de tous les gènes homéotiques | ❒ | ❒ |

| | V | F |
|---|---|---|
| **23** **a.** Chez l'humain, l'ensemble des gènes de chacun des complexes *HOXA et D* interviennent dans la construction d'un membre selon l'axe proximo-distal | ❒ | ❒ |
| **car** | ❒ | ❒ |
| **b.** la mutation des gènes situés en 3' dans ces complexes se traduit par des malformations des membres | ❒ | ❒ |

# Corrigés

## Questions à choix multiples

**1**
- ❒ **a.** Il apparaît lors de la rotation de symétrisation qui fait suite à celle d'équilibration.
- ☒ **b.** La zone de basculement ayant la plus grande amplitude coïncide avec le plan de symétrie bilatérale.
- ☒ **c.** La membrane vitelline, en se décollant de la membrane plasmique et en subissant des modifications structurales dues aux constituants libérés par les granules corticaux, forme une membrane de fécondation formant barrage à une possible polyspermie.
- ☒ **d.** L'ovule étant un ovocyte II bloqué en métaphase de division II, la pénétration déclenche l'achèvement de la méiose avec l'expulsion du deuxième globule polaire.
- ❒ **e.** La formation de la membrane de fécondation s'accompagne de la création d'un espace périvitellin rempli de liquide qui permet à l'œuf de s'orienter selon la pesanteur, ce qui correspond à la rotation d'équilibration et non de symétrisation.

**2** ☒ **a.** Les divisions affectent la totalité du germe et les divisions sont méridiennes et/ou latitudinales.

❒ **b.** Bien que dépendant des conditions de température, la durée de la segmentation est de l'ordre de 24 heures.

☒ **c.** À partir du troisième cycle de division se forment des macromères végétatifs riches en vitellus et des mésomères animaux pigmentés.

❒ **d.** La cavité formée est un blastocèle.

❒ **e.** L'expression du génome zygotique se manifeste à partir des 10^e^-11^e^ cycles de division de segmentation et constitue la transition blastuléenne.

**3** ❒ **a.** Les territoires de l'endoderme et du mésoderme sont internalisés.

❒ **b.** Le début de la gastrulation se manifeste bien par l'apparition d'une encoche blastoporale, mais celle-ci est dorsale et située à la lisière inférieure du croissant dépigmenté.

☒ **c.** Un ensemble de mouvements coordonnés affectant sélectivement certains territoires permet la mise en place de la configuration emboîtée des feuillets embryonnaires.

❒ **d.** C'est l'archentéron qui communique avec l'extérieur par le biais du blastopore.

☒ **e.** À l'achèvement de la gastrulation l'embryon est encore sphérique et de taille comparable à celle de la blastula et de l'œuf fécondé.

**4** ☒ **a.**

❒ **b.** La corde est sous la forme d'un tube plein constitué par des cellules jointives turgescentes.

☒ **c.** La voûte dorsale de l'archentéron est en effet formée par la corde et du matériel présomitique.

☒ **d.** À ce stade, la formation des cavités cœlomiques n'est pas encore amorcée.

❒ **e.** Le matériel mésodermique précordal constitue un territoire qui s'est invaginé le premier et qui, à l'achèvement de la gastrulation, se situe antérieurement dans la future région céphalique. Ce territoire n'est donc pas visible sur une coupe transversale troncale.

**5** ❒ **a.** Le tube nerveux est formé depuis la fin de la neurulation et, à ce stade, est recouvert dorsalement par une couche épidermique.

☒ **b.** L'archentéron a laissé la place à un tube dont les parois internes sont totalement constituées par de l'endoderme.

☒ **c.** L'affrontement en positions dorsale et ventrale du matériel mésodermique des lames latérales, sur le plan de symétrie bilatérale, est à l'origine de deux mésentères. Le mésentère ventral n'est le plus souvent que transitoire à la différence du mésentère dorsal.

❒ **d.** Le mésoderme des lames latérales se répartit de façon symétrique en deux territoires qui sont chacun à l'origine d'une cavité cœlomique.

❒ e. La splanchnopleure est la paroi interne plaquée contre l'endoderme, la somatopleure formant la paroi externe étant plaquée contre l'épiderme latéral et ventral

**6** ☒ a. Cette plaque coïncide avec le territoire présomptif neurodermique.

☒ b. Cette observation diffère de celle faite chez les oiseaux et les mammifères, pour lesquels il n'est pas nécessaire que la gastrulation soit achevée pour que débute la neurulation.

☒ c. Au moment de la fermeture du tube nerveux, les cellules des crêtes neurales situées à la lisière des territoires épidermique et neurodermique s'individualisent et se détachent de la structure épithéliale ectodermique.

❒ d. Il se forme dans un premier temps trois vésicules (pro-, mésen- et rhombencéphale) et ultérieurement, le prosencéphale donne naissance au télencéphale et le diencéphale cependant qu'à partir du rhombencéphale se mettent en place le métencéphale et le myélencéphale.

☒ e. Ces cellules sont à l'origine des éléments nerveux du système ortho- et parasympatique.

**7** ☒ a. Le matériel mésodermique pré-somitique constituant le mésoderme paraxial, forme deux massifs mésenchymateux allongés situés de part et d'autre de la corde, à partir desquels s'individualisent, de façon symétrique et synchrone, les somites.

❒ b. La somitogenèse s'effectue depuis la région antérieure vers région postérieure du matériel pré-somitique.

☒ c. dermatome, myotome et sclérotome

☒ d. À partir du sclérotome se formeront les pièces squelettiques vertébrales matérialisant entre autres caractères, les traces d'une organisation corporelle métamérisée.

❒ e. C'est à partir du myotome que se différencient les cellules myoblastiques qui après migration, constitueront les ébauches des muscles squelettiques des membres.

**8** ❒ a. C'est la splanchnopleure, plaquée contre le matériel endodermique, qui est à l'origine des couches tissulaires (dont musculaires) bordant extérieurement l'épithélium fonctionnel digestif d'origine endodermique.

☒ b. L'endocarde et le myocarde ont pour origine la splanchnopleure, le péricarde provenant quant à lui de la somatopleure.

☒ c. C'est à partir de la somatopleure que se forment les parois externes mésothéliales des cavités cœlomiques secondaires (péricarde, péritoine, plèvre) et, à partir de la splanchnopleure, les endothéliums des vaisseaux sanguins et lymphatiques.

☒ d. Les pièces intermédiaires sont non seulement à l'origine de l'appareil urinaire mais interviennent également dans la formation des gonades.

❒ e. La partie corticale des gonades est constituée par la paroi de cavités formées dorsalement au niveau de la somatopleure.

**9** ❒ **a.** Elles forment les éléments constitutifs du système nerveux périphérique.
☒ **b.**
☒ **c.** Tous les mélanocytes dérivent des cellules des crêtes neurales.
☒ **d.** Elles se différencient en cellules chromaffines des médullosurrénales.
☒ **e.** Elles deviendront, lors d'un processus d'ossification dermique, les cellules osseuses de la majorité des os du crâne.

**10** ☒ **a.** La paroi épithéliale pulmonaire provient du développement d'un bourgeon ventral de l'endoderme pharyngien.
❒ **b.** Ces tissus ont pour origine la splanchnopleure issue du mésoderme des lames latérales.
☒ **c.** Il s'agit de la splanchnopleure
❒ **d.** L'archentéron possède bien pour plancher l'endoderme, mais le toit de cette cavité est constitué par le matériel mésodermique axial et paraxial.
❒ **e.** Les corticosurrénales ont pour origine la somatopleure, et les cellules chromaffines des médullosurrénales dérivent des cellules des crêtes neurales.

**11** ☒ **a.** Les somites constituent le matériel paraxial de part et d'autre de la corde axiale.
☒ **b.** Aucun creusement d'une cavité cœlomique n'est observé chez certains taxons qui sont désignés pour cette raison sous le terme d'acœlomates (ex : Plathelminthes).
❒ **c.** La mise en place d'un appareil circulatoire sanguin se réalise de façon concomitante à celle d'un cœlome.
☒ **d.** Si initialement, la couche tissulaire mésodermique est discontinue, formée par la corde, les somites et le matériel des lames latérales, l'endoderme est par la suite entouré par la splanchnopleure de chacun des deux sacs cœlomiques, ceux-ci s'accolant dans le plan de symétrie bilatérale pour former les mésentères.
❒ **e.** La majorité des tissus conjonctifs, les éléments figurés du sang, le système excréteur rénal sont notamment des dérivés mésodermiques.

**12** ☒ **a.** L'épiderme forme le revêtement externe de toutes les espèces animales.
☒ **b.** C'est à partir de la zone neurodermique dorsale que se met en place au cours de la neurulation le tube neural qui formera le système nerveux central (encéphale et moelle épinière).
☒ **c.** Le système nerveux périphérique est formé par la partie du neurectoderme constituée par les cellules des crêtes neurales.
☒ **d.** Les vésicules olfactives et otiques se forment à partie de l'ectoderme de même que des parties de l'œil, cristallin et cornée.
☒ **e.** L'ectoderme est en contact dorsalement et axialement avec la corde et, latéralement, avec la somatopleure des lames latérales.

**13** ☒ **a.** Cette caractéristique a été particulièrement mise en évidence chez les espèces présentant une métamérisation corporelle bien exprimée, avec des spécifications d'organes différentes selon les métamères échelonnés le long du corps.

❒ **b.** Ils possèdent une homéoboîte (ou « *homeobox* ») de 180 pb codant pour un homéodomaine de 60 résidus présents au niveau de leurs produits.

☒ **c.** Généralement le front d'expression antérieure est clairement délimité à la différence du domaine d'expression postérieure.

☒ **d.** Ceci correspond au phénomène d'« homeosis », terme à partir duquel ont été nommés les gènes qui, après mutation, sont responsables de ces anomalies.

❒ **e.** Si les gènes homéotiques sont regroupés en des complexes portés par des chromosomes différents (exemple des Mammifères), ceci n'est pas général puisque chez la drosophile par exemple, ces gènes ne sont présents que sur un seul chromosome (chromosome 3 dans ce cas).

**14** ☒ **a.** On constate que parmi les 13 gènes *Hox* (ou *HOX*) caractérisés, tous ne sont pas présents dans les quatre complexes, et les positions relatives de chacun des gènes composant ces derniers étant respectées, l'alignement des gènes paralogues montre que certains d'entre eux peuvent manquer.

☒ **b.** Ceci est vérifié par les degrés d'homologie élevés observés entre ces gènes.

☒ **c.** Ces sites sont similaires mais pas forcément identiques.

☒ **d.** Ceci résulte du fait que les gènes paralogues possèdent entre eux de fortes homologies de séquences et ont des domaines d'expression souvent similaires.

❒ **e.** Outre la possibilité que se superpose dans la zone considérée l'expression d'une série donnée de gènes paralogues, des gènes appartenant à d'autres séries peuvent également être exprimés.

**15** ❒ **a.** Ils jouent un rôle primordial.

❒ **b.** Ils interviennent également dans la spécification des éléments squelettiques selon les directions proximo-distale et antéro-postérieure.

❒ **c.** Tous les éléments squelettiques depuis les ceintures jusqu'aux os des doigts et orteils sont spécifiés par des expressions différentielles de gènes homéotiques.

❒ **d.** Ce sont essentiellement les gènes en 5' des complexes HOX A et D qui ont un rôle prépondérant.

☒ **e.** Des FGFs interviennent dans l'initiation des bourgeons des membres et dans la croissance proximo-distale de ces derniers. Les FGF-4, -8 et -10 sont les acteurs principaux de ces deux processus.

**16** ☒ **a.** Des expériences d'invalidation de gènes *Hox* effectuées chez la souris montrent que la formation des éléments osseux des membres peut être profondément affectée et que ces résultats sont comparables à des malformations apparaissant spontanément chez l'animal ou l'humain.

☒ **b.** Cette molécule joue un rôle prépondérant dans la polarité antéro-postérieure.

☒ **c.** La formation harmonieuse du membre d'un vertébré requiert une coordination de la croissance du bourgeon selon les axes proximo-distal, antéro-postérieur et dorso-ventral.

☒ **d.** Le modelage final de l'extrémité des membres s'effectue par l'existence de processus apoptotiques conduisant à la disparition de la palmure interdigitale. De même l'individualisation du radius et du cubitus s'effectue par l'intervention du phénomène d'apoptose.

☒ **e.** Des molécules Wnt interviennent dans la restriction des zones corporelles où se formeront les bourgeons des membres et interviennent également dans la spécification dorso-ventrale des membres.

## Vrai ou faux ?

**17** **a.** Faux **b.** Faux

Le comportement migratoire des cellules endomésodermiques est associé à des phénomènes de reconnaissance et de liaisons entre des intégrines exprimées à la surface des cellules migrantes et des molécules de fibronectine présentes dans la couche matricielle recouvrant le plafond du blastocèle. Suite à leur injection dans le blastocèle, des anticorps dirigés contre la fibronectine, en se fixant sur cette dernière, empêchent les liaisons cellules/substrat, ce qui entraîne une profonde perturbation de la gastrulation (voir Encart 8.1).

**18** **a.** Vrai **b.** Faux

Les substances de réserves accumulées dans l'ovocyte d'amphibien sont distribuées de façon hétérogène selon des gradients et ne sont donc pas uniformément réparties dans le cytoplasme. De tels œufs sont qualifiés d'hétérolécithes.

**19** **a.** Faux **b.** Faux

Ce n'est pas à la suite de la rotation d'équilibration mais de symétrisation qu'apparaît, suite au basculement dans l'hémisphère animal de la zone corticale pigmentée vers le point d'entrée du spermatozoïde, le croissant gris marquant la future région dorsale de l'embryon. À partir de cette rotation, la mise en place de l'axe dorso-ventral, en se surajoutant à l'axe pôle animal – pôle végétatif préexistant, signifie qu'il existe chez l'embryon un plan contenant ces deux axes et qui correspond au plan de symétrie bilatérale.

**20** **a.** Vrai **b.** Vrai Il n'y a pas de relation entre ces deux propositions.

C'est effectivement pendant la segmentation que se déroule le phénomène de transition blastuléenne correspondant au début de l'expression du génome zygotique. Cependant, même si cela est vrai qu'il existe des différences d'expression entre les blastomères formés, il n'y a pas forcément de relation avec la première proposition énoncée.

**21** **a.** Faux **b.** Vrai
La formation du cœur résulte de l'association de structures issues non seulement de la somatopleure (péricarde) mais aussi de la splanchnopleure (myocarde et endocarde). Ce dernier feuillet donne naissance à la fois à des muscles lisses (exemple des tuniques musculaires du tube digestif) et des structures musculaires striées myocardiques.

**22** **a.** Vrai **b.** Vrai La relation proposée entre ces deux propositions est vraie.
Le patron d'expression des gènes homéotiques le long de l'axe antéro-postérieur fait qu'il existe des chevauchements des zones d'expression de ces gènes et c'est la combinatoire des produits, à un emplacement corporel, donné qui sera à l'origine de la spécification des structures phénotypiques.

**23** **a.** Faux **b.** Faux
Ce sont les gènes situés vers les extrémités 5' des complexes HOXA et D qui sont impliqués dans la formation des membres et non l'ensemble des gènes de ces complexes. Des malformations ne surviennent que si certains gènes en 5', directement impliqués dans les spécifications proximo-distales des membres, sont mutés (gènes *HOX9-13* par exemple).

# 8 Les acteurs moléculaires privilégiés de l'embryogenèse

## Plan



## Objectifs

- Retenir l'importance des constituants matriciels lors des processus embryogénétiques
- Reconnaître l'existence du dialogue permanent établi entre cellules et environnement proche
- Connaître les principales molécules jouant un rôle dans les phénomènes d'adhérence et de migration cellulaires ainsi que dans les interactions de type paracrine
- Retenir le rôle des molécules signal influant sur le comportement et le devenir cellulaire

## Cours

Dès les premières étapes du développement, un cortège de molécules joue des rôles décisifs dans les divers mécanismes responsables des différenciations cellulaires, des phénomènes migratoires, des cohérences mécaniques tissulaires, des processus morphogénétiques. Les cellules sont en permanence en communication avec leur micro-environnement tant cellulaire que matriciel et sont soumises à des signaux multiples en provenance de ces derniers. Selon leur état physiologique, elles peuvent réagir à ces signaux et y répondre par des changements de comportement liés notamment à des modifications de l'expression génique. Loin de fournir une liste exhaustive de toutes les molécules intervenant dans les divers phénomènes qui affectent les populations cellulaires constituant l'embryon, certaines catégories sont retenues ici en raison de leur importance fonctionnelle.

## 8.1 CONSTITUANTS MATRICIELS

Le micro-environnement matriciel cellulaire constitue un élément important dans le comportement des populations cellulaires durant l'embryogenèse. Un véritable dialogue s'établit entre les éléments constitutifs de la matrice cellulaire et les cellules avec laquelle ces dernières se trouvent en contact. Comportement migratoire, adhérence, morphologie, modulation des expressions génétiques sont autant de phénomènes qui affectent les cellules et qui sont liés directement à la présence d'effecteurs moléculaires matriciels. Parmi ceux-ci, ne seront cités brièvement que quelques-uns d'entre eux, constitutifs soit de la substance fondamentale de la matrice (exemple des GAG ou des protéoglycannes), soit des éléments fibreux matriciels (exemple des collagènes), soit du réseau de molécules impliquées dans des phénomènes l'adhérence cellulaire (exemple de la fibronectine ou de la laminine).

### 8.1.1 Les GAGs et protéoglycannes matriciels

Les **glycosaminoglycannes** (**GAGs**) et les **protéoglycannes** forment la majeure partie des constituants de la substance fondamentale de la matrice extracellulaire. Les protéoglycannes sont constitués d'un axe polypeptidique sur lequel sont rattachées au niveau de thréonine ou de sérine, par des liaisons O-glycosidiques, des chaînes polysaccharidiques non ramifiées correspondant à des GAGs. Ces chaînes sont formées par des unités disaccharidiques (un hexosamine + un acide uronique) répétées n fois (Figure 8.1). Selon la nature de l'hexosamine (N-acétyl-glucosamine ou N-acétyl-galactosamine) et de celle de l'acide uronique, sont distingués différents GAGs (**chondroïtine**, **dermatane**, **kératane**, **héparane**) susceptibles de se lier à un axe polypeptidique. Les hexosamines peuvent être sulfatés à des degrés divers. La présence de groupements sulfates et de groupements carboxyliques (acide uronique) chargés négativement fait que les GAGs se repoussent entre eux et empêchent des repliements moléculaires. De plus, la charge globalement négative des GAGs peut entraîner une attirance de cations et produire des appels d'eau. Ceci est notamment le cas créé par l'**acide hyaluronique**, glycosaminoglycanne qui, à la différence des autres GAGs, ne contracte pas de liaisons covalentes avec des chaînes polypeptidiques.

> La présence d'acide hyaluronique dans la matrice extracellulaire provoque généralement un important appel d'eau se soldant par un gonflement des structures matricielles. Des espaces migratoires peuvent ainsi se créer pour des cellules mésenchymateuses ou ayant acquis leurs propriétés (cellules des crêtes neurales par exemple). Cette hydratation de la matrice peut également intervenir dans des processus morphogénétiques (mise en place des chambres antérieure et postérieure de l'œil, rapprochement et soudure des ébauches symétriques du palais...).

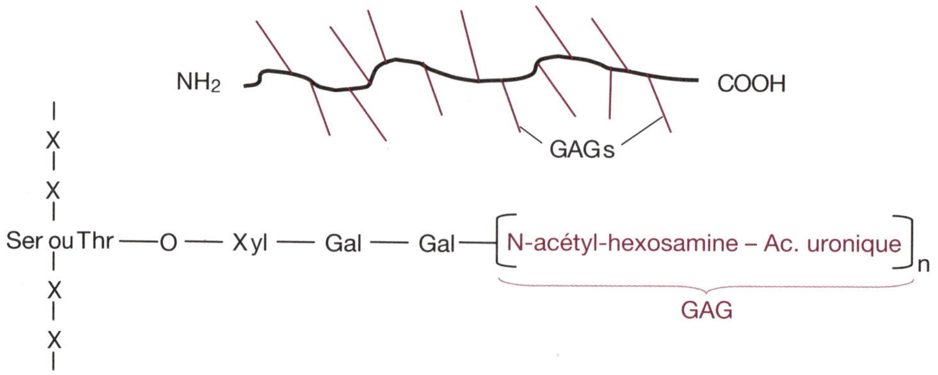


**Figure 8.1** Branchement d'un GAG sur un axe polypeptidique par l'intermédiaire d'un trioside de liaison formé d'un xylose et de deux galactoses.

Par ailleurs, le dépôt de certaines de ces molécules peut conditionner des voies d'exclusion dans des phénomènes migratoires (exemple de la chondroïtine sulfate lors de la migration des cellules des crêtes neurales au niveau du matériel somitique).

Enfin, certains GAGs tels les héparanes, exercent un rôle important vis-à-vis de certains facteurs de croissance (*cf. chap. 8.4.2*).

### 8.1.2 Collagènes

Ce sont des protéines tricaténaires, constituées par trois chaînes polypeptidiques α agencées en une triple hélice rigide et comportant le motif répété Gly-X-Y (où X est fréquemment un résidu proline). 18 collagènes ont été caractérisés. La très grande majorité d'entre eux sont des constituants de la matrice extracellulaire (quelques rares collagènes sont membranaires tel le collagène XVII présent au niveau des hémidesmosomes). Capables de s'auto-assembler en fibrilles, les collagènes, comme le **collagène I** (le plus abondant) ou le **collagène II** (caractéristique des formations cartilagineuses autres qu'articulaires) forment, avec l'élastine, le compartiment fibreux de la matrice extracellulaire. Cependant, certains collagènes dont le principal est le **collagène IV**, s'agencent non pas en fibrilles et en fibres mais de façon lamellaire. Le collagène IV est l'un des éléments majeurs des lames basales où il forme un réseau stable de soutien pour les structures épithéliales.

### 8.1.3 Fibronectine et laminine

Chacune de ces deux molécules est représentée par diverses isoformes produites par épissage alternatif.

La **laminine** (Figure 8.2 A) est un autre élément majeur des lames basales. Elle peut y former un réseau en interconnexion avec celui constitué par le collagène IV, mais en étant plus labile que ce dernier. De poids moléculaire élevé, la laminine est un

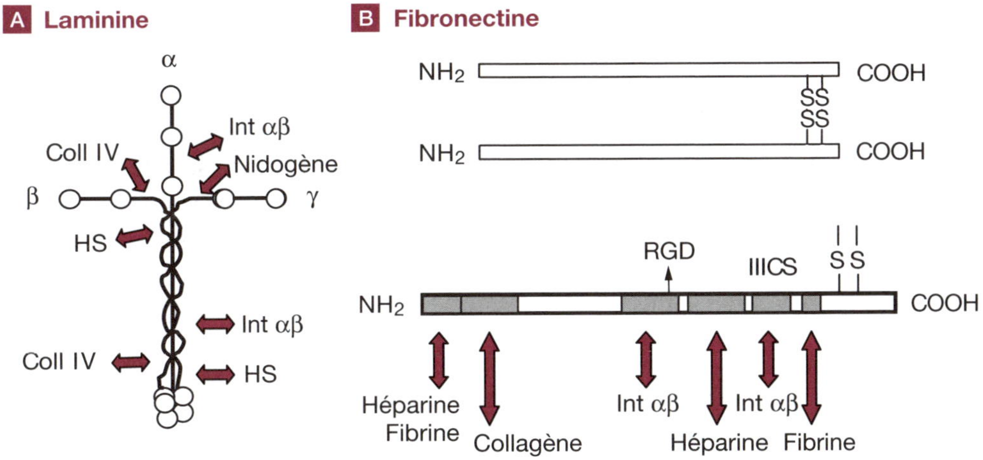


**Figure 8.2** Représentation schématique de la laminine (**A**) et de la fibronectine (**B**).

Les doubles flèches indiquent les principales liaisons qui peuvent s'établir entre certains sites de chacune de ces deux molécules et des constituants matriciels et/ou membranaires. (HS : héparane sulfate, Int αβ : intégrine, Coll IV : collagène IV). La séquence RGD et le domaine IIICS de la fibronectine constituent les sites de liaison possibles avec des intégrines.

hétérotrimère constitué par 3 chaînes (α, β et γ) reliées entre elles par des ponts disulfures et agencées structuralement sous la forme d'une croix. Des domaines de liaison à des héparanes ou à des collagènes, par exemple, ont été caractérisés. Par ailleurs, d'autres sites permettent des liaisons au nidogène (ou entactine), molécule pouvant se lier à la fois au collagène IV et à la laminine, et à des intégrines par le biais notamment d'une séquence RGD (voir *infra*). Impliquées durant les étapes précoces du développement, les différentes isoformes de laminine jouent des rôles primordiaux dans des phénomènes d'adhérence, de migration, de croissance et de différenciation cellulaire.

La **fibronectine**, comme la laminine, est une glycoprotéine multifonctionnelle (Figure 8.2 B). C'est une molécule dimérique dont les deux chaînes polypeptidiques sont reliées par des ponts disulfures localisés dans la région C-terminale. Elle présente des domaines structuraux possédant des affinités spécifiques de liaison pour divers constituants moléculaires matriciels ou membranaires (collagènes, héparanes, intégrines). Élément-clé dans la constitution de réseaux moléculaires au niveau de la matrice, elle peut former des oligomères fibrillaires servant par exemple de support à des migrations cellulaires par suite de la reconnaissance et de la liaison entre le motif RGD qu'elle comporte et des intégrines membranaires (migration des cellules endo-mésodermiques lors de la gastrulation chez les Amphibiens par exemple, Encart 8.1).

**Encart 8.1**

**Fibronectine et voie de migration**

Les mouvements morphogénétiques de la gastrulation sont fortement perturbés si l'on injecte dans le blastocèle d'une blastula âgée d'amphibien, soit des peptides synthétiques contenant une séquence RGD, soit des anticorps monoclonaux dirigés contre la fibronectine. En effet, dans le premier cas, s'établit une compétition de liaison entre les peptides porteurs de la séquence RGD et la fibronectine contenant cette même séquence, vis-à-vis des intégrines portées par les cellules endomésodermiques. Ces dernières migrent dans les conditions normales en suivant des voies matricielles constituées par des molécules de fibronectine. Dans le second cas, les anticorps, en se fixant sur la fibronectine présente au niveau du toit de l'archentéron, empêchent la reconnaissance et/ou la liaison avec des intégrines membranaires, et par conséquent entravent la migration des cellules endomésodermiques.

## 8.2 MOLÉCULES MEMBRANAIRES

### 8.2.1 Molécules impliquées dans des fonctions d'adhérence

L'adhérence d'une cellule à une autre cellule ou d'une cellule à son micro-environnement matriciel fait intervenir des ensembles de constituants moléculaires formés par des ligands, des protéines transmembranaires, des complexes de liaison avec des éléments cytosquelettiques (Figure 8.3). Outre la fonction mécanique jouée par ces systèmes moléculaires, la liaison s'établissant entre la molécule membranaire faisant office de récepteur et son ligand cellulaire ou matriciel, engendre fréquemment une transduction de signaux qui se solde par un changement de comportement cellulaire (reprogrammation génique, réorganisation cytosquelettique avec changement morphologique, modification de la mobilité).

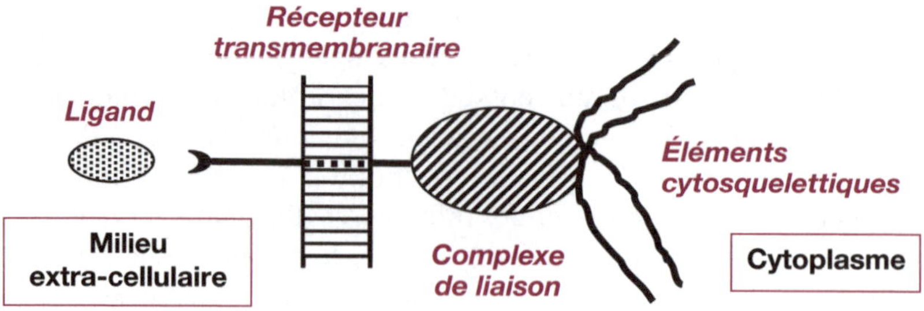


**Figure 8.3** Assemblage moléculaire impliqué dans l'adhérence cellulaire.

Les molécules membranaires jouant le rôle de récepteurs contractent avec leurs ligands des liaisons soit de **type homophilique** (reconnaissance et liaison entre molécules identiques) soit de **type hétérophilique** (liaison entre molécules différentes), (Figure 8.4).

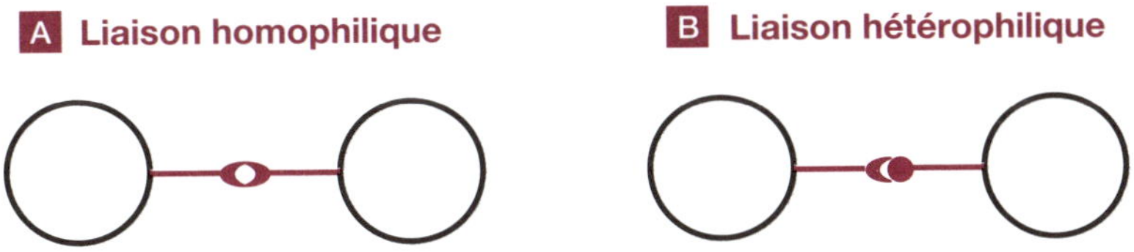


**Figure 8.4** Les types de liaison entre molécules adhérentes membranaires. (**A** : homophilique ; **B** : hétérophilique).

Diverses molécules, regroupées dans des familles ou des superfamilles distinctes, participent directement à des phénomènes d'adhérence cellule/cellule ou cellule/substrat se manifestant notamment durant l'embryogenèse.

### *Superfamille des cadhérines*

Ce sont des glycoprotéines transmembranaires contractant dans leur grande majorité, par leur région extracellulaire N-terminale, des **liaisons homophiliques cadhérine/cadhérine dépendantes au calcium**. Leur domaine intracytoplasmique est en relation avec un assemblage moléculaire leur permettant d'être en relation indirecte soit avec le réseau cytosquelettique microfilamentaire d'actine (cas des jonctions adhérentes avec caténines, α-actinine, vinculine), soit avec le système des filaments intermédiaires (cas des plaques desmosomales avec plakoglobine /β-caténine, desmoplakine, plakophiline…).

Au total, plus d'une cinquantaine de molécules différentes ont été caractérisées comme membres de la superfamille des cadhérines, et regroupées dans au moins six sous-familles.

De par la nature de leur liaison, ces protéines jouent un rôle primordial dans les processus de reconnaissance spécifiques aux tissus et assurent la cohérence mécanique des structures tissulaires embryonnaires lors des mouvements morphogénétiques.

L'expression tissulaire des divers types de cadhérines peut se modifier durant le développement, et à partir de distributions précoces relativement larges, des expressions tissu-spécifiques peuvent se mettre en place progressivement. Aussi les noms donnés initialement à certaines cadhérines en raison du tissu à partir duquel elles furent isolées puis caractérisées, peuvent prêter à confusion en absence d'une nomenclature non encore définitivement établie. Parmi les cadhérines classiques dites de type I, on retiendra la **E-cadhérine** (anciennement appelée uvomoruline ou L-CAM) présente notamment au niveau des structures épithéliales, et la **N-cadhérine** exprimée essentiellement dans les tissus nerveux.

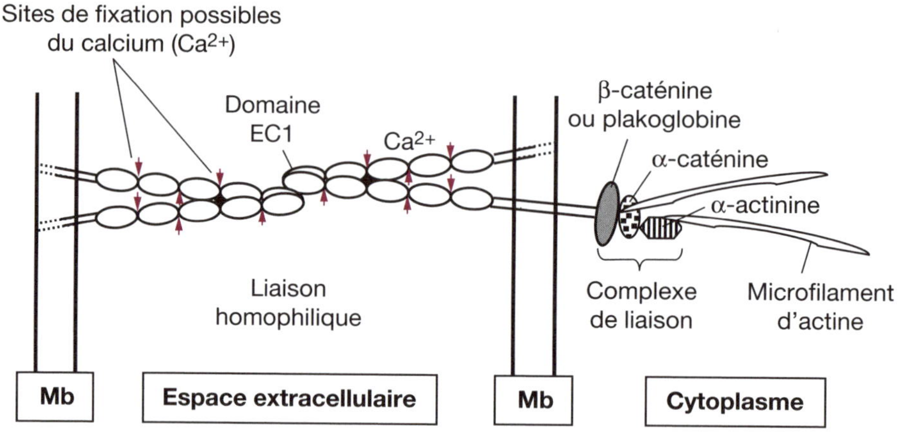


**Figure 8.5** Détail schématique d'un complexe jonctionnel au niveau d'une jonction adhérente entre cellules épithéliales.

Les dimères de E-cadhérines interagissent par leur 1er ectodomaine (EC1) avec les dimères E-cadhérine de la cellule voisine.

### *Superfamille des immunoglobulines*

Cette superfamille regroupe un ensemble de molécules présentant une même caractéristique structurale dite **unité homologue immunoglobuline** à un ou plusieurs exemplaires. Celle-ci consiste en un domaine de 70 à 110 acides aminés formant une boucle stabilisée par un pont disulfure. Outre les molécules impliquées dans les processus de la réponse immunitaire, de nombreuses autres molécules appartenant à cette famille ont été décrites. Ce sont toutes des glycoprotéines transmembranaires dont la région extracellulaire porte les motifs immunoglobulines. (Figure 8.6).

Contrairement au cas des cadhérines, les **liaisons** établies avec les ligands sont **homo- ou hétérophiliques non dépendantes au calcium**.

Ces molécules interviennent au niveau de la circulation leucocytaire en étant présentes à la surface des cellules de la lignée blanche et/ou des cellules endothéliales, et aussi dans les systèmes de transduction de signal en tant que récepteurs de facteurs

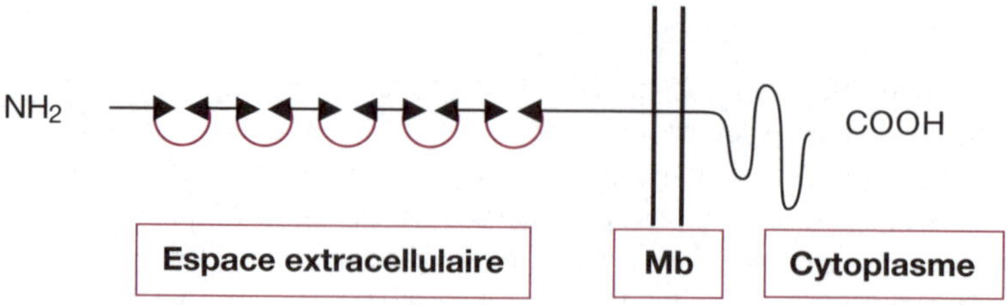


**Figure 8.6** Représentation schématique de la N-CAM.

Cinq motifs immunoglobulines sont présents au niveau du domaine extracellulaire.

de croissance ou d'interleukines. Par ailleurs, divers membres de cette famille sont également responsables d'adhérences cellulaires dans certains tissus, notamment le système nerveux. La sous-famille des **N-CAM** regroupe en particulier ce type de molécules (N-CAM, Ng-CAM/L1, contactine…).

Là encore, la nomenclature utilisée ne reflète pas la stricte distribution des molécules considérées, et les N-CAM, qui apparaissent très tôt au cours du développement, sont exprimées dans de nombreux tissus embryonnaires. Par la suite, une restriction de leur expression s'effectue selon un programme spatio-temporel strict et aboutit à leur distribution privilégiée, mais non exclusive, dans le tissu nerveux chez l'adulte. L'expression des N-CAM peut être modulée et être associée à l'état physiologique normale ou pathologique cellulaire (**Encart 8.2**).

**Encart 8.2**

**Expression modulée de molécules d'adhérence**

Lors de la formation du tube nerveux, les cellules des crêtes neurales encore insérées dans la structure épithéliale neuro-ectodermique expriment abondamment la N-CAM. Cette expression disparaît lors de la délamination de ces cellules et la migration de celles-ci. La N-CAM est de nouveau ré-exprimée quand les cellules des crêtes neurales se réagrègent, par exemple lors de la formation des ganglions rachidiens.

### *Intégrines*

Ce sont des glycoprotéines transmembranaires hétérodimériques formées par une **sous-unité α** et une **sous-unité β** reliées entre elles de façon non covalente. Elles sont impliquées de façon majoritaire dans les adhérences cellule/substrat mais aussi dans des liaisons cellule/cellule. 16 sous-unités α et 9 sous-unités β ont été caractérisées, et une vingtaine d'intégrines différentes sont décrites résultant d'une combinatoire d'association entre ces sous-unités. Les sous-unités α possèdent au niveau de leur domaine extracellulaire, des sites de fixation de cations divalents ($Mn^{2+}$, $Mg^{2+}$, $Ca^{2+}$), et les liaisons intégrines/ligands sont cations divalents dépendantes mais selon une faible affinité. Les domaines intracytoplasmiques sont en relation avec un complexe moléculaire (vinculine, α-actinine et taline dans le cas des plaques focales d'adhérence) qui assure une liaison avec le système microfilamentaire d'actine. À titre d'exception, l'intégrine α6β4, impliquée dans les jonctions hémidesmosomales (structures assurant l'ancrage des cellules épithéliales à la lame basale), est reliée au système des filaments intermédiaires par le biais de molécules de liaison différentes de celles rattachant indirectement les intégrines aux microfilaments d'actine. Certaines sous-unités β possèdent un site de phosphorylation impliqué dans l'activation de voies de transduction de signal (Figure 8.7).

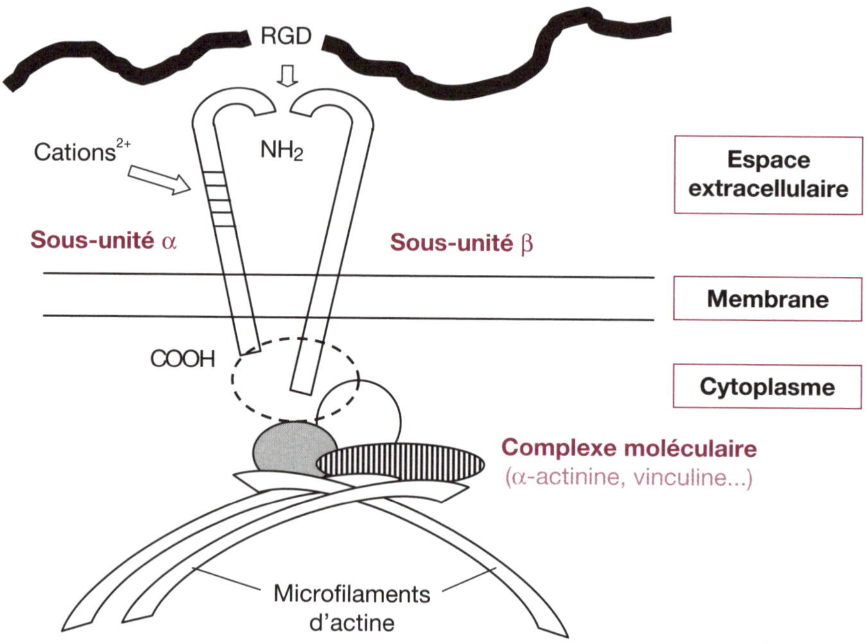


**Figure 8.7** Représentation d'une intégrine en tant que lien transmembranaire entre un constituant extracellulaire matriciel et le système microfilamentaire d'actine intracellulaire.

Le site de liaison au ligand est constitué par l'assemblage des deux régions N-terminales des sous-unités α et β. La reconnaissance d'une séquence consensus **RGD** (arginine-glycine-aspartate) portée par de nombreuses molécules matricielles permet la liaison de nombreuses intégrines avec ces dernières, mais d'autres séquences peuvent être également reconnues (domaine CSIII de la fibronectine par exemple). La spécificité de la reconnaissance et les degrés d'affinité des liaisons entre les intégrines et leurs ligands peuvent être modulés par de nombreux facteurs micro-environnementaux dont la présence de cations divalents.

Lors de l'embryogenèse, de nombreuses intégrines sont impliquées notamment lors de reconnaissances spécifiques de constituants matriciels permettant un guidage migratoire (la fibronectine par exemple), ou dans le maintien de signaux permettant la différenciation phénotypique et la survie des structures épithéliales.

## *Protéoglycannes*

Certains protéoglycannes présents à la surface cellulaire (*cf. chap. 8.4.2*, leur rôle dans la séquestration de facteurs de croissance affins pour l'héparine) peuvent participer indirectement à l'adhérence des cellules au substrat. En effet, des molécules matricielles comme la fibronectine, qui possèdent des sites de liaison pour l'héparine, peuvent se lier aux héparanes sulfates branchés sur le domaine extracellulaire de protéoglycannes de surface. Durant l'organogenèse, des expressions programmées de certains types de protéoglycannes peuvent être observées tel le cas des syndécans lors de la néphrogenèse, par exemple.

### 8.2.2 Molécules membranaires assurant des communications intercellulaires

Les jonctions communicantes ou « *gap junctions* » se différenciant au niveau membranaire de cellules contiguës, revêtent une grande importance dans la coordination fonctionnelle tissulaire. Dès les premiers stades du développement, ce type de jonction se met en place. Une famille particulière de protéines, les **connexines (Cx)**, dont la nomenclature repose sur les masses moléculaires, forment des canaux qui permettent une connexion directe entre les cytoplasmes de cellules adjacentes. À l'exception des fibres musculaires squelettiques et des cellules isolées (spermatozoïdes et éléments figurés du sang), toutes les catégories cellulaires chez l'adulte expriment des connexines. Ces dernières sont des protéines transmembranaires non glycosylées possédant leurs régions N- et C-terminales en position intracytoplasmique et présentant deux boucles extracellulaires contenant chacune, trois résidus cystéine invariants (Figure 8.8 A). Les connexines s'assemblent par groupe de six et forment une structure tubulaire creuse, le **connexon**, insérée dans l'épaisseur de la membrane plasmique. Dans la zone de contact entre cellules voisines, peuvent se constituer des **canaux fonctionnels** résultant de l'alignement de connexons présents au niveau des membranes de chacune des cellules (Figure 8.8 B). Par ces canaux,

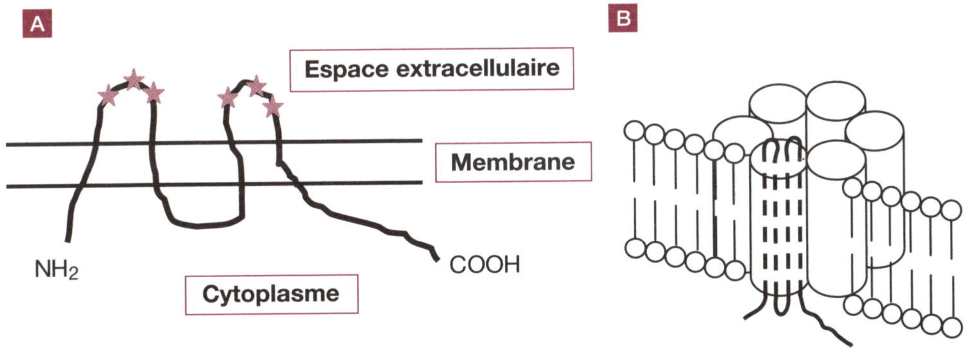


**Figure 8.8** Éléments structuraux des jonctions communicantes.
**A** : Schéma d'une connexine (★ : résidu cystéine) ;
**B** : Assemblage de six connexines formant un connexon.
Deux connexons situés dans les membranes plasmiques de cellules adjacentes et placés en vis-à-vis constituent un canal fonctionnel aqueux.

divers éléments peuvent transiter de façon sélective en fonction de leur nature, taille et masse moléculaire. Le passage d'ions ou de métabolites de taille réduite est ainsi rendu possible entre cellules voisines. Parmi ces éléments échangés, certains peuvent être des seconds messagers permettant ainsi l'existence d'un couplage fonctionnel intercellulaire.

L'existence de ces communications cellulaires paraît cruciale dans de nombreux tissus embryonnaires, notamment ceux soumis à un remodelage continuel. Une expression différentielle des connexines peut se manifester lors de périodes critiques de la différenciation cellulaire ou lorsque des territoires cellulaires s'isolent en domaines fonctionnellement distincts (individualisation des cellules des crêtes neurales qui se traduit par la disparition de leur communication avec les cellules avoisinantes ; expression de certaines Cx qui s'avèrent indispensables pour la compaction affectant l'embryon de mammifères, *cf. chap. 12.3*).

## 8.3 FACTEURS DE TRANSCRIPTION

Ce sont des protéines qui régulent de manière générale les activités transcriptionnelles. Elles comportent toutes un ou plusieurs domaines de liaison à l'ADN de types variés, et peuvent être regroupées en diverses familles selon ces derniers.

### 8.3.1 Facteurs à homéodomaine

Les gènes de ces facteurs sont des **homéogènes**, c'est-à-dire qu'ils possèdent tous une séquence nucléotidique appelée **homéoboîte** (« ***homeobox*** ») codant, au niveau de leurs produits, pour une séquence d'environ 60 acides aminés appelée **homéodomaine**. Ce dernier comporte 3 hélices $\alpha$ formant une structure hélice-tour-hélice (« helix-turn-helix ») lui permettant de se lier à des sites spécifiques de l'ADN. De nombreux facteurs possèdent un tel site de liaison et celui-ci peut être ou non associé à la présence d'un autre motif permettant également une liaison spécifique avec l'ADN.

Parmi les facteurs jouant des fonctions importantes durant le développement et possédant un homéodomaine, on retiendra notamment :

- **Bicoïd**, facteur responsable chez la drosophile de la différenciation des structures corporelles antérieures (*cf. Annexe 1 § 1*),
- **Goosecoïd**, exprimé au niveau du centre organisateur de Spemann chez les Amphibiens (*cf. Annexe 2 § 4*),
- les **protéines Hox**, produits des gènes homéotiques qui contrôlent l'identité des différentes régions corporelles (*cf. chap. 7.2*).

- les **protéines Pax,** qui comportent en plus d'un homéodomaine, un domaine **paired** homologue du produit du gène de segmentation *paired* de la drosophile (*cf. Annexe 1 § 2*). Ce domaine formé de 6 hélices α constitue un site de liaison à l'ADN. Certains de ces facteurs jouent un rôle primordial au cours de l'embryogenèse (ex : Pax6 dans la formation de l'œil, Pax7 dans la différenciation myogénique). On notera toutefois, que certaines protéines de la famille Pax (Pax2 et Pax9) sont dépourvues de l'homéodomaine.
- les **protéines Lim**, possédant conjointement à l'homéodomaine, deux domaines **Lim** de liaison au zinc et responsables d'interactions protéines-protéines. Certains membres de cette famille sont impliqués dans la spécification des structures céphaliques (Lim-1) ou dans l'identité régionale des motoneurones (Islet-1 et -2, Lim-3).

### 8.3.2 Protéines à doigt de zinc

Sous ce terme sont regroupées, dans une famille diversifiée, des protéines ayant des domaines de liaison à l'ADN associés à la présence de digitations dans lesquelles des cystéines et des histidines sont liées à un ion $Zn^{2+}$. Parmi ces facteurs, citons :

- **WT-1** nécessaire à la différenciation du mésenchyme néphrétique,
- le **produit du gène de segmentation *Krüppel*** chez la drosophile (*cf. Annexe 1 § 2*),
- les **facteurs de transcription Gli** (pour « Glioma associated ») activés par la voie Hedgehog, voie majeure de signalisation au cours du développement des Vertébrés (*cf. chap. 9.2.3*, Figure 9.5 D).
- les facteurs constitués par des **récepteurs nucléaires**. Ces derniers comportent cinq régions fonctionnelles dont une d'activation transcriptionnelle, une de liaison au ligand et de dimérisation, et une de liaison à l'ADN où se situent les motifs en doigt de zinc (« zinc-finger »).

La liaison du ligand avec son récepteur rend ce dernier apte, sous une forme dimérique, à se lier au gène cible. Outre les récepteurs nucléaires à des ligands de nature hormonale (hormones stéroïdes, thyroidiennes), se trouvent concernés les récepteurs à l'acide rétinoïque (**RAR**). L'acide rétinoïque intervient de façon majeure dans de nombreux processus au cours de l'embryogenèse.

### 8.3.3 Protéines à hélice-boucle-hélice

Ces facteurs de transcription possèdent une région basique de liaison à l'ADN et une région hydrophobe formée par deux hélices α séparées par une boucle (« *helix-loop-helix* ») responsable de la dimérisation de la protéine. Ces facteurs sont en effet actifs sous une forme hétérodimériques, l'un des membres du complexe étant tissu-spécifique. Comme exemple de ce type de protéine on peut citer :

- les **produits de la famille du gène *hairy*** intervenant lors de la segmentation de la drosophile ou durant la somitogenèse chez les Vertébrés (*cf. Annexe 1 § 2* et Encart 7.3)
- les facteurs myogéniques **Myf5**, **MyoD** et **myogénine**.

### 8.3.4 Facteurs de transcription à boîte T

Ils possèdent un domaine de liaison à l'ADN similaire à celui existant dans le produit du gène *Brachyury* (gène *T* chez la souris) qui est associé à la détermination et à la morphogenèse mésodermique. Parmi les membres de cette famille, signalons

- le déterminant endodermique **VegT** chez les Amphibiens,
- les facteurs **Tbx4** et **Tbx5** intervenant respectivement dans la détermination des aires des membres postérieurs et antérieurs des Vertébrés (Encart 7.4).

### 8.3.5 Facteurs à domaine HMG

Ces protéines se comportent en facteurs de transcription un peu particuliers dans la mesure où ils n'entraînent pas par eux-mêmes, suite à leur liaison à l'ADN, directement une modulation de l'activité d'un gène. Elles possèdent un motif HMG (pour « *High Mobility Group* ») qui occasionne, par sa liaison à l'ADN, une courbure de celui-ci permettant ainsi l'accès du complexe de transcription à certains sites régulateurs. Ce type de facteur est représenté par

- les **produits du gène *Sry*** et de la famille **des gènes *Sox*** (ex : **Sox 9**), intervenant dans la détermination du sexe masculin,
- les facteurs **TCF** agissant en aval de la voie de signalisation Wnt (*cf. chap. 9.2.3,* Figure 9.5 C).

## 8.4 FACTEURS DE CROISSANCE

Sous ce terme se trouve réuni un ensemble de protéines de faible masse moléculaire (< 50kD) jouant un très grand rôle dans les communications cellulaires. Initialement décrites comme possédant un pouvoir mitogène, c'est-à-dire favorisant la prolifération cellulaire, et aussi comme des agents intervenant dans des processus de différenciation, ces molécules se sont révélées par la suite, avoir de nombreuses autres propriétés et notamment celle de jouer des rôles primordiaux dans les inductions embryonnaires. Les facteurs de croissance sont regroupés en familles à partir de la prise en compte d'homologies structurales et/ou fonctionnelles. On distingue les familles de l'EGF (pour « *Epidermal Growth Factor* »), du PDGF (pour « *Platelet-Derived Growth Factor* »), du TGFβ (pour « *Transforming Growth Factor β* ») et du FGF (pour « *Fibroblast Growth Factor* »). Seules ces deux dernières familles sont présentées ci-dessous en raison de l'importance des rôles joués par certains de leurs membres durant le développement.

### 8.4.1 Famille du TGFβ

Elle est constituée par des molécules présentant des traits structuraux similaires à ceux caractérisés chez un de ses membres, le TGFβ, facteur de croissance initialement décrit comme capable d'induire la croissance et la transformation morphologique de fibroblastes en culture. Cette famille regroupe des molécules de signalisation qui après avoir été secrétées sous une forme inactive, subissent une maturation et forment des dimères actifs qui diffusent dans le milieu extracellulaire. Ces facteurs se comportent généralement comme des inhibiteurs de la prolifération cellulaire et sont largement impliqués dans le déroulement de l'embryogenèse. Parmi les membres de cette famille, notons :

- **Vg-1**, déterminant cytoplasmique majeur localisé au pôle végétatif des œufs d'amphibiens (*cf. Annexe 2 § 4 et 5*),
- **Nodal** et **Nodal-related** impliqués dans l'induction mésodermique (*cf. Annexe 2 § 4*) et dans la mise en place de l'asymétrie gauche/droite pour Nodal,
- l'**activine** intervenant dans différents événements du développement, mais aussi dans les processus de régulation de la spermatogenèse (voir Figure 4.3),
- les **BMPs** (pour « *Bone Morphogenetic Proteins* »), molécules formant une famille dont les différents membres reconnus initialement dans la formation des structures squelettiques, jouent des rôles majeurs dans la régionalisation mésodermique et dans la spécification épidermique (*cf. Annexe 2 § 5* et *chap. 9.3.2*).

Ces diverses molécules en se liant à des récepteurs membranaires de cellules cibles, enclenchent la transduction d'un signal (*cf. chap. 9.2.3,* Figure 9.5 B).

### 8.4.2 Famille des FGFs

Cette famille regroupe de nombreuses molécules dont la présence a été mise en évidence dans de nombreux tissus embryonnaires et adultes. 19 gènes ont été caractérisés chez les Vertébrés, gènes dont la lecture produit une grande variété d'isoformes à la suite d'épissages alternatifs. Les FGFs sont des facteurs mitogènes pour des types cellulaires variés, mais ils ont été également identifiés comme des effecteurs importants dans des processus d'induction (induction du mésoderme ventral chez les Amphibiens (*cf. Annexe 2 § 4 et 5*). Certains FGFs jouent également un rôle déterminant dans la formation des membres, par exemple le **FGF-4** et le **FGF-8**, ou dans la somitogenèse, par exemple le FGF-8 (Encart 7.3). Ces facteurs de croissance présentent de fortes affinités pour l'héparine et les chaînes héparanes sulfates de protéoglycannes matriciels ou membranaires. Cette propriété entraîne la possibilité, pour ces facteurs, d'être séquestrés dans le milieu extracellulaire tout en étant protégé contre d'éventuels processus de dégradation.

Les FGFs se lient à des récepteurs membranaires spécifiques à activité tyrosine kinase (*cf. chap. 9.2.3*, Figure 9.5 A), et dans certains cas, une liaison FGF-héparane permet de moduler l'activation de ces récepteurs

## 8.5 AUTRES FAMILLES MOLÉCULAIRES

Diverses autres protéines ont été reconnues comme étant à l'origine de signaux ayant pour effet des reprogrammations de l'activité génique de certaines catégories cellulaires durant l'embryogenèse et donc jouant des rôles décisifs dans des processus morphogénétiques. Elles sont regroupées là encore en familles ou systèmes, et seuls quatre de ceux-ci seront cités ici.

### 8.5.1 Molécules diffusibles

#### *Famille Hedgehog*

Cette famille comporte un nombre restreint de protéines dont la première **hedgehog** a été caractérisée chez la drosophile. La mutation du gène *hedgehog* (*hh*) entraîne chez la larve de cette espèce des modifications cuticulaires la faisant ressembler à un hérisson (« *hedgehog* » en anglais). Des gènes homologues de *hh* ont été caractérisés chez les Vertébrés parmi lesquels on retiendra *indian hedgehog* dont le produit joue un rôle dans le développement squelettique, et surtout ***sonic hedgehog*** **(*shh*)**. La protéine Sonic hedgehog, produite par la corde, est responsable du patron dorso-ventral du tube nerveux et de spécifications régionales des somites. Sonic hedgehog intervient également dans la mise en place de l'axe gauche/droite chez le poulet et se comporte en morphogène dans la formation des membres (Encart 7.4).

Les membres de la famille Hedgehog se fixent à un récepteur nommé Patched (*cf. chap. 9.2.3*, Figure 9.5 D).

#### *Famille Wnt*

Une quinzaine de protéines appartiennent à cette famille dont le nom provient de l'élision entre le gène de segmentation de la drosophile *wingless* et un de ses homologues chez les Vertébrés, *integrated.* La fixation de Wnt sur son récepteur **frizzled** entraîne une cascade d'événements intracellulaires impliquant la β-caténine et qui se solde par l'activation de certains gènes (*cf. chap. 9.2.3*, Figure 9.5 C).

Différents membres de la famille Wnt interviennent en particulier dans la mise en place précoce de l'axe dorso-ventral chez les Amphibiens, dans des étapes du développement du système urogénital et dans la polarité dorso-ventrale des membres.

### 8.5.2 Molécules membranaires

#### *Système des éphrines/Eph*

Les **éphrines** sont des protéines membranaires de 205 à 340 acides aminés constituant des ligands pour des récepteurs **Eph** appartenant à la classe des tyrosine kinases. Il existe deux types d'éphrine : les éphrines A, liées à la membrane plasmique par une liaison glycosyl phosphatidylinositol (GPI) et les éphrines B transmembranaires, à court domaine cytoplasmique. À quelques exceptions près, les éphrines A et B se lient à des récepteurs Eph, respectivement de type A et B. Les interactions qui s'établissent entre ces molécules sont biunivoques, un récepteur Eph pouvant se comporter comme un ligand de la même manière qu'une éphrine peut fonctionner comme un récepteur.

Durant le développement, le système de communication cellulaire Eph/éphrine influe sur le comportement des cellules en tant que régulateur clé dans des processus d'attraction/répulsion, d'adhérence et migration.

Ce système est directement impliqué dans le guidage axonal, la migration des cellules des crêtes neurales, la fermeture du tube neural, la compartimentation tissulaire notamment lors de l'individualisation des somites (Encart 7.3).

### Système Delta/Notch

Comme dans le système précédent, la molécule **Delta** et son récepteur **Notch** sont des constituants membranaires qui interagissent lorsque les cellules qui les portent sont en contact (*cf. chap. 9.2.3*, Figure 9.6).

Ce système intervient notamment dans le développement lors de la somitogenèse et la neurogenèse (formation de l'œil par exemple).

## 8.5.3 Molécules antagonistes de facteurs d'induction

Au cours du développement, l'action des divers facteurs précédemment cités peut être régulée par l'existence de molécules antagonistes, dont quelques-unes seulement sont citées ci-dessous.

En se liant directement à des facteurs de la famille BMP (BMP-2 et BMP-4), les protéines **Chordin** et **Noggin** inhibent l'action de ces facteurs en les empêchant de pouvoir se fixer sur leurs récepteurs. Ces deux protéines sont directement impliquées dans la régionalisation dorso-ventrale du mésoderme. De même, l'inhibition de l'action inductrice épidermique de BMP4 par ces molécules conduit à la neuralisation de l'ectoderme (*cf. chap. 9.3.2*).

**Frizbee** est la forme sécrétée du récepteur Frizzled. Cette protéine soluble, en entrant en compétition avec la forme membranaire pour une liaison avec Wnt, peut inhiber la transmission du signal inducteur qu'aurait causé la liaison de Wnt avec Frizzled (*cf. Annexe 2 § 5* et *chap. 9.3.3*).

La **follistatine** produite par la corde a une action inhibitrice sur l'activine et intervient dans le blocage de l'induction épidermique (*cf. chap. 9.3.3*).

## Questions à choix multiples

**1** Les protéoglycannes

- ❒ **a.** peuvent intervenir dans des processus d'adhérence cellulaire
- ❒ **b.** jouent un rôle dans la migration cellulaire
- ❒ **c.** peuvent séquestrer des facteurs de croissance affins pour l'héparine
- ❒ **d.** sont constitués d'un axe protéique sur lequel se branchent des GAGs d'un seul type
- ❒ **e.** ont pour exemple type, l'acide hyaluronique

**2** Les GAGs

❐ **a.** sont des oligosaccharides ramifiés
❐ **b.** peuvent tous se lier de manière covalente à des protéines
❐ **c.** sont formés par des séquences répétées d'hexosamines
❐ **d.** présentent une charge globalement négative
❐ **e.** possèdent un acide sialique en position terminale

**3** Les collagènes

❐ **a.** sont présents dans tous les types de tissus à l'exception du système nerveux central
❐ **b.** sont des protéines fibreuses exclusivement matricielles
❐ **c.** sont représentés majoritairement par du collagène II au niveau des lames basales
❐ **d.** regroupent une vingtaine de types différents
❐ **e.** sont essentiellement formés de séquences répétées de tripeptides

**4** La laminine

❐ **a.** est une glycoprotéine hétérodimérique
❐ **b.** possèdent des domaines de liaison à des intégrines
❐ **c.** est capable de former un réseau
❐ **d.** est un constituant majeur des lames basales
❐ **e.** est impliquée dans la différenciation des cellules épithéliales

**5** La fibronectine

❐ **a.** peut se présenter sous une forme fibrillaire
❐ **b.** est une glycoprotéine uniquement matricielle
❐ **c.** est formée de deux chaînes polypeptidiques
❐ **d.** possède une séquence RGD par chaîne polypeptidique
❐ **e.** est susceptible de jouer important dans des processus de migration cellulaire

**6** Les cadhérines

❐ **a.** sont des molécules majoritairement transmembranaires impliquées dans l'adhérence cellule/substrat
❐ **b.** ne contractent que des liaisons hétérophiliques
❐ **c.** ont un domaine extracellulaire possédant des sites de liaison au $Ca^{2+}$
❐ **d.** peuvent présenter des distributions tissus-spécifiques
❐ **e.** sont en relation directe par leur domaine intracellulaire avec des éléments cytosquelettiques

**7** Les intégrines

- ❒ **a.** n'ont comme seuls ligands que des constituants matriciels
- ❒ **b.** jouent un rôle dans la survie cellulaire épithéliale
- ❒ **c.** contractent des liaisons cations dépendantes
- ❒ **d.** sont constituées de deux sous-unités identiques
- ❒ **e.** peuvent être impliquées dans des processus migratoires

**8** Les immunoglobulines

- ❒ **a.** forment une famille de protéines exclusivement impliquées dans des réactions immunitaires
- ❒ **b.** ne contractent que des liaisons de type homophilique
- ❒ **c.** possèdent des motifs immunoglobulines en nombre variable
- ❒ **d.** sont responsables de liaisons cellule/cellule $Ca^{2+}$dépendantes
- ❒ **e.** présentent des distributions tissulaires strictes au cours du développement

**9** Les jonctions communicantes

- ❒ **a.** sont constituées par des canaux fonctionnels formés de 12 connexines
- ❒ **b.** permettent à des molécules extracellulaires de pénétrer directement dans les cellules
- ❒ **c.** ont un rôle qui peut être étudié par l'utilisation de souris transgéniques chez lesquelles l'expression de connexines est altérée
- ❒ **d.** permettent que des seconds messagers puissent passer entre cellules adjacentes
- ❒ **e.** jouent un rôle primordial dans les processus morphogénétiques

**10** Parmi les facteurs suivants, quels sont ceux qui correspondent à des produits d'homéogènes ?

- ❒ **a.** Pax 7
- ❒ **b.** MyoD
- ❒ **c.** Bicoïd
- ❒ **d.** Goosecoïd
- ❒ **e.** Sry

Questions 11 à 13. Parmi les facteurs suivants impliqués dans l'embryogenèse

**a.** WT 1
**b.** Lim-1
**c.** Tbx4
**d.** Hairy
**e.** Sox 9

**11** Quel est celui qui possède un homéodomaine ?

❒ **a.** ❒ **b.** ❒ **c.** ❒ **d.** ❒ **e.**

**12** Quel est celui possédant un motif en doigt de zinc ?

❒ **a.** ❒ **b.** ❒ **c.** ❒ **d.** ❒ **e.**

**13** Quel est celui possédant un motif HMG ?

❒ **a.** ❒ **b.** ❒ **c.** ❒ **d.** ❒ **e.**

**14** Parmi les facteurs suivants, quels sont ceux appartenant à la famille des TGFβ

❒ **a.** Veg T
❒ **b.** BMP-4
❒ **c.** FGF8
❒ **d.** Nodal
❒ **e.** Vg-1

## Vrai ou faux ?

Pour cette série d'exercices, la réponse se fait en deux temps : tout d'abord, étudiez les propositions **a** et **b**, et dîtes si elles sont « vraies » ou « fausses » ; ensuite, si les deux propositions sont « vraies », interrogez-vous sur la corrélation entre ces deux propositions : le lien de causalité symbolisé par la conjonction **car** est-il « vrai » ou « faux » ?

| | V | F |
|---|---|---|
| **15** **a.** La combinatoire régissant la composition des intégrines en sous-unités joue un rôle dans le comportement cellulaire | ❒ | ❒ |
| **car** | ❒ | ❒ |
| **b.** selon l'expression de certaines sous-unités, les propriétés d'adhérence peuvent être modifiées | ❒ | ❒ |

| | V | F |
|---|---|---|
| **16** **a.** L'acide hyaluronique est un protéoglycanne pouvant jouer un rôle dans les processus migratoires | ❒ | ❒ |
| **car** | ❒ | ❒ |
| **b.** cette molécule, en créant des appels d'eau, entraîne un gonflement des structures matricielles favorisant la migration cellulaire | ❒ | ❒ |

| | V | F |
|---|---|---|
| **17** **a.** La laminine et le collagène IV sont les constituants matriciels principaux de l'ensemble des tissus mésenchymateux | ❒ | ❒ |
| **car** | ❒ | ❒ |
| **b.** ces deux molécules sont capables de créer des réseaux interconnectés entre eux | ❒ | ❒ |

| | V | F |
|---|---|---|
| **18** **a.** Certains facteurs de croissance tels les FGFs peuvent être séquestrés et protégés d'une protéolyse à la surface cellulaire | ❒ | ❒ |
| **car** | ❒ | ❒ |
| **b.** ces facteurs en étant affins pour l'héparine, peuvent se lier à des protéoglycannes de surface | ❒ | ❒ |

| | V | F |
|---|---|---|
| **19** **a.** Plusieurs cellules en contact ne peuvent pas présenter de réponses fonctionnelles coordonnées à la suite d'un stimulus réceptionné par l'une de ces cellules | ❒ | ❒ |
| **car** | ❒ | ❒ |
| **b.** la propagation d'un signal activateur ne peut se propager que sous la forme d'un signal électrique entre cellules adjacentes | ❒ | ❒ |

| | V | F |
|---|---|---|
| **20** **a.** Les modifications d'expression des molécules d'adhérence sont irréversibles | ❒ | ❒ |
| **car** | ❒ | ❒ |
| **b.** les phénomènes de transition épithélio-mésenchymateuse peuvent s'accompagner de modifications affectant l'expression des cadhérines | ❒ | ❒ |

# Corrigés

## Questions à choix multiples

**1** ☒ **a.** Des protéoglycannes membranaires à héparanes peuvent se fixer à des molécules de structure de la matrice extracellulaire possédant des domaines de liaison à l'héparine et contribuer à l'immobilisation de cellule sur un substrat.

☒ **b.** Ils peuvent notamment canaliser des voies migratoires, certains d'entre eux pouvant exercer un rôle répulsif pour des cellules migrantes (chondroïtine sulfate/cellules des crêtes neurales).

☒ **c.** La présence d'héparanes branchés sur l'axe protéique des protéoglycannes rend possible l'existence de liaisons avec des facteurs de croissance affins pour l'héparine. Ces liaisons entraînent un stockage transitoire de ces facteurs et leur assurent un rôle de protection vis-à-vis d'agents protéolytiques matriciels.

❐ **d.** Un protéoglycanne peut comporter des GAGs différents (chondroïtine et héparane sulfate par exemple).

❐ **e.** L'acide hyaluronique est un GAG.

**2** ❐ **a.** Les GAGs ont une séquence linéaire.

❐ **b.** L'acide hyaluronique a la propriété, à la différence des autres GAGs, de ne pas contracter de liaison covalente avec des protéines.

❐ **c.** Les GAGs sont formés par un enchaînement n fois répété d'un motif associant un acétylhexosamine à un acide uronique.

☒ **d.** La présence des groupements carboxyl des acides uroniques associée à l'existence de possibles sulfatations confère aux molécules une charge globalement négative.

❐ **e.** La présence d'un acide sialique terminal est observée au niveau des chaînes glucidiques constituant les groupements prosthétiques des glycoprotéines.

**3** ☒ **a.** Ce sont des molécules ubiquitaires abondantes représentant environ 25 % de la masse pondérale des mammifères.

❐ **b.** Il existe des collagènes trans-membranaires (exemple du collagène XVII présent au niveau des hémidesmosomes).

❐ **c.** C'est du collagène IV qui est agencé en un réseau lamellaire au niveau des lames basales.

☒ **d.** Actuellement, 18 collagènes différents ont été caractérisés.

☒ **e.** Les tripeptides sont du type Gly-X-Y, où Y est souvent une proline ou une hydroxyproline.

**4** ❐ **a.** Elle est constituée par trois chaînes polypeptidiques pouvant être l'objet d'épissage alternatif.

☒ **b.** Elle possède sur l'une de ses chaînes un motif RGD reconnu par les intégrines.

☒ **c.** Les molécules de laminine peuvent s'associer, former un réseau plus labile que celui constitué par le collagène IV et être en relation avec ce dernier.

☒ **d.** Par ses différentes chaînes qui comportent de nombreux domaines de liaison à des constituants matriciels, la laminine constitue un élément fondamental de l'organisation structurale des lames basales.

☒ **e.** Les liaisons qui s'établissent entre les cellules épithéliales et les constituants de la lame basale, notamment la laminine, sont déterminantes pour que s'exprime de façon optimale le phénotype épithélial.

**5** ☒ **a.** Sous forme insoluble, la fibronectine forme des oligomères fibrillaires au sein de la matrice extracellulaire des tissus conjonctifs ainsi qu'au contact de surfaces cellulaires.

❒ **b.** On la trouve également sous une forme soluble dans de nombreux liquides biologiques.

☒ **c.** La molécule sous sa forme soluble est un dimère dont les deux chaînes sont reliées entre elles par deux ponts disulfures dans la région C-terminale.

☒ **d.** Ces séquences sont reconnues par des intégrines membranaires mais elles ne constituent pas sur la molécule les seuls uniques sites de liaison cellulaire.

☒ **e.** Les fibrilles de fibronectine peuvent constituer des voies pour des cellules migrantes (exemple de la progression de l'endomésoderme sur le toit du blastocèle lors de la gastrulation chez les amphibiens).

**6** ❒ **a.** Ce sont des molécules strictement impliquées dans les liaisons cellules-cellules.

❒ **b.** Les liaisons contractées sont essentiellement de type homophilique, c'est-à-dire qu'une cadhérine d'un certain type ne pourra se lier qu'à une cadhérine du même type.

☒ **c.** Les liaisons intercellulaires dues à des cadhérines sont $Ca^{2+}$dépendantes.

☒ **d.** Ces distributions peuvent notamment se modifier au cours du développement embryonnaire.

❒ **e.** Les domaines C-terminaux intracellulaires des cadhérines sont en interaction avec des éléments cytosquelettiques que par l'intermédiaire de complexes moléculaires de liaison.

**7** ❒ **a.** Des liaisons cellules-cellules impliquant des intégrines peuvent exister par suite de liaisons avec des ligands membranaires de différentes natures (intégrines, immunoglobulines…).

☒ **b.** À l'exception de certaines situations pathologiques ou non (métastases, processus d'immigration), la survie des cellules épithéliales est directement liée au maintien de leur adhérence à la lame basale, adhérence pour laquelle les intégrines, en se liant à des molécules matricielles, jouent un rôle déterminant.

☒ **c.** Ces liaisons sont à faible affinité.

❒ **d.** La molécule est hétérodimérique formée par deux sous-unités $\alpha$ et $\beta$.

☒ **e.** En se liant de façon transitoire à des constituants matriciels comportant notamment des séquences RGD, les intégrines sont des acteurs moléculaires majeurs des processus migratoires.

**8** ❒ **a.** Exprimés au niveau des surfaces cellulaires, certains membres de cette superfamille participent à des fonctions de reconnaissance diverses, sans signification immunitaire.

❒ **b.** Elles peuvent contracter soit des liaisons homophiliques soit des liaisons hétérophiliques en ayant pour ligands des Ig d'un autre type ou des molécules d'une autre nature (intégrines par exemple).

☒ **c.** Le nombre de motifs peut, selon les molécules, varier de l'unité à la dizaine.

❐ **d.** Les liaisons $Ca^{2+}$ sont indépendantes, contrairement aux adhérences intercellulaires impliquant les cadhérines.

❐ **e.** Initialement, les expressions sont relativement larges, et ce n'est qu'au cours du développement que se manifestent progressivement des restrictions qui deviennent tissus-spécifiques chez l'adulte.

**9** ☒ **a.** Un canal fonctionnel est la structure résultant de la mise en contact de deux connexons constitués chacun de six connexines.

❐ **b.** Les jonctions communicantes ne permettent le passage de molécules selon leur taille et/ou leur nature, que de cellule à cellule.

☒ **c.** Selon les connexines ciblées, le développement embryonnaire peut être plus ou moins perturbé et entraîner de graves malformations chez l'embryon.

☒ **d.** Le passage possible de seconds messagers permet une coordination fonctionnelle de réponse entre cellules adjacentes, suite ou non à un stimulus, même si le changement comportemental n'affecte initialement qu'une seule cellule (ex : rôle dans la coordination des cellules musculaires lisses de l'utérus pendant l'accouchement).

☒ **e.** Des groupes de cellules ou des territoires cellulaires peuvent présenter des comportements d'ensemble pour la raison exprimée en **d.**. Ceci est particulièrement vérifié pour de nombreux tissus embryonnaires soumis à des remodelages continuels.

**10** ☒ **a.** ❐ **b.** ☒ **c.** ☒ **d.** ❐ **e.**

**11** ❐ **a.** ☒ **b.** ❐ **c.** ❐ **d.** ❐ **e.**

**12** ☒ **a.** ❐ **b.** ❐ **c.** ❐ **d.** ❐ **e.**

**13** ❐ **a.** ❐ **b.** ❐ **c.** ❐ **d.** ☒ **e.**

**14** ❐ **a.** ☒ **b.** ❐ **c.** ☒ **d.** ☒ **e.**

## Vrai ou faux ?

**15** **a.** Vrai **b.** Vrai La relation proposée entre ces deux propositions est vraie.
L'association des diverses sous-unités α et β est à l'origine d'une famille de molécules hétérodimériques dont les membres, en fonction de leur composition en sous-unités, présentent des affinités différentielles vis-à-vis de différents ligands essentiellement matriciels.

**16** **a.** Faux **b.** Vrai
L'acide hyaluronique n'est pas un protéoglycanne mais un glycosaminoglycanne (GAG) qui, à la différence des autres GAGs, ne contracte pas de liaison covalente avec des chaînes polypeptidiques. Par sa forte capacité d'imbibition

hydrique, il provoque le gonflement des structures matricielles où il est présent et permet ainsi la création d'espaces favorisant des migrations cellulaires.

**17** **a.** Faux **b.** Vrai
Le collagène IV et la laminine sont localisées au niveau d'une structure matricielle particulière, les lames basales et ne sont donc pas réparties dans l'ensemble du compartiment matriciel des tissus mésenchymateux. Leur capacité à former des réseaux interconnectés renforcent le rôle de soutien rempli par les lames basales qui constituent notamment le soubassement des structures épithéliales.

**18** **a.** Vrai **b.** Vrai La relation proposée entre ces deux propositions est vraie.
Des héparanes sulfates peuvent être parmi les GAGs constitutifs des protéoglycannes, notamment ceux présents au niveau des surfaces cellulaires. Des facteurs de croissance affins pour l'héparine tels les FGFs peuvent ainsi être séquestrés par des protéoglycannes de surface en se liant aux héparanes, et être assurés d'une certaine protection vis-à-vis de possibles protéolyses.

**19** **a.** Faux **b.** Faux
Des cellules jointives peuvent développer entre elles des jonctions communicantes par lesquelles, en fonction de leur nature et de leur taille, certains constituants cytoplasmiques peuvent passer. Parmi les molécules concernées, peuvent exister des seconds messagers qui permettent la transmission d'un signal dans un groupe plus ou moins restreint de cellules à partir d'une ou quelques cellules ayant été soumises à un stimulus. Ce type de coordination fonctionnelle cellulaire ne fait nullement appel à la transmission d'un signal de nature électrique.

**20** **a.** Faux **b.** Vrai
Contrairement à l'énoncé de la première proposition, il existe une labilité dans les expressions des molécules d'adhérence. Ceci est notamment vrai en ce qui concerne les intégrines dans des contextes d'immobilisation/migration, mais également lors de phénomènes de transition épithélio-mésenchymateuses où une succession d'expression/extinction de molécules d'adhérence peut se manifester (cas de la N-cadhérine lors des changements de comportement affectant les cellules des crêtes neurales).

# 9 Déterminations embryonnaires : données générales

**Plan**



**Objectifs**

- Comprendre les notions d'induction et de compétence
- Connaître la nature, le mode de réception et la transmission d'un message inducteur
- Comprendre la place de l'induction dans le phénomène de la détermination
- Apprécier les organogenèses comme une cascade d'inductions successives
- Réaliser que la détermination du système nerveux chez les Vertébrés résulte d'une induction par défaut

## Cours

### 9.1 INDUCTION ET COMPÉTENCE

La plupart des cellules formant les territoires présomptifs (*cf. chap. 7.1.3*) ne sont pas encore définitivement engagées dans une voie de différenciation. Au cours de cet engagement qui correspond au « *commitment* » des Anglo-Saxons, deux états successifs sont habituellement distingués : un état spécificié, caractérisé par sa possible réversibilité, et un état déterminé irréversible, conduisant à une différenciation spécifique (Encart 9.1).

### Encart 9.1

### Spécification et détermination

La spécification, première phase de l'engagement cellulaire dans une voie de différenciation spécifique, se distingue de la détermination, par le fait que les cellules spécifiées peuvent, sous l'influence de facteurs externes, se différencier d'une manière autre que celle à laquelle elles étaient destinées. Révélant leur caractère engagé dans une voie de différenciation, ces cellules sont capables d'autodifférenciation à condition que le milieu où elles se trouvent soit neutre, c'est-à-dire non susceptible de fournir des stimuli capables de modifier la voie dans laquelle le processus de différenciation est engagé. Ce cas peut être réalisé expérimentalement lors de cultures *in vitro* par exemple. En revanche des cellules déterminées, placées dans un environnement non neutre (greffe ectopique par exemple), sont capables de s'auto-différencier sans modification de leur destinée initiale. L'engagement dans la voie puis les processus de différenciation sont devenus irréversibles.

## 9.1.1 Champs morphogénétiques

Bien étudiés chez les Amphibiens, les processus conduisant à ce que des cellules possédant encore de larges potentialités de différenciation deviennent des cellules pour lesquelles une voie de différenciation future est établie, constitue le phénomène de la **détermination**. Ainsi, chez des espèces où le pouvoir de régulation totale des déficiences est maintenu jusqu'à des stades précoces de la gastrulation (*cf. Annexe 2 § 1*), on constate que ce pouvoir est perdu chez les neurulas. Les embryons à ce stade possèdent des zones corporelles dont les destinées de différenciation sont fixées. Ces zones sont désignées sous le terme de **champs morphogénétiques**. Les cellules les constituant ont subi une détermination qui s'est réalisée par un processus appelé **induction**.

**Territoires présomptifs** —— *Détermination par induction* ——→ **Champs morphogénétiques**

Les populations cellulaires formant ces champs morphogénétiques, en étant engagées dans des voies de différenciations spécifiques, peuvent s'auto-différencier si elles sont expérimentalement isolées. Leur mise en culture *in vitro*, ou leur greffe en position ectopique chez des animaux receveurs, a permis d'établir des cartes de champs morphogénétiques (Figure 9.1) qui font suite à celles des territoires présomptifs établies à des stades plus précoces (cf. Figure 7.4).

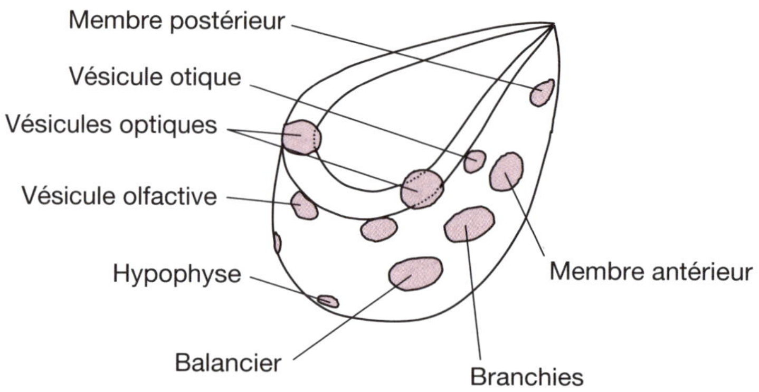


**Figure 9.1** Cartes des champs morphogénétiques présents dans une neurula de triton.

Une ligature séparant les régions antérieure et postérieure d'une neurula confirme qu'à ce stade, le pouvoir d'une régulation globale des déficiences a disparu et que des déterminations affectant des régions corporelles bien délimitées se sont produites. En effet, la région antérieure donne naissance à des formations céphaliques avec la différenciation de diverses placodes sensorielles, cependant que la région postérieure voit se mettre en place des membres et une structure caudale. Néanmoins, à ce stade, il subsiste encore un certain pouvoir de régulation susceptible de se manifester à l'intérieur des champs morphogénétiques. Ainsi, après l'ablation de la moitié d'un champ de membre, une patte complète se formera quand même, bien que de taille réduite. Il persiste donc, pendant un temps limité, un pouvoir de régulation partielle intra-champ morphogénétique.

### 9.1.2 Notion d'induction

Les contacts qui s'exercent entre populations cellulaires au cours de l'embryogenèse sont à l'origine de nombreuses déterminations. Un territoire possédant des caractères particuliers peut être considéré comme un **territoire inducteur** si, suite à son contact, des cellules non encore déterminées constituant un autre territoire, le deviennent. Ce territoire qui subit l'induction est désigné sous le terme de territoire compétent. Ceci implique que des signaux en provenance du territoire inducteur sont réceptionnés par le **tissu compétent**. Suite à cette induction, le territoire induit devient un territoire déterminé qui sera capable, le cas échéant, de se comporter à son tour comme un territoire inducteur (Figure 9.2). Une cascade d'inductions peut ainsi se constituer et être à l'origine d'une suite d'événements clés, responsables de l'organogenèse (*cf. chap. 9.3*).

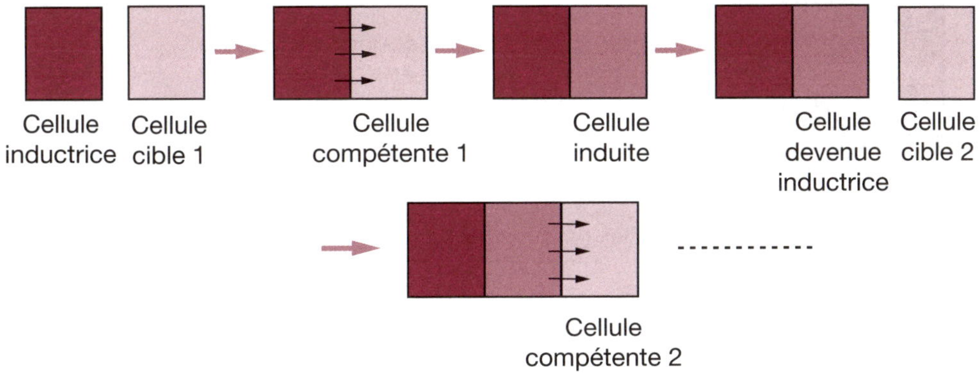


**Figure 9.2** Suite d'inductions conduisant à des déterminations successives.

Classiquement deux types d'induction sont distingués :

- **Induction instructive :** les signaux émis par le tissu inducteur spécifient la voie dans laquelle le tissu compétent est amené à se différencier.
- **Induction permissive :** les signaux émis par le tissu inducteur conduisent le tissu compétent à s'engager dans sa voie de différenciation propre.

Cette distinction met en évidence le fait que les tissus compétents peuvent être engagés ou non, à des degrés divers, dans une voie de détermination. Dans le cas d'une induction permissive, les tissus compétents sont dans un état de prédétermination et le signal qu'ils reçoivent joue un rôle déclencheur pour que s'engagent les processus d'une différenciation déjà programmée. À l'inverse, dans le cas d'une induction instructive, le rôle du signal en provenance du territoire inducteur sera déterminant pour indiquer aux cellules cibles dans quel type de différenciation elles doivent s'engager (Encart 9.2).

## 9.1.3 Notion de compétence

Compte tenu des observations effectuées à propos des modalités de la détermination tissulaire, il est apparu que l'état physiologique dans lequel les cellules cibles se trouvent au moment où sont émis des signaux de la part de tissus avec lesquels elles sont en contact était primordial. La **compétence** correspond à l'état physiologique dans lequel sont des cellules. Cet état peut les rendre aptes à répondre à des signaux émis par un tissu inducteur.

Différents niveaux de régulation peuvent moduler les possibilités de réponse d'une cellule cible à des signaux provenant d'une cellule inductrice (Figure 9.3).

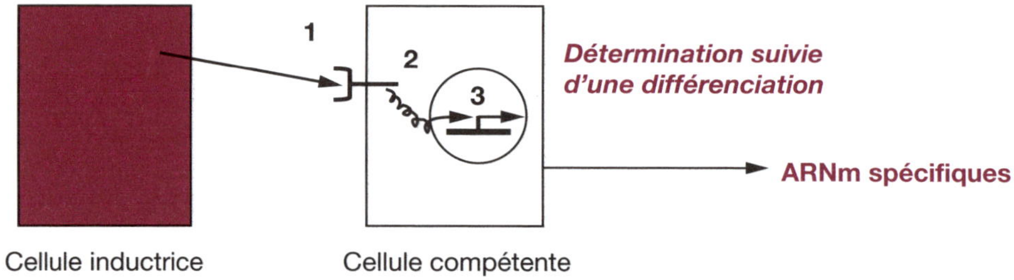


**Figure 9.3** Niveaux de régulation affectant un signal inducteur.

Une cellule cible peut ne pas répondre à un signal provenant d'une cellule inductrice soit

- (1) par une absence d'expression de récepteurs membranaires,
- (2) par une voie de transduction de signal non encore mise en place malgré la présence de récepteurs membranaires,
- (3) par l'absence de facteurs nécessaires pour réaliser une activation transcriptionnelle, malgré l'existence en amont des différents effecteurs indispensables à la réception et à la transduction du signal.

Ainsi, la compétence d'un tissu peut-elle varier dans le temps en fonction de l'état physiologique des cellules qui compose ce tissu. Cette propriété peut être illustrée dans l'exemple suivant : dans les conditions normales du développement, lors de la gastrulation, le cordo-mésoderme, en entrant en contact avec de l'ectoderme au cours des mouvements morphogénétiques, se comporte comme un tissu inducteur provoquant une détermination de type neural chez ce dernier. En contact avec du territoire présomptif ectodermique de blastula, le même matériel cordo-mésodermique n'induit aucune différenciation de type nerveux à partir de cet ectoderme.

Ceci signifie que les interactions entre tissus inducteurs et tissus compétents doivent s'effectuer à des moments chronologiques précis au cours du développement, ce qui implique la présence **synchrone** de ces tissus dans des régions scrupuleusement définies de l'embryon.

Complétant ces observations, il a été montré expérimentalement chez l'amphibien, par des xénogreffes ou par l'utilisation *in vitro* d'inducteurs hétérologues, que des tissus compétents étaient capables de réponses stéréotypées correspondant à des différenciations phénotypiques identiques, ceci indépendamment de la nature du tissu inducteur utilisé.

En règle générale, on constate que la compétence peut être considérée comme un état d'autodétermination plus ou moins affirmé pour lequel, lié à la présence de certains facteurs essentiellement cytoplasmiques, des cellules sont à même de fournir des réponses spécifiques à des signaux parfois peu spécifiques émis par des territoires inducteurs. Ainsi, en fonction de la mise en place de déterminations à des stades plus ou moins précoces du développement, il est possible de distinguer classiquement des développements d'**œufs mosaïques** ou **à régulation** (Encart 9.2).

**Encart 9.2**

**Déterminations précoces ou tardives : deux types de développement des œufs**

Les déterminations embryonnaires peuvent avoir deux origines non exclusives entre elles :
– soit des déterminants cytoplasmiques particuliers, ségrégés précocement au cours de la segmentation, peuvent conditionner la destinée des cellules qui les contiennent. L'embryon est constitué dans ce cas de cellules dont le devenir est défini dès le début du développement. Ces déterminations cellulaires « endogènes » sont responsables d'un type de **développement d'œufs** désigné sous le terme de **mosaïque** (ex : Annélides, Mollusques…),
– soit se trouvent privilégiés, durant différentes phases du développement et notamment lors de mouvements morphogénétiques, des contacts intercellulaires au cours desquels des signaux inducteurs peuvent être émis, échangés et être à l'origine de déterminations. Celles-ci se mettent en place progressivement, ce qui s'accompagne d'une certaine labilité des devenirs cellulaires sur des périodes variables. Ce cas correspond aux **œufs** dits **à régulation** (cas de nombreux Vertébrés).

## 9.2 LES SIGNAUX INDUCTEURS

### 9.2.1 Modes de transmission des signaux

Deux grands types de mode de transmission ont été mis en évidence :

- soit l'information provenant au niveau de la cellule cible s'effectue par l'intermédiaire d'un facteur soluble produit par la cellule inductrice et secrété dans son environnement immédiat. Ceci correspond à une **interaction paracrine** et constitue le cas le plus fréquent (Figure 9.4 A),
- soit le signal inducteur nécessite un contact direct entre deux cellules, un constituant membranaire de la cellule inductrice étant reconnu par un récepteur membranaire porté par la cellule cible. Cette modalité est désignée sous le terme d'**interaction juxtacrine** (Figure 9.4 B).

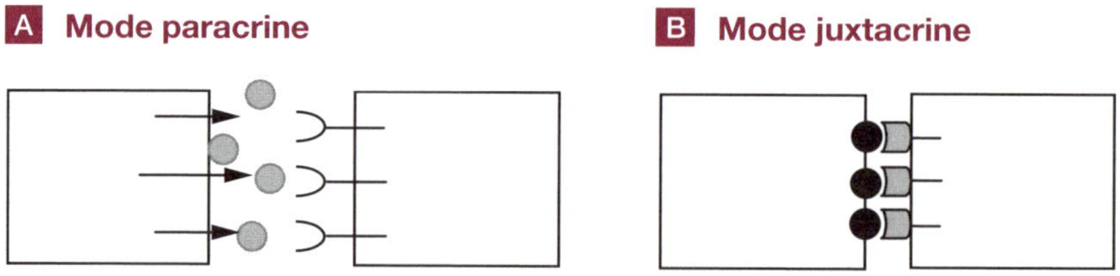


**Figure 9.4** Modes paracrine (**A**) et juxtacrine (**B**) de transmission d'un signal inducteur.

Il est à noter que les inductions impliquées dans l'organogenèse sont généralement dues à un nombre restreint de facteurs paracrines, ceux-ci engendrant des réponses spécifiques variées de la part des tissus compétents. Ces facteurs ont été décrits dans le chapitre précédent 8 et sont le plus souvent des membres de familles de facteurs de croissance (FGFs et TGFβ) mais peuvent aussi être des isoformes de familles moléculaires telles que Wnt ou Hedgehog. Parmi les effecteurs impliqués dans des signaux ayant pour origine un contact entre cellules, on retiendra les liaisons entre les récepteurs Notch et Eph et leurs ligands respectifs Delta/Serrate et Ephrine.

## 9.2.2 Réception des signaux inducteurs et ses conséquences

De manière générale, la liaison d'un ligand – qu'il soit soluble ou membranaire – à son récepteur présent à la surface d'une cellule cible engendre un changement conformationnel de ce dernier. Ceci est à l'origine d'un signal qui entraîne une cascade d'activations de divers constituants cytoplasmiques conduisant au final à des modifications importantes dans le comportement de la cellule cible. Ce phénomène de **transduction de signal** se manifeste le plus souvent par des phosphorylations successives occasionnées par la mise en jeu de **kinases**, mais aussi par des changements de concentration de **seconds messagers** ($Ca^{2+}$, AMPc, IP3…). En bout de chaîne peuvent se produire :

- soit des entrées de kinases dans le noyau, celles-ci modifiant le comportement de facteurs de transcription,
- soit une libération et/ou une activation d'un facteur de transcription présent dans le cytoplasme, sequestré ou non à un complexe (exemple de la β-caténine activée par la voie Wnt).
- soit l'activation de récepteurs nucléaires qui se comporteront alors en facteurs de transcription (activations par les hormones stéroïdes ou l'acide rétinoïque par exemple).

De manière simplifiée, quelques-unes des voies de signalisation majeures activées lors des processus embryogénétiques sont présentées ci-dessous. Elles possèdent toutes en commun le fait que la fixation d'un ligand sur leur récepteur engendre des signaux cytoplasmiques formés par une succession complexe d'événements ayant des effets multiples sur le comportement de la cellule réceptrice.

Plusieurs voies de signalisation peuvent être mises simultanément en action et ne pas aboutir à la seule activation de facteurs de transcription exerçant un rôle régulateur dans l'expression de gènes spécifiques. Ainsi, des changements au niveau du cytosquelette peuvent se produire et modifier la morphologie ou le comportement migratoire d'une cellule (exemple de la voie Wnt où la protéine Disheveled en étant activée, non seulement entraîne indirectement la libération de la β-caténine, mais en étant en interaction avec la protéine Rho, provoque des modifications au niveau du cytosquelette microfilamentaire).

### 9.2.3 Principales voies de signalisation

#### *Voie à partir de récepteurs à activité tyrosine-kinase (RTK)*

Les RTK sont des récepteurs présentant des spécificités de liaison vis-à-vis de ligands appartenant à des familles de facteurs de croissance tels le FGF ou l'EGF. La fixation du ligand sur le récepteur entraîne une dimérisation de ce dernier (Figure 9.5 A). Une activation se produit par une phosphorylation réciproque de résidus tyrosine présents dans le domaine intracytoplasmique de chacun des récepteurs. Ceci constitue le point de départ d'une transduction de signal. Les récepteurs phosphorylés sont reconnus par des molécules adaptatrices qui permettront l'activation d'une protéine G monomérique appelée Ras. Celle-ci initie une cascade de phosphorylations qui s'achève par la phosphorylation d'une protéine ERK (pour « *Extracellular-signal-Regulated Kinase* »), anciennement désignée sous le terme de MAP kinase. Cette dernière pénètre dans le noyau et permet l'activation de certains facteurs de transcription en les phosphorylant.

#### *Voie à partir de récepteurs à TGFβ*

La liaison d'un ligand appartenant à la superfamille des TGFβ sur un récepteur dit de type II provoque la dimérisation de ce dernier avec un récepteur dit de type I (Figure 9.5 B). Des résidus sérine/thréonine du domaine intracytoplasmique du récepteur de type I sont phosphorylés par une activité Ser/Thr kinase développée par le récepteur de type II. Des activations par phosphorylation se poursuivent avec pour cibles des protéines Smad qui, en pénétrant dans le noyau, se comportent en facteurs de transcription. Selon la nature du ligand (BMP, activine, TGFβ...), ce sont différentes protéines Smad qui sont activées.



#### *Voie Wnt*

Une protéine Wnt, en se liant sur le récepteur Frizzled (Figure 9.5 C), entraîne l'activation de la protéine Disheveled (Dsh). Cette dernière sous un état inactif, permet la phosphorylation par la « *Glycogen Synthase Kinase 3* » (GSK3) de la β-caténine qui, liée à un complexe, est dégradée par le système protéolytique du protéasome.

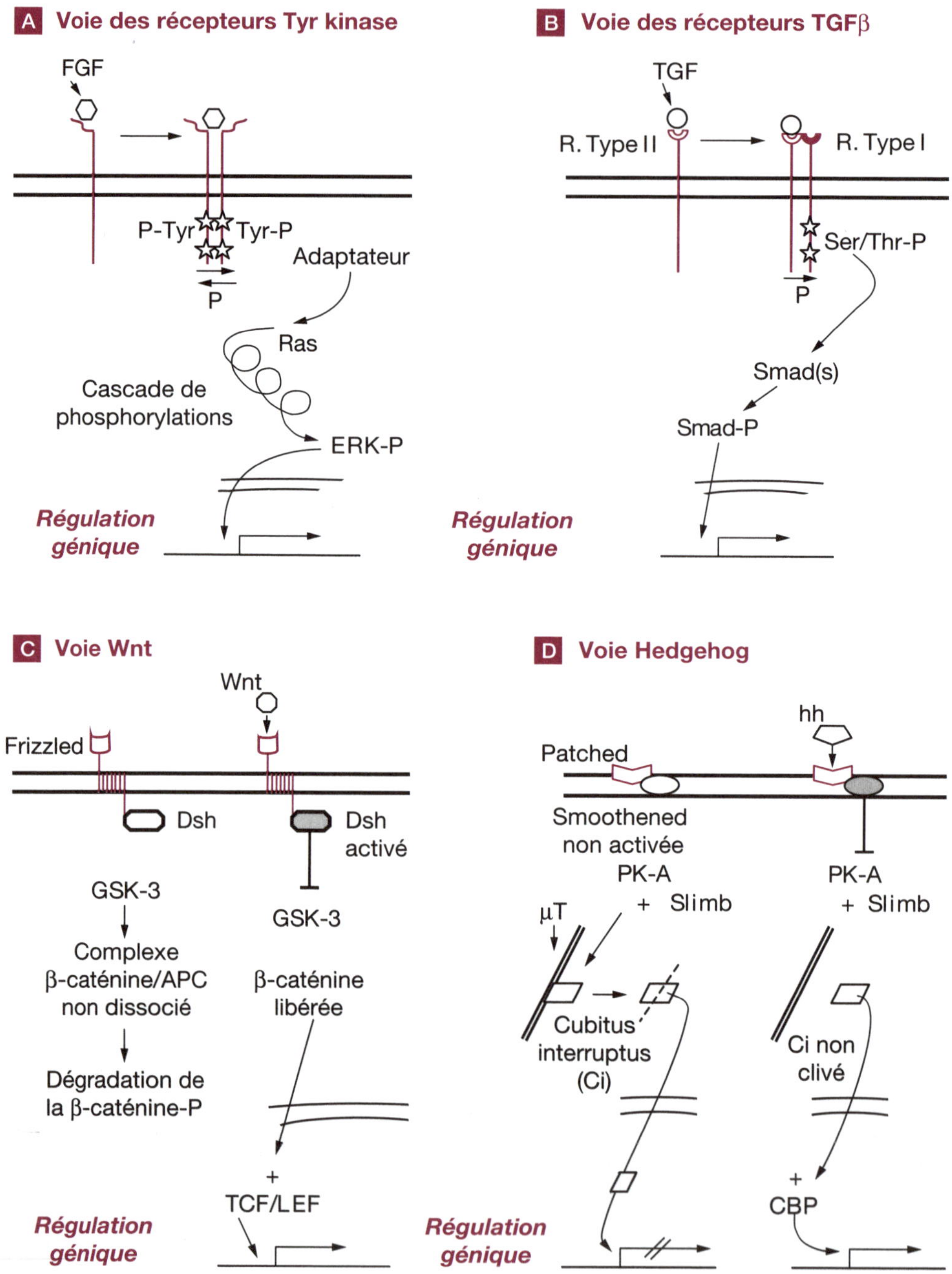


**Figure 9.5** Voies de transmission de signal à partir de l'activation de divers récepteurs membranaires par des ligands solubles

Activée, Dsh inhibe GSK3, ce qui libère la β-caténine du complexe. Celle-ci pénètre alors dans le noyau, et en se liant avec une molécule TCF ou LEF, permet l'activation de certains gènes.

### Voie Hedgehog

La protéine Hedgehog (hh) de la drosophile et ses homologues comme Sonic hedgehog (Shh) chez les Vertébrés, se lient à un récepteur Patched (Figure 9.5 D). En absence de ligand, la protéine Smoothened est inactive, ce qui permet une action concertée de la protéine kinase A (PKA) et de la protéine Slimb pour cliver la protéine Cubitus interruptus (Ci) liée à l'appareil microtubulaire. Le fragment de Ci pénètre dans le noyau et réprime des gènes activables par la voie Hedgehog. (Chez les Vertébrés, les **protéines Gli** sont les homologues de Ci).

La liaison d'un ligand sur Patched active Smoothened qui inhibe alors la PKA et Slimb. Ci se détache alors dans son intégralité des microtubules, pénètre dans le noyau et associée à une protéine CBP, active la transcription de gènes initialement réprimés.

### Voie Delta/Notch

Cette voie est activée par suite d'une interaction de type juxtacrine (Figure 9.6). Des ligands membranaires Delta (ou Serrate et Jagged), en se liant au récepteur transmembranaire Notch, provoquent l'attaque du domaine intracytoplasmique de Notch par la protéase Presenilin-1. Le fragment libéré pénètre dans le noyau où il se lie à un élément réprimant un facteur de transcription de la famille CSL. La formation de ce complexe entraîne la dé-répression du facteur et l'activation de gènes cibles.

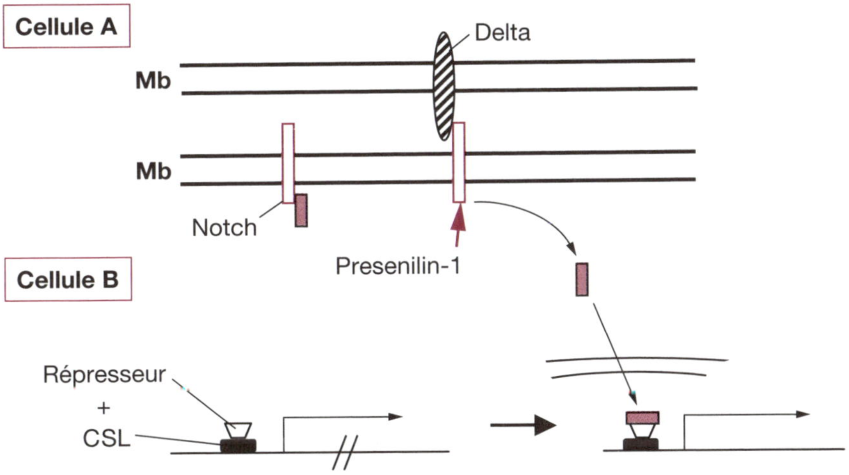


**Figure 9.6** La voie Notch, exemple d'interaction juxtacrine.
Le contact de la cellule A portant le ligand Delta avec la cellule cible B exprimant Notch entraine dans cette dernière le clivage de la portion intracytoplasmique de Notch.

## 9.3 DÉTERMINATION DU SYSTÈME NERVEUX

### 9.3.1 Nécessité d'un contact entre ectoderme et cordomésoderme

Chez les Amphibiens, la formation du système nerveux s'observe à partir de la région ectodermique dorsale en contact avec le plafond de l'archentéron constitué par la corde et une partie du matériel mésodermique paraxial (*cf. chap. 7.5.1*). Ce contact s'avère en fait nécessaire chez tous les Vertébrés pour que puissent se réaliser les processus inductifs responsables de la détermination neurodermique. Diverses observations comme celles résultant de l'expérience d'**exogastrulation** réalisée à partir d'œufs de triton attestent cette nécessité.

Le fait de placer de jeunes gastrulas déganguées dans une solution saline provoque une perturbation drastique de la gastrulation en inhibant les processus d'invagination affectant normalement les territoires endo- et mésodermique. Il se forme une **exogastrula** constituée par une masse de cellules ectodermiques à laquelle est suspendu, tel un battant de cloche, le matériel endo-mésodermique. Au niveau de ce dernier se différencient de façon organisée (Figure 9.7) des structures mésodermiques (corde, mésoderme somitique et céphalique, mésenchyme) entourées par de l'endoderme. L'ectoderme quant à lui reste sous un état indifférencié et aucune différenciation nerveuse n'est habituellement observée.

En reprenant les diverses observations concernant l'apparition d'un tissu neural, on en déduit que

- lorsqu'aucun contact n'existe entre l'ectoderme et le cordomésoderme, il y a absence de formations nerveuses (cas de l'exogastrula)
- lors d'un contact corde – ectoderme, une différenciation neurale est observée à partir du tissu ectodermique (cas normal)
- la greffe ectopique d'un territoire déterminé en cordomésoderme provoque l'apparition d'une plaque neurale surnuméraire (cas d'une greffe de lèvre dorsale de blastopore).

Ceci signifie que le cordo-mésoderme exerce un pouvoir neurogène sur l'ectoderme.

### 9.3.2 Nature de l'induction neurogène : une induction par défaut

Diverses observations ont été faites montrant que des cellules ectodermiques pouvaient, dans certaines conditions expérimentales, donner lieu à une différenciation neurale limitée sans avoir été préalablement en contact avec du matériel cordo-mésodermique. Ces données suggéraient que les cellules ectodermiques possédaient une certaine pré-détermination neurale et que l'induction dont était responsable la corde était du type permissif. En fait, des travaux réalisés durant les années 1990 ont montré que les cellules ectodermiques subissaient une induction épider-

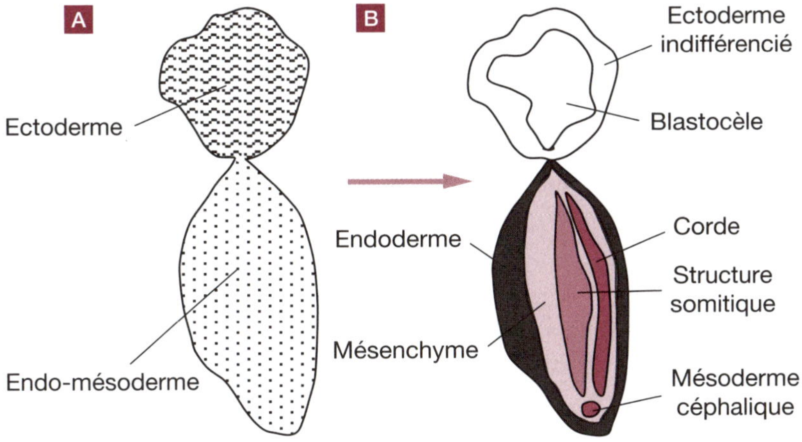


**Figure 9.7** Exogastrulation.

**A** : vue externe. Le matériel endo-mésodermique qui ne s'est pas invaginé forme une structure animée de mouvements morphogénétiques et rattachée à une masse ectodermique plissée.
**B** : coupe histologique longitudinale. La masse endo-mésodermique révèle une certaine organisation interne de structures mésodermiques différenciées mais est dépourvue, comme au niveau de la masse ectodermique, de structures neurales.

mique sous l'influence de divers facteurs dont le BMP4, et des molécules émises par le cordo-mésoderme comme noggin ou chordin, en inhibant l'action des facteurs épidermisant, permettaient aux cellules ectodermiques de présenter une différenciation neurale.

Ainsi, contrairement aux hypothèses émises initialement, l'induction neurale s'avère être **une induction par défaut** : les cellules ectodermiques situées en contact avec le plafond de l'archentéron, en ne recevant pas les signaux épidermisant, s'engagent par défaut dans la voie de la différenciation neurale.

## 9.3.3 L'induction neurale est régionalisée selon l'axe antéro-postérieur

La polarité antéro-postérieure de l'embryon s'exprime à travers la mise en place et la différenciation du système nerveux central. Cette caractéristique se manifeste dès les premières étapes de la neurulation (forme de la plaque neurale, épaisseur différente du neuroderme). Des expériences anciennes effectuées chez des amphibiens urodèles avaient montré que la différenciation des structures cérébrales antérieures et postérieures ainsi que des structures nerveuses troncale et caudale était due à une régionalisation de l'induction neurale.

Divers modèles explicatifs ont été proposés. On retiendra celui proposé par Nieuwkoop faisant appel à l'existence de deux types de signaux émis à partir du territoire cellulaire formant le centre de Spemann (*cf. Annexe 2*).

1 : Au cours de la gastrulation, des **signaux « verticaux »** seraient émis à partir du matériel endo-mésodermique progressant vers la région antérieure, en contact avec la face interne de l'ectoderme, et seraient responsables d'une **« activation » spécifiant le neuroectoderme selon un type antérieur** (Figure 9.8 A).

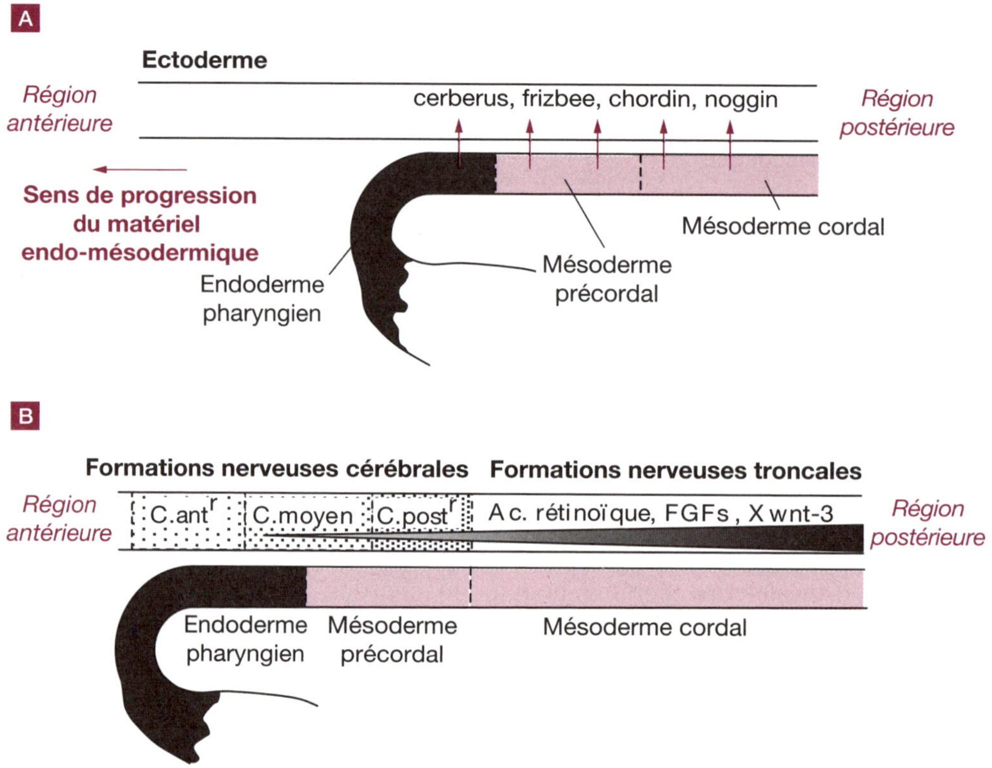


**Figure 9.8** Neuralisation de l'ectoderme dorsal chez les Amphibiens selon le modèle des deux signaux.

**A** : la progression dans les régions antérieures du matériel endo-mésodermique s'accompagne de signaux verticaux engendrant la neuralisation par défaut de l'ectoderme selon un type antérieur.

**B** : des signaux horizontaux ou tangentiels provenant du centre organisateur postérieurisent le neuroderme antériorisé.

Parmi les molécules identifiées comme intervenant dans ce premier type de signaux, citons noggin et chordin, molécules antagonistes du facteur épidermisant de l'ectoderme, BMP4, mais aussi, frizbee, inhibiteur des voies Wnt (*cf. Annexe 2, chap. 5*), et cerberus, ces deux dernières molécules étant spécifiquement impliquées dans les déterminations neurales céphaliques.

2 : Des **signaux « horizontaux ou tangentiels »**, en provenance du centre organisateur se distribueraient ultérieurement selon un gradient de diffusion, et provoqueraient la **« transformation » du neurectoderme antériorisé** en structures nerveuses troncales et caudales (Figure 9.8 B).

Issues du centre organisateur, des molécules comme l'acide rétinoïque mais aussi des FGFs et Xwnt-3 ont été identifiées comme responsables, de par leur gradient décroissant de diffusion depuis la région postérieure vers la région antérieure, des spécifications nerveuses troncale et caudale.

## 9.4 INDUCTION ET ORGANOGENÈSE

À titre d'illustration des concepts évoqués précédemment, sont développés ici deux exemples classiques d'organogenèse.

### 9.4.1 Organogenèse de l'œil des Vertébrés

Une succession de quatre inductions permet la mise en place des principales structures oculaires (Figure 9.9). Les modalités de l'organogenèse de l'œil ont été particulièrement bien précisées chez l'amphibien au stade du bourgeon caudal, stade qui succède à celui de la neurula.

- **Induction 1** : Sous l'action inductrice du mésenchyme issu du matériel mésodermique précordal, se forment deux **vésicules optiques** à partir de la deuxième vésicule céphalique, le diencéphale (Figure 9.9 A).
- **Induction 2** : Les vésicules s'évasent et deviennent des cupules optiques, reliées au diencéphale par un pédicule optique qui sera à l'origine du nerf optique. Les feuillets externes des cupules se plaquent contre la face interne de l'épiderme, et sont à l'origine d'une deuxième induction provoquant localement l'apparition d'un épaississement de l'épiderme correspondant aux **placodes cristalliniennes** (Figure 9.9 B).
- **Induction 3** : La placode cristallinienne se transforme en vésicule cristallinienne. Celle-ci envoie des signaux en direction de la cupule optique et provoque la différenciation de chacun des feuillets qui la composent : le feuillet interne sera à l'origine de la **rétine sensorielle** cependant que le feuillet externe deviendra la **couche rétinienne pigmentaire** (Figure 9.9 C).
- **Induction 4** : Le cristallin détaché de la couche épidermique se comporte en tissu inducteur en provoquant l'amincissement et l'éclaircissement de la couche épithéliale épidermique contre laquelle il est en contact. Cette dernière devient la **cornée** (Figure 9.9 D).

Par la suite, du tissu mésenchymateux s'infiltre d'une part, entre les diverses structures oculaires et participera à la formation de l'humeur vitrée, et sera d'autre part, à l'origine de la sclérotique.

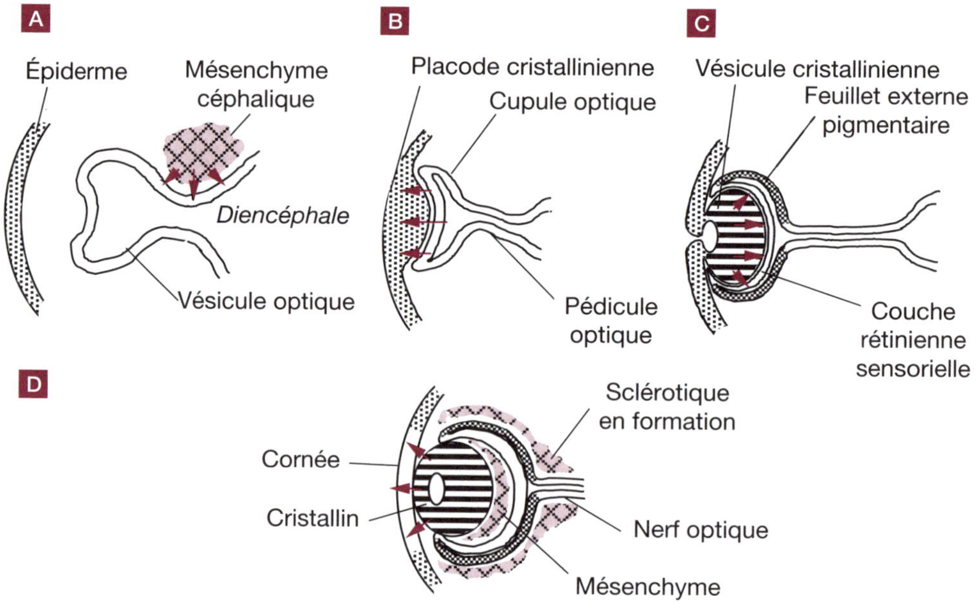


**Figure 9.9** Étapes principales de la formation de l'œil (→ signaux inducteurs).

## 9.4.2 Organogenèse de l'appareil urinaire chez les Vertébrés

Chez les Vertébrés, la mise en place de l'appareil urinaire est étroitement liée à celle de l'appareil génital. Les produits génitaux mâles sont en effet évacués par des canaux ayant, en partie, une origine commune avec celle de l'appareil excréteur.

Les reins se forment à partir d'un matériel mésenchymateux issu des pièces intermédiaires et désigné sous le terme de **blastème néphrétique** (Figure 9.10). Trois étapes peuvent être distinguées lors de la formation chez les Vertébrés.

**1 –** Tôt dans le développement (22$^{e}$ jour de gestation chez l'humain), un premier rein se forme dans la région antérieure du blastème. C'est le **pronéphros.** Il résulte d'une induction due à un conduit pronéphrétique qui se différencie sous les somites et de manière adjacente au blastème. Quelques tubules rénaux pronéphrétiques se forment et sont en relation avec le conduit correspondant à l'**uretère primaire** (ou **canal de Wolff**), qui progresse postérieurement vers la région cloacale (Figure 9.10 A). Le pronéphros n'est fonctionnel que chez les embryons des Vertébrés anamniotes (Poissons s.l. et Amphibiens).

**2 –** Plus tardivement, (au 25$^{e}$ jour chez l'humain), se différencie, postérieurement au pronéphros qui se résorbe, un rein secondaire ou **mésonéphros,** suite au contact du blastème avec l'uretère primaire qui se comporte comme un inducteur, (Figure 9.10 B). Chez les Anamniotes, le mésonéphros deviendra le rein définitif alors qu'il régresse

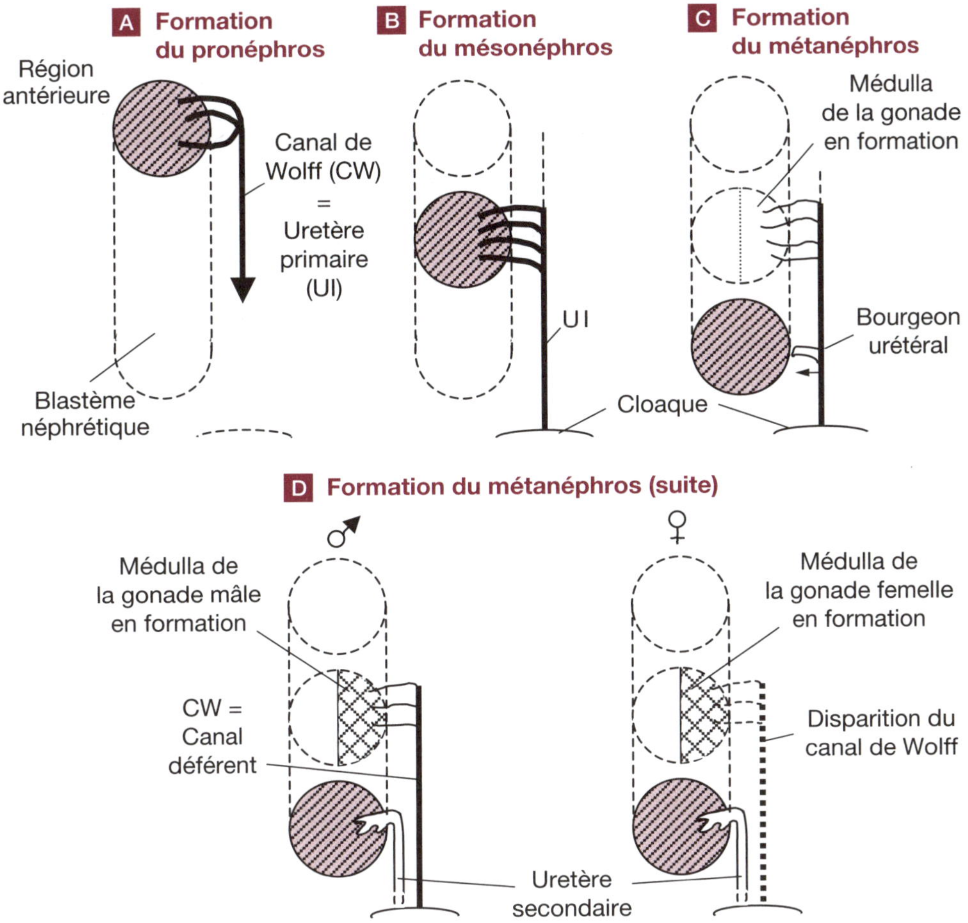


**Figure 9.10** Mise en place de l'appareil urinaire chez les Vertébrés amniotes

chez les Amniotes (Sauropsidés et Mammifères). Chez les Vertébrés mâles, il participe à la formation de la gonade : certains néphrons de la zone mésonéphrétique antérieure perdent leurs glomérules et se transforment en futurs canaux efférents (*cf. chap. 2.1.1*) qui assurent une connexion entre le territoire médullaire de la gonade indifférenciée et le canal de Wolff. Ce dernier devient potentiellement un **urospermiducte** assurant l'évacuation de l'urine et des produits génitaux. Cette double fonction persiste chez les Anamniotes adultes mâles cependant que chez les Amniotes mâles, le canal de Wolff perd la fonction urinaire et ne conserve que celle d'évacuer les produits génitaux mâles en devenant le **canal déférent** (Figures 9.10 C-D).

**3 –** Chez les Amniotes, exclusivement, se met en place un troisième rein, le **métanéphros,** situé postérieurement au territoire du mésonéphros qui perd sa fonction excrétrice mais participe à la constitution gonadique. Au contact du blastème métanéphrétique, l'uretère primaire émet un bourgeonnement, le **bourgeon urétéral** (Figure 9.10 C). Celui-ci pénètre dans le blastème et y émet des signaux inducteurs provoquant une condensation des cellules mésenchymateuses. Celles-ci envoient en retour des signaux entraînant l'apparition d'une ramification au niveau de l'extrémité du bourgeon urétéral. De proche en proche, par le jeu d'interactions inductrices entre les cellules du blastème et les extrémités des différentes bifurcations émises par le bourgeon, se mettra en place le réseau des tubules urinaires (Encart 9.3). Chaque condensation de cellules mésenchymateuses se transforme en figure en S qui évolue par la suite en capsule de Bowman. Les processus associés à cette néphrogenèse constituent un phénomène de **transition mésenchymato-épithéliale,** puisqu'à partir d'une organisation tissulaire mésenchymateuse, lâche et non organisée, se met en place une structure épithéliale formant les parois des néphrons. Le bourgeon urétéral se détache de l'uretère primaire, et progresse vers la vessie qui se forme à partir de la région cloacale. Un **uretère secondaire** est ainsi formé qui constitue, chez les amniotes, l'uretère définitif à fonction uniquement urinaire (Figure 9.10 D). Chez les mâles, le canal de Wolff, en relation avec l'ébauche gonadique, deviendra l'épididyme dans sa partie antérieure et le canal déférent dans sa région postérieure. Chez les femelles, ce canal disparaît, au profit du maintien du canal de Müller formé initialement dans les deux sexes à partir d'une invagination de l'épithélium cœlomique à la hauteur de pronéphros. Ce canal de Müller régresse totalement chez les mâles sous l'influence de l'hormone anti-müllérienne sécrétée par les cellules de Sertoli (*cf. chap. 4.2.1*), alors qu'il devient la structure d'évacuation des produits génitaux chez la femelle.

### Encart 9.3

### Inductions permissive et instructive lors de la néphrogenèse

Des expériences menées *in vitro* montrent la nature des inductions mises en cause. Un bourgeon urétéral se ramifie lorsqu'il est mis en contact avec du mésenchyme issu du blastème métanéphrétique. En revanche, aucune ramification n'apparaît lorsqu'un bourgeon est cultivé en présence de mésenchyme à l'origine des glandes salivaires.

Ceci signifie que l'induction des ramifications du bourgeon est dans les conditions normales de type instructif. Par ailleurs, un bourgeon tubulaire de glandes salivaires en contact avec du mésenchyme du blastème métanéphrétique provoque, chez ce dernier, l'apparition de tubes rénaux, ce qui signifie que l'induction produite par le bourgeon urétéral est de type permissif.

## Questions à choix multiples

**1** Les inductions

❒ **a.** se réalisent par le jeu d'interactions cellulaires
❒ **b.** transforment un champ morphogénétique en un territoire présomptif
❒ **c.** se manifestent par l'émission de signaux ayant pour cibles des cellules compétentes
❒ **d.** se réalisent à des moments précis au cours de l'embryogenèse
❒ **e.** entraînent un état de détermination pour les tissus induits

**2** L'état de compétence

❒ **a.** caractérise des cellules exerçant un pouvoir inducteur
❒ **b.** est un état physiologique cellulaire stable dans le temps
❒ **c.** peut être soumis à différents niveaux de régulation
❒ **d.** est nécessaire pour qu'une cellule soit induite
❒ **e.** s'exprime de façon différentielle selon les catégories cellulaires

**3** Les signaux inducteurs

❒ **a.** ne sont dus qu'à des interactions cellulaires de type paracrine
❒ **b.** sont à l'origine de la transduction d'un signal au sein des cellules compétentes
❒ **c.** peuvent ne pas revêtir une grande spécificité
❒ **d.** provoquent la détermination d'une cellule cible quel que soit l'état physiologique de celle-ci
❒ **e.** ne provoquent que des modifications des expressions géniques dans la cellule cible

**4** Concernant les principales voies de signalisation

❒ **a.** les facteurs appartenant à la famille des TGFβ se fixent sur des récepteurs à activité tyrosine-kinase
❒ **b.** la voie Notch est activée par une interaction de type paracrine
❒ **c.** la transmission d'un signal causée par des FGFs implique l'activation de molécules Smad
❒ **d.** la voie Delta/Notch fait intervenir la β–caténine
❒ **e.** la protéine Disheveled (Dsh) activée empêche directement la dégradation de la β–caténine

Questions 5 à 7. Soit les récepteurs membranaires suivants :

**a.** Patched
**b.** Frizzled
**c.** Notch
**d.** Eph
**e.** RTK

**5** À quel récepteur se lient des ligands Wnt ?

❒ **a.** ❒ **b.** ❒ **c.** ❒ **d.** ❒ **e.**

**6** À quel récepteur se lient des ligands de la famille Hedgehog ?

❒ **a.** ❒ **b.** ❒ **c.** ❒ **d.** ❒ **e.**

**7** À quel récepteur se lient des ligands de la famille des FGF?

❒ **a.** ❒ **b.** ❒ **c.** ❒ **d.** ❒ **e.**

**8** Concernant la formation de l'œil chez les Vertébrés,

❒ **a.** elle implique au moins 4 inductions majeures
❒ **b.** les vésicules optiques se forment à partir du télencéphale
❒ **c.** le matériel mésodermique de la corde exerce la première induction responsable de la formation des vésicules optiques
❒ **d.** les placodes cristalliniennes se forment à partir d'un épaississement des feuillets externes des vésicules optiques
❒ **e.** la formation de la cornée est due à une induction exercée par le cristallin sur l'épiderme

**9** Concernant la formation de l'appareil urinaire chez les Vertébrés amniotes,

❒ **a.** elle ne s'effectue qu'après une différenciation fonctionnelle d'un pronéphros
❒ **b.** l'uretère primaire est responsable de l'induction conduisant à la différenciation du blastème mésonéphrétique
❒ **c.** le bourgeon urétéral se forme à partir de l'uretère primaire suite à un signal inducteur ayant pour origine le blastème mésonéphrétique
❒ **d.** une condensation de cellules mésenchymateuses du blastème métanéphrétique se manifeste suite à des signaux inducteurs originaires de l'extrémité du bourgeon urétéral
❒ **e.** elle illustre un processus de transition mésenchymato-épithéliale

## Vrai ou faux ?

Pour cette série d'exercices, la réponse se fait en deux temps : tout d'abord, étudiez les propositions **a** et **b**, et dîtes si elles sont « vraies » ou « fausses » ; ensuite, si les deux propositions sont « vraies », interrogez-vous sur la corrélation entre ces deux propositions : le lien de causalité symbolisé par la conjonction **car** est-il « vrai » ou « faux » ?

| | V | F |
|---|---|---|
| **10** **a.** L'induction est un état physiologique transitoire permettant de rendre un tissu apte à répondre à des signaux émis par un tissu compétent | ❐ | ❐ |
| **car** | ❐ | ❐ |
| **b.** l'efficacité d'un contact entre tissus compétent et inducteur n'est valable que pendant une période limitée du développement | ❐ | ❐ |

| | V | F |
|---|---|---|
| **11** **a.** La formation de l'œil chez les Vertébrés nécessite la présence du mésoderme précordal | ❐ | ❐ |
| **car** | ❐ | ❐ |
| **b.** le tissu mésenchymateux céphalique issu du matériel précordal a une influence inductrice sur la formation du cristallin | ❐ | ❐ |

| | V | F |
|---|---|---|
| **12** **a.** L'ablation chez une jeune neurula d'Amphibien de la moitié du champ morphogénétique d'une patte empêche la formation complète d'un membre chez l'adulte | ❐ | ❐ |
| **car** | ❐ | ❐ |
| **b.** certains champs morphogénétiques, une fois leur détermination faite, ne possèdent plus de pouvoir de régulation | ❐ | ❐ |

| | V | F |
|---|---|---|
| **13** **a.** Dans un environnement non neutre, des cellules spécifiées peuvent présenter une différenciation autre que celle à laquelle elles étaient destinées | ❐ | ❐ |
| **car** | ❐ | ❐ |
| **b.** des cellules greffées de façon ectopique ne sont capables de se différencier de façon autonome que si elles sont déterminées | ❐ | ❐ |

| | V | F |
|---|---|---|
| **14** **a.** L'activation de la voie de signalisation Delta/Notch est de nature paracrine | ❐ | ❐ |
| **car** | ❐ | ❐ |
| **b.** c'est à la suite d'un contact entre cellules que, s'associant à des facteurs nucléaires, la β-caténine se comporte comme un facteur de transcription | ❐ | ❐ |

| | V | F |
|---|---|---|
| **15** **a.** La détermination conduisant à la différenciation du tissu nerveux est dite par défaut | ❐ | ❐ |
| **car** | ❐ | ❐ |
| **b.** c'est l'inhibition de facteurs épidermisant qui permet la différenciation nerveuse | ❐ | ❐ |

# Corrigés

## Questions à choix multiples

**1** ☒ **a.** Ces interactions peuvent ou non s'exercer par contact direct entre les cellules

❐ **b.** C'est l'inverse qui est vrai

☒ **c.** Ces signaux sont émis par des cellules inductrices

☒ **d.** Ceci implique que les tissus en interaction soient en contact entre eux à des moments précis, moments qui sont généralement de courte durée

☒ **e.** Les tissus induits en acquérant des spécificités nouvelles, suite à leur détermination, peuvent à leur tour se comporter en tissus inducteurs

**2** ❐ **a.** Cet état caractérise les cellules aptes à recevoir un signal inducteur

❐ **b.** Les cellules ne présentent généralement qu'une fenêtre étroite de temps durant laquelle elles sont aptes à recevoir et à interpréter un signal inducteur

☒ **c.** La compétence d'une cellule ne peut réellement s'exprimer que si les différents niveaux de réponse sont opérationnels (présence de récepteurs, mise en place des éléments nécessaires à la transduction du signal, acteurs nucléaires agissant sur l'activité génique…)

☒ **d.** Si l'un des niveaux évoqués dans **c** est défaillant, la cellule n'est pas compétente, c'est-à-dire qu'elle est incapable de répondre au signal inducteur

☒ **e.** Les cellules compétentes peuvent être plus ou moins engagées dans une voie de détermination et selon ce degré d'avancement, l'induction sera instructive ou permissive

**3** ❐ **a.** Des interactions de type juxtacrine peuvent être inductrices

☒ **b.** L'efficacité de la réponse au signal inducteur nécessite que la chaîne des constituants moléculaires impliqués dans la transduction du signal soit opérationnelle

☒ **c.** Des signaux hétérologues peuvent être inducteurs. La spécificité de la réponse à ce type de signaux est associée à l'état de compétence de la cellule induite

❐ **d.** Il faut que la cellule cible soit physiologiquement apte à recevoir le signal inducteur c'est-à-dire dans un état compétent

❐ **e.** La cascade d'activations résultant de la réception d'un signal inducteur peut interférer avec certains constituants moléculaires n'agissant pas sur les expressions géniques (exemple : réarrangement du cytosquelette)

**4** ❒ **a.** Ce sont les facteurs de la famille des FGF qui se fixent sur ce type de récepteur

❒ **b.** C'est une interaction de type juxtacrine, les ligands de Notch (Delta, Serrate) étant des molécules présentes à la surface des cellules inductrices

❒ **c.** Les molécules Smad font partie des constituants moléculaires activés par la fixation des membres de la famille des TGFβ sur leurs récepteurs

❒ **d.** C'est la voie Wnt dans laquelle la β-caténine joue un rôle déterminant

❒ **e.** Ceci se fait indirectement. Dsh, activé par la fixation de Wnt sur le récepteur Frizzled, inhibe la GSK3 qui, lorsqu'elle est active, phosphoryle la β-caténine, ce qui entraîne la dégradation de cette dernière par le protéasome

**5** ❒ **a.** ☒ **b.** ❒ **c.** ❒ **d.** ❒ **e.**

**6** ☒ **a.** ❒ **b.** ❒ **c.** ❒ **d.** ❒ **e.**

**7** ❒ **a.** ❒ **b.** ❒ **c.** ❒ **d.** ☒ **e.**

**8** ☒ **a.** Ces quatre inductions se soldent par la formation des vésicules optiques, du cristallin, des feuillets rétiniens et de la cornée

❒ **b.** C'est à partir du diencéphale

❒ **c.** C'est un tissu mésenchymateux issu du matériel mésodermique précordal qui exerce une induction sur le diencéphale

❒ **d.** Le cristallin se forme à partir de l'épiderme suite à une induction exercée sur celui-ci par les vésicules optiques

☒ **e.** Ceci illustre notamment qu'un tissu induit peut devenir à son tour inducteur

**9** ❒ **a.** Chez les Vertébrés, se forme un pronéphros qui n'est fonctionnel que durant les stades larvaires des Vertébrés anamniotes

☒ **b.** Accolé au blastème néphrétique, l'uretère primaire adresse des signaux inducteurs dans la région postérieure du pronéphros correspondant au blastème mésonéphrétique et y provoque la formation de tubules mésonéphrétiques

❒ **c.** C'est le blastème métanéphrétique qui induit au niveau de l'uretère primaire la formation du bourgeon urétéral

☒ **d.** Ces cellules seront à l'origine du corps en S, ébauche du néphron. Elles exercent une induction en retour sur l'extrémité du bourgeon ayant pour effet de provoquer une ramification de cette dernière

☒ **e.** Les cellules mésenchymateuses du blastème métanéphrétique, qui se condensent à la suite de l'induction causée par le bourgeon urétéral, acquièrent un statut de cellules épithéliales en formant un néphron

## Vrai ou faux ?

**10** **a.** Faux **b.** Vrai
Si la seconde proposition est vraie (voir 6.1), en revanche la première est erronée car l'état physiologique d'une cellule permettant à celle-ci de répondre à un stimulus provenant d'un tissu inducteur définit l'état de compétence.

**11** **a.** Vrai **b.** Faux
Le tissu mésodermique précordal est à l'origine de la cascade d'inductions qui aboutit à la formation de l'œil. Il exerce une action inductrice sur le diencéphale à partir duquel se formeront les vésicules optiques. En revanche il n'intervient pas directement dans la formation du cristallin, les vésicules cristalliniennes se formant à partir de l'épiderme suite à la réception de signaux inducteurs en provenance des vésicules optiques.

**12** **a.** Faux **b.** Faux
Malgré la disparition du pouvoir de régulation totale des déficiences observé à partir du stade neurula chez les Amphibiens, il persiste un certain pouvoir de régulation partiel intra-champ morphogénétique de certains territoires corporels. C'est notamment le cas pour les champs morphogénétiques des membres et du cœur.

**13** **a.** Vrai **b.** Vrai La relation proposée entre ces deux propositions est vraie.
L'engagement des cellules dans une voie de différenciation s'effectue généralement en deux phases. La première, correspondant à la spécification, est caractérisée par une certaine labilité. À ce stade, le devenir des cellules peut encore être modifié si celles-ci se trouvent dans un environnement non neutre, c'est-à-dire capable d'émettre des signaux pouvant être réceptionnés et interprétés par les cellules. La détermination constitue la seconde phase qui, elle, est irréversible. Dans ce cas, des greffes de cellules effectuées *in vivo* en position ectopique, c'est-à-dire dans un environnement non neutre, ne modifieront pas le comportement de ces cellules qui se différencient alors selon leur destinée première.

**14** **a.** Faux **b.** Faux
La voie delta/Notch est l'exemple typique d'une voie de signalisation activée par une interaction de type juxtacrine et non paracrine. Par ailleurs, si la β-caténine peut se comporter en facteur de transcription, ceci est le résultat de l'activation d'une voie de signalisation initiée par un facteur paracrine soluble, membre de la famille des protéines Wnt.

**15** **a.** Vrai **b.** Vrai La relation proposée entre ces deux propositions est vraie.
Des molécules telles que Noggin et Chordin produites par le cordomésoderme sous-jacent à l'ectoderme dorsal, en se fixant au facteur BMP4, empêchent ce dernier d'être à l'origine de signaux épidermisant. C'est la suppression d'un signal induisant la différenciation épidermique qui permet aux cellules ectodermiques de pouvoir se différencier en cellules nerveuses. La différenciation nerveuse s'effectue donc par défaut.

# Lignage et différenciation cellulaires – Apoptose

# 10

## Plan



## Objectifs

- Définir les différentes catégories de cellules souches et leurs rôles respectifs
- Savoir distinguer les diverses potentialités cellulaires
- Apprécier les enjeux offerts par la connaissance et l'utilisation des cellules souches
- Comprendre la notion de lignage cellulaire
- Reconnaître l'apoptose en tant que processus normal et nécessaire lors du développement

## Cours

À l'exception des cas de multiplication asexuée, tout organisme pluricellulaire est engendré à partir d'une cellule-œuf unique. Celle-ci est à l'origine de populations cellulaires se distinguant par des caractéristiques morphofonctionnelles variées, l'état différencié constituant la règle pour la quasi-totalité des cellules formant l'organisme adulte. Cet état s'acquiert par le jeu de restrictions progressives des expressions géniques et la découverte relativement récente des propriétés des cellules souches embryonnaires met en évidence les différents facteurs conditionnant les phénomènes de différenciation. Par ailleurs, chez l'adulte subsistent des cellules qui, quoiqu'engagées dans des voies de différenciations spécifiques, restent sous un état immature. Ces cellules qualifiées de cellules souches adultes participent à l'homéostasie tissulaire en assurant soit le renouvellement en continu des cellules tissu-spécifiques, soit des fonctions réparatrices dans le cas d'éventuelles lésions tissulaires. Comprendre la différenciation cellulaire tant chez l'embryon que chez l'adulte fait actuellement l'objet d'une recherche active, en raison des nombreuses perspectives qui peuvent être offertes dans le cadre d'une médecine réparatrice.

## 10.1 NOTION DE CELLULES SOUCHES

Le terme de cellules souches recouvre des entités diverses. À l'heure où ces cellules font l'objet d'un intérêt considérable, notamment en raison de leur possible emploi à des fins thérapeutiques mais aussi des débats que suscite sur le plan de l'éthique leur utilisation, il est nécessaire de définir avec précision ce qu'elles représentent.

De façon générale, les cellules souches désignent des cellules à l'origine des diverses cellules différenciées de l'organisme et qui assurent leur renouvellement. Elles échappent aux processus considérés, jusqu'à une période récente, comme irréversibles de la différenciation cellulaire.

Toutefois, il convient de distinguer les cellules souches présentes chez l'individu adulte de celles identifiées chez l'embryon.

### 10.1.1 Les différents types de cellules souches

#### *Cellules souches embryonnaires*

Dans les paragraphes 6.1 et 6.4, il a été montré que durant l'embryogenèse, se mettent en place des tissus différenciés à partir des feuillets embryonnaires, tissus qui, en s'agençant progressivement entre eux, forment des organes harmonieusement disposés.

Toutes les catégories cellulaires qui forment les organes se constituant au cours de l'embryogenèse sont issues d'une cellule unique, la cellule œuf. Cette **cellule originelle** est dite **totipotente**.

Chez les Mammifères, après quelques cycles de division cellulaire (6 à 7 chez la souris), se manifeste la première manifestation d'une différenciation cellulaire avec l'apparition de deux catégories distinctes, l'une appelée à constituer le trophectoderme et l'autre, à l'origine de la masse cellulaire interne (MCI) à vocation embryogénique (*cf. chap. 12.3*). Les cellules de la MCI de blastocyste de souris, mises en culture, sont capables, en présence du facteur LIF (pour « *Leukemia Inhibiting Factor* »), de se diviser en continu tout en se maintenant sous un état indifférencié. Dans un milieu dépourvu de LIF et en présence de divers facteurs de croissance sélectionnés, la majorité de ces cellules sont capables de se différencier *in vitro* et de donner un grand nombre de types cellulaires présents dans l'organisme. Ces cellules dites **cellules ES** (pour « *Embryonic Stem cells* ») sont qualifiées de **cellules pluripotentes** (Encart 10.1).

## Encart 10.1

### Cellules ES de Mammifères

C'est à la fin des années 1990 que furent réalisées avec succès les mises en culture des cellules constituant le bouton embryonnaire ou masse cellulaire interne (**MCI**) des blastocystes des Mammifères. Ces cellules, désignées sous le terme de **cellules ES**, suscitent un intérêt considérable en raison de leurs caractéristiques qui en font des modèles de choix pour la recherche fondamentale mais aussi un matériel d'exception pour de potentielles applications thérapeutiques. En culture, ces cellules peuvent en effet se multiplier indéfiniment de manière cytokine dépendante sans se différencier et sans présenter d'altération caryotypique. Mais surtout, il est possible de déclencher leur différenciation, par l'ajout de molécules régulatrices, et d'obtenir les divers types cellulaires de l'organisme, y compris des cellules germinales. Les principaux résultats acquis concernent les cellules ES murines dont les conditions de culture et de différenciation ne s'avèrent pas transposables aux cellules ES de Primates, notamment les cellules ES humaines (hES). La présence dans le milieu de culture de la cytokine LIF (pour « *Leukemia Inhibitory Factor* ») et de facteurs apportés par l'ajout de sérum de veau fœtal (ex : BMP) permet le maintien des cellules ES sous un état indifférencié (la cytokine LIF n'a en revanche pas d'effet sur les hES). À la voie de signalisation activée par la fixation de LIF sur son récepteur et modulée par BMP, se surajoute comme facteur du maintien de l'état indifférencié le niveau d'expression dans les cellules ES du facteur de transcription Oct-3/4. Le retrait de LIF du milieu de culture induit la différenciation des cellules ES. Celles-ci forment des amas embryoïdes constitués de cellules précurseurs des trois feuillets embryonnaires. L'ajout de facteurs spécifiques (facteurs de croissance, acide rétinoïque…) permet la sélection et l'amplification de cellules précurseurs multipotentes à l'origine de divers lignages cellulaires.

Les cellules ES implantées chez un individu adulte causent la formation de tératocarcinomes (amas anarchiques de cellules souches pluripotentes et de cellules différenciées ecto-, méso- et endodermiques). En revanche, introduites dans un blastocyste, elles s'incorporent à la MCI et contribuent à l'édification de l'embryon. Cette dernière propriété a été utilisée à des fins de recherche fondamentale pour la réalisation de souris transgéniques afin d'analyser le rôle de gènes d'intérêt. Par ailleurs, des perspectives de thérapies cellulaires sont envisageables à condition que d'une part les risques de prolifération anarchique soient maîtrisés et que la fiabilité de la voie de différenciation désirée soit assurée, et que d'autre part, les problèmes d'éthique que l'utilisation de ces cellules peut soulever soient surmontés.

Enfin, une dernière catégorie de cellules souches est à distinguer des précédentes chez l'embryon, à savoir les **cellules fondatrices des tissus**. Ces cellules constituant les feuillets embryonnaires, deviennent des cellules déterminées à la suite d'interactions inductrices (*cf. chap. 9*), et se différencieront ultérieurement selon un scénario immuable au cours du développement. Les déterminations de ces cellules souches embryonnaires se réalisent notamment après la gastrulation et des **lignages** et sous-lignages de cellules se mettent en place (exemple des cellules ectodermiques à l'origine des cellules nerveuses et épidermiques).

### *Cellules souches adultes*

Elles assurent le renouvellement tissulaire et sont capables, grâce à leur plasticité, d'être à l'origine de différentes lignées cellulaires mais de façon plus restreinte que les cellules ES (**cellules** dites **multipotentes**). Ainsi distingue-t-on des **cellules souches** à potentiel de différenciation très large (cellules souches mésenchymateuses, MAPC pour « Multipotent Adult Progenitor Cell »), des **cellules souches** à potentiel restreint qui assurent un auto-renouvellement des cellules tissu-spécifiques (cellules souches hématopoiétiques, épidermiques, neurales, cellules satellites musculaires, cellules ovales du foie).

## 10.1.2 Définitions et caractéristiques des cellules souches

Compte tenu des données exposées ci-dessus, on peut regrouper les cellules souches selon leur fonctionnalité de la manière suivante (Figure 10.1) :

**Cellules totipotentes** : cellules ne correspondant généralement qu'aux seules cellules œuf, mais parfois aussi, et selon les espèces, à des blastomères précoces (*cf. Annexe 2 § 1*). Ce sont des cellules à partir desquelles va pouvoir se développer un organisme dans son intégralité et elles possèdent donc le pouvoir d'être à l'origine de tous les types cellulaires (*cf.* aussi encart 13.1).

**Cellules pluripotentes** : cellules dépourvues du pouvoir d'être à l'origine d'un organisme complet. En revanche, elles peuvent en présence de facteurs extrinsèques appropriés, s'engager dans diverses voies de différenciation. Les cellules ES issues de la masse cellulaire interne du blastocyste de Mammifères répondent à ce critère.

**Cellules multipotentes** : cellules déjà engagées dans une voie restreinte de différenciation, mais encore capables de subir une réorientation spécifique en fonction de la nature des stimuli qu'elles perçoivent. Les cellules hématopoiétiques correspondent à cette définition, dans la mesure où elles peuvent être à l'origine tout à la fois des cellules de la lignée blanche et /ou érythropoiétique.

### *Caractéristiques*

Les cellules souches peuvent se diviser indéfiniment, mais cette capacité proliférative s'exprime de manière variable. Dans la plupart des cas, l'index mitotique est faible, et ce n'est que sous l'influence de certains facteurs que peut être déclenché un processus prolifératif.

Les divisions peuvent être soit symétriques soit asymétriques. Dans le premier cas, la cellule souche donne naissance à deux cellules filles aux caractéristiques identiques à la cellule mère (cas des cellules ES par exemple). Dans le deuxième cas, la

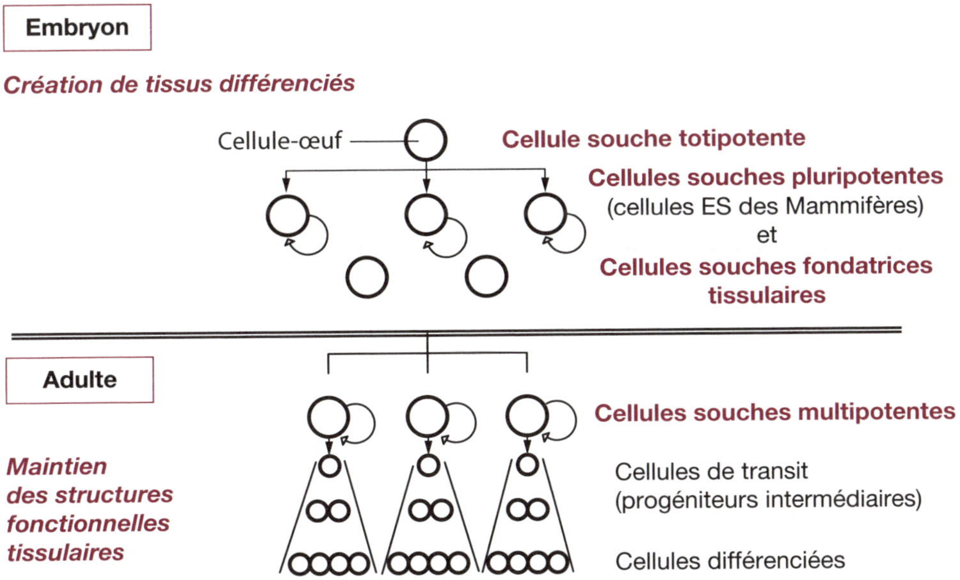


**Figure 10.1** Différentes catégories de cellules souches ( : auto-renouvellement).

cellule souche est à l'origine d'une nouvelle cellule souche et d'une cellule qui s'engage dans une voie de différenciation. Celle-ci est à l'origine de **progéniteurs** ou **cellules de transit** à pouvoir prolifératif élevé, mais dont les divisions, en nombre limité, peuvent être régulées en présence de certains stimuli spécifiques. Lors de ces divisions asymétriques, l'ADN de la cellule mère servant de matrice est redistribué dans son intégralité dans la cellule souche fille cependant que la copie dupliquée se retrouve dans la cellule fille appelée à donner les cellules différenciées. Ce mode atypique non aléatoire de redistribution de l'ADN entre cellules filles semble éviter aux cellules souches le risque d'accumuler des mutations au fil des mitoses successives et de permettre ainsi une conservation intacte de leur patrimoine génétique.

## 10.2 LE LIGNAGE CELLULAIRE

L'ensemble des processus qui conduit, à partir d'une cellule souche initiale, à produire des cellules présentant ou non au final, une même différenciation phénotypique, forme ce qui convient d'appeler un **lignage cellulaire**. Par glissement sémantique, s'est imposé le terme de **lignée cellulaire** pour désigner l'ensemble des cellules issues d'un type donné de cellule souche, alors que cette appellation était initialement réservée à des cellules immortalisées, capables de se multiplier indéfiniment *in vitro* par suite, notamment, d'un processus de transformation. À titre d'exemple, l'usage a consacré les termes de lignée hématopoiétique ou de lignée germinale pour désigner l'ensemble des cellules sanguines ou des cellules germinales issues de leur cellule souche respective.

Chez la plupart des animaux, se réalise précocement la mise en place de deux lignées cellulaires distinctes l'une donnant naissance aux tissus et organes constitutifs de l'organisme (**lignée somatique**), l'autre étant à l'origine des cellules vouées à la reproduction et donc à la pérennité de l'espèce (**lignée germinale**). C'est ce dernier type qui est évoqué ci-dessous.

### 10.2.1 Exemples pris chez les Invertébrés

Le Nématode *Cænorhabditis elegans* a la particularité de posséder à l'état adulte un nombre fixe de cellules somatiques (1 031 et 959 cellules, respectivement chez les individus mâles et les hermaphrodites). Cette caractéristique fait de cette espèce, un modèle biologique particulièrement pertinent pour l'étude des processus de la différenciation cellulaire. Les premières divisions de segmentation donnent naissance à 6 cellules fondatrices dont la descendance cellulaire a été établi avec précision.

Chez *C. elegans*, les ovules possèdent, également répartis dans leur cytoplasme, des granules désignés sous le terme de **granules P**. Au cours de la fécondation, ces granules se regroupent à l'un des pôles de l'œuf qui correspondra à la future région postérieure de l'embryon. Au cours des premières divisions de la segmentation, les granules P sont redistribués dans une cellule unique et la cellule (P4) formée lors du 4$^{e}$ cycle de division sera à l'origine des cellules de la lignée germinale. Ces granules P constituent des **déterminants cytoplasmiques** considérés comme responsables du devenir germinal pour les cellules qui les possèdent et semblent renfermer divers inhibiteurs de transcription ainsi que des protéines liées à de l'ARN (RNP pour « ribonucleoparticles »).

Chez la drosophile, il a été mis en évidence, dans la région cytoplasmique située au pôle postérieur de la cellule œuf, des constituants moléculaires spécifiques (ARNm du gène *gcl*, protéine Oskar...) qui se retrouvent dans un nombre limité de cellules, les **cellules polaires**, dont les descendantes formeront les cellules germinales. Si la région postérieure de l'œuf est irradiée par des rayons UV, on constate qu'aucune cellule polaire ne se forme, et l'individu est dépourvu de cellules germinales.

### 10.2.2 Cas des Vertébrés

Chez les Vertébrés, des populations cellulaires, issues de territoires embryonnaires différents selon les espèces, ont été identifiées comme présentant des caractéristiques particulières (morphologie, constituants moléculaires spécifiques) et comme étant à l'origine de cellules germinales primordiales. Ces dernières possèdent toutes la particularité d'effectuer des migrations au sein des tissus embryonnaires et d'effectuer la colonisation des crêtes génitales stériles différenciées sous la forme de cavités situées au niveau latéro-dorsal de la somatopleure.

L'œuf fécondé des Amphibiens présente au niveau cytoplasmique cortical de la région végétative, des constituants possédant les mêmes caractéristiques de coloration que celles observées au niveau du plasme polaire de la drosophile. Ces constituants, au cours de la segmentation, sont distribués dans quelques cellules endodermiques qui coloniseront, après migration, les crêtes génitales. L'irradiation par des UV de la région polaire végétative de l'œuf de grenouille provoque la stérilité de l'individu adulte, suite à l'absence de cellules germinales.

Ainsi, la présence d'éléments cytoplasmiques particuliers, conférant un devenir germinal à certaines cellules de l'embryon, a été retrouvée chez de nombreuses espèces tant chez les Invertébrés que chez les Vertébrés. Cependant, chez les Mammifères, l'existence d'un plasme germinal n'a pas été mise clairement en évidence, même si certains facteurs déterminants pour une différenciation germinale des cellules ont été caractérisés tel le facteur de transcription Oct-4. Ce facteur, qui est fortement exprimé dans les cellules ES (Encart 10.1), voit sa localisation se restreindre progressivement au cours de l'embryogenèse et n'être finalement présent que dans les seules cellules germinales primordiales. Chez l'humain, c'est au cours de la 4$^{e}$ semaine de gestation qu'apparaissent dans la paroi de la vésicule vitelline, près du diverticule allantoïdien, une cinquantaine de cellules volumineuses présentant de nombreux nucléoles, du glycogène et des lipides. Ces cellules, comme chez les autres espèces, auront un comportement migratoire et rejoindront par des mouvements amiboïdes, les crêtes génitales lors de la 6$^{e}$ semaine de gestation.

## 10.3 DIFFÉRENCIATION CELLULAIRE

Une fois qu'une cellule s'est engagée dans un processus de différenciation cellulaire, il est nécessaire que celui-ci puisse se poursuivre jusqu'à la réalisation d'un phénotype final. De plus, ce dernier doit être stabilisé et maintenu durant toute la vie de la cellule. Enfin, le phénotype différencié doit pouvoir être transmis au cours des divisions cellulaires assurant le renouvellement des cellules d'un tissu donné.

### 10.3.1 Mise en place d'un phénotype différencié

Chez l'humain adulte, plus de 200 types cellulaires différents sont caractérisés. Or, quel que soit le phénotype exprimé, chaque cellule possède la même information génétique constituée lors de la formation du zygote. Ceci signifie qu'au cours du développement, se réalise progressivement une lecture différentielle du génome aboutissant à des phénotypes variés. Les déterminations qui conduisent à des programmations génétiques spécifiques sont sous le contrôle de facteurs externes relayés par des régulateurs cytoplasmiques (*cf. chap. 9.1.3*).

De nombreuses approches expérimentales ont été réalisées afin de comprendre comment s'instaure la restriction des capacités des expressions géniques durant l'embryogenèse (Encart 10.2).

### Encart 10.2

#### Maintien d'une totipotentialité chez l'embryon d'amphibien

Des expériences de greffes nucléaires pratiquées chez les Amphibiens ont permis de montrer la perte progressive de la totipotentialité caractérisant la cellule-œuf. En 1952, Briggs et King montraient qu'il était possible d'obtenir chez l'espèce *Rana pipiens,* des développements complets jusqu'au stade larvaire, après avoir injecté, dans des ovocytes énucléés, des noyaux issus de blastomères du pôle animal de jeune gastrula. En revanche, en utilisant des noyaux donneurs de stades plus avancés, il n'était plus possible d'obtenir ce type de résultat. Il était ainsi démontré que jusqu'à des stades initiaux du développement, se trouve préservée la totipotence des noyaux somatiques, caractéristique qui disparaît lors de l'institution des déterminations et des différenciations cellulaires.

Le rôle des facteurs cytoplasmiques sur l'expression génomique a pu être montré de façon évidente, expérimentalement, chez les amphibiens chez lesquels il est possible de réaliser des hétérogreffes entre espèces différentes mais taxonomiquement proches. Ainsi, la greffe de noyaux de cellules rénales différenciées d'une espèce A dans des ovocytes énucléés d'une espèce B, fait apparaître au sein du cytoplasme de la cellule greffée, des molécules ovocytaires de l'espèce A. Ceci montre l'influence de l'environnement cytoplasmique sur l'activité nucléaire, et dans le cas décrit, la possibilité d'une réactivation d'expressions géniques normalement réprimées au sein d'une cellule différenciée. L'hypothèse que les différenciations terminales s'accompagnaient d'une irréversibilité des expressions géniques a été pleinement démentie avec les expériences de clonage (Encart 10.3).

Il est à noter qu'au cours du développement, des populations cellulaires peuvent se maintenir sous un état indifférencié et former un tissu de type mésenchymateux désigné sous le terme de **blastème** (exemple : le blastème néphrétique, *cf. chap. 9.4.2*). Elles ne s'engageront dans une voie de différenciation qu'en présence de signaux inducteurs, à un moment précis du développement.

## 10.3.2 Plasticité de l'état différencié

Le phénotype différencié correspond généralement à un état stable assurant une fonctionnalité cellulaire spécifique. Néanmoins, sous certaines conditions, une cellule peut perdre ses caractères différenciés et retourner à un état plus ou moins transitoire indifférencié. Ceci correspond à un phénomène de **dédifférenciation** souvent observé lors de processus régénératifs dus à des lésions d'origine accidentelle.

## Encart 10.3

### Dolly, modèle emblématique du clonage

L'annonce du premier clonage d'un mammifère, la très médiatique Dolly, en 1997 par Wilmut et son équipe, créa un certain émoi dans la communauté internationale, non seulement pour sa signification scientifique mais aussi en raison des perspectives qui pouvaient être ouvertes à terme en direction d'un possible clonage humain. Dix ans plus tard, pratiquement toutes les espèces domestiques de mammifères ont été clonées avec succès. Dolly fut générée à partir d'une fusion stimulée électriquement entre un fibroblaste de glande mammaire d'une brebis gravide âgée de six ans et un ovule énucléé de brebis. Cette fusion a été opérée à partir de fibroblastes en G1 du cycle cellulaire, phase considérée comme la plus propice pour que puissent s'effectuer d'éventuelles reprogrammations géniques induites par l'environnement cytoplasmique ovocytaire. La naissance de Dolly apportait la preuve que des noyaux de cellules somatiques de vertébrés conservaient leur totipotence et que l'état différencié cellulaire gardait intacte l'information du génôme. L'enthousiasme suscité par cette expérience a été rapidement pondéré par les pourcentages extrêmement faibles de réussite du clonage : Dolly fut la seule naissance observée pour 443 autres essais négatifs. Actuellement les pourcentages de réussite n'excèdent pas 20 %. D'autre part, la majorité, pour ne pas dire la totalité des animaux clonés, présentent des anomalies ou des pathologies se manifestant avec l'âge (malformations pulmonaires et cardiaques, longévité drastiquement diminuée, obésité). Des anomalies se produisant lors de la mise en place des fuseaux de division ont notamment longtemps rendu impossible le clonage des Primates. Ces difficultés sont à ce jour contournées avec l'annonce récente du clonage d'un macaque.

Durant l'embryogenèse, des modifications des expressions géniques ainsi que des changements comportementaux peuvent se manifester chez certaines catégories cellulaires. Les **cellules des crêtes neurales** par exemple, sont initialement sous un phénotype épithélial au sein du feuillet neuroectodermique. Lors d'un phénomène de transition, elles acquièrent des caractéristiques de cellules mésenchymateuses, capables de migration. Ce changement de statut s'accompagne de reprogrammations géniques, avec notamment l'extinction de certains gènes codant pour des molécules d'adhérence intercellulaire (N-cadhérine, N-CAM). En relation avec leurs positions d'origine selon l'axe céphalo-caudal et leurs voies de migration, elles aboutissent dans des sites tissulaires où, en fonction de l'environnement matriciel et cellulaire, elles développent un phénotype spécifique (devenir en cellules chromaffines des médullo-surrénales induit par les glucocorticoïdes issus des cortico-surrénales, par exemple).

### 10.3.3 Maintien de l'état différencié

Le phénotype différencié doit pouvoir être maintenu, une fois que celui-ci s'est exprimé. Généralement ce sont des signaux différents de ceux qui furent à l'origine de l'engagement dans la voie de différenciation qui interviennent. Différents facteurs sont classiquement distingués permettant ce maintien :

- expression entretenue de facteurs régulateurs internes à la cellule agissant sur l'activation et/ou la répression de gènes conduisant au phénotype différencié,
- auto-entretien de stimuli induisant l'état différencié par voie autocrine (exemple MyoD lors de la différenciation myogénique),
- interactions entre constituants matriciels et la cellule différenciée (exemple cellules épithéliales/lame basale),
- entretien de stimuli en provenance de cellules contiguës (exemple des cellules exprimant Hedgehog et Wingless chez la drosophile, *cf. Annexe 1 § 2*),
- modifications conformationnelles de la chromatine (condensations empêchant localement une activité transcriptionnelle *versus* présence de points de relâchement permettant une expression génique) ou chimiques de l'ADN (sites de méthylation pouvant être conservés au cours des cycles de division ; Encart 10.4).

## 10.4 MORTALITÉ CELLULAIRE ET DÉVELOPPEMENT

### 10.4.1 Les deux modalités de mort cellulaire

De façon intuitive, il est aisé de comprendre que des facteurs externes aux cellules puissent être à l'origine de leur destruction. Des lésions dues à des causes mécaniques ou à des agressions, occasionnées par des agents physico-chimiques ou biologiques, de même que des déficits en apports de nutriments, sont susceptibles d'engendrer une mort cellulaire. La survie cellulaire paraît donc étroitement dépendre du maintien de l'intégrité physique des cellules, ainsi que de leur bon fonctionnement métabolique. Si ces conditions ne sont pas respectées, les cellules meurent. Elles deviennent turgescentes, puis éclatent, libérant leur contenu cytoplasmique dans leur environnement immédiat, phénomène à l'origine d'une **réaction inflammatoire**. Ce processus de destruction cellulaire est désigné sous le terme de **nécrose**.

Chez tous les organismes, un phénomène de mort cellulaire, fondamentalement différent de celui provoqué par une nécrose, peut également se manifester. Il s'agit d'une **mort « programmée »**, contrôlée par la cellule elle-même, se déclenchant sous contrôle génétique dans certaines conditions. Ce processus est désigné sous le terme d'**apoptose**. Contrairement à la nécrose, qui survient suite à des situations accidentelles, l'apoptose constitue un phénomène physiologique normal qui permet par exemple, une régulation de la prolifération cellulaire ou bien encore, des modelages d'organes lors de l'embryogenèse. Cette dernière constatation n'a pas manqué de surprendre dans la mesure où il paraissait paradoxal qu'un processus mortifère puisse être indispensable au bon déroulement du développement embryonnaire.

### Encart 10.4

### L'empreinte parentale, cause de l'échec d'une parthénogenèse chez les Mammifères

Les tentatives expérimentales d'obtention d'individus parthénogénétiques chez les Mammifères se sont toutes soldées par un échec. Des expériences conduites à partir d'ovocytes de souris ont montré qu'aucun développement abouti n'est possible à partir d'un génome monoparental mâle ou femelle, même si une restauration d'un état diploïde a eu lieu. Un androgénote (œuf diploïde à génome paternel) présente un début de développement anormal et évolue en un amas de cellules à caractéristiques placentaires. Un gynogénote (œuf diploïde à génome maternel) se développe normalement puis se désintègre vers le 11$^{e}$ jour de gestation. Ces résultats montrent que chez les Mammifères, la présence des deux génomes parentaux est indispensable pour que puisse s'accomplir un développement embryonnaire complet. Ceci signifie également que certains gènes allèles sont silencieux en fonction de leur origine maternelle ou paternelle durant les premiers stades du développement. Ce phénomène est désigné sous le terme d'empreinte parentale (ou « imprinting » pour les Anglo-Saxons). En fait, se produisent durant la gamétogenèse, chez chacun des parents, des processus de méthylations qui affectent sélectivement certains gènes et les rendent silencieux, les gènes méthylés étant différents selon le sexe parental. À titre d'exemple, on retiendra la complémentarité des expressions géniques parentales concernant l'IGF-2 (pour « *Insulin-like Growth Factor-2* ») et son récepteur. Le gène d'origine paternelle codant pour l'IGF-2 est actif dans l'embryon cependant que celui d'origine maternelle ne l'est pas. La situation inverse est observée pour l'expression du gène codant pour le récepteur de ce facteur. Une « remise à zéro » des profils de méthylation se réalise rapidement durant l'embryogenèse. En fonction du sexe du nouvel individu, ces profils spécifiques de méthylation sont rétablis dans les cellules germinales lorsque celles-ci s'engagent dans la gamétogenèse.

## 10.4.2 Déroulement du processus apoptotique

### *Aspects morphologiques*

L'apoptose se manifeste par

- une condensation de la chromatine s'accompagnant d'une fragmentation nucléaire
- une désorganisation du cytosquelette
- des bourgeonnements membranaires
- la formation de **corps apoptotiques** (vésicules closes contenant du cytoplasme et des fragments nucléaires)

Contrairement à la cellule nécrotique, la cellule apoptotique n'éclate pas, ce qui évite l'instauration d'un processus inflammatoire. Les corps apoptotiques sont ensuite phagocytés et digérés par des macrophages.

### Les différentes étapes

Globalement, l'apoptose résulte d'une cascade d'activations d'enzymes aboutissant à des dommages irréversibles et à la mort cellulaire. Des protéases, les **caspases**, constituent les éléments-clés de ce processus. Une perturbation drastique du fonctionnement mitochondrial est également impliquée.

Trois phases sont distinguées dans le processus apoptotique (Figure 10.2).

| INITIATION (OU INDUCTION) | → | DÉCISION (OU EXÉCUTION) | → | DÉGRADATION |
|---|---|---|---|---|
| Réception de stimuli apoptogènes (Phase réversible) | | Altération mitochondriale Activation de protéases (Phase régulée) | | Phénomènes protéolytiques (Phase irréversible) |

**Figure 10.2** Étapes du processus apoptotique

#### La phase d'induction

Toutes les cellules étant destinées à disparaître, leur survie est le plus souvent imputable à des signaux en provenance ou non de cellules voisines (cas de l'érythropoïètine qui assure la survie des précurseurs érythropoiétiques au niveau du foie fœtal), ou au maintien d'interactions avec des éléments matriciels (adhérence des cellules épithéliales sur la lame basale par l'intermédiaire d'intégrines, par exemple). Si des signaux permettent le maintien en survie des cellules, *a contrario* divers stimuli provoquent la transduction d'un signal d'apoptose. Ainsi, la perte des liaisons cellules/matrice extracellulaire ou l'absence de certains facteurs de croissance peut déclencher l'apoptose, ce qui signifie que la survie n'est rendue possible que par une activation permanente d'une voie de signalisation permettant à des facteurs anti-apoptotiques de jouer leur rôle. Par ailleurs, il existe des **récepteurs à domaine de mort**, qui en présence de leurs ligands, sont activés et déclenchent le processus apoptotique (cas des récepteurs Fas et TNFR1 ayant pour ligands respectifs, FasL et TNF$\alpha$).

#### La phase d'exécution

Elle se caractérise par l'activation de **caspases** dites **initiatrices** qui seront elles-mêmes à l'origine de l'activation ultérieure de **caspases** dites **effectrices,** responsables des dégradations protéolytiques.

Au cours de cette phase, hautement régulée, s'effectue **l'ouverture de pores** membranaires au niveau des mitochondries entraînant la libération, dans le cytoplasme, de constituants jouant un rôle majeur dans l'induction apoptotique (exemple : le **cytochrome c**).

**La phase de dégradation**

L'activité protéolytique de diverses caspases effectrices s'exerce en ayant pour cibles des substrats spécifiques tels que des protéines de structures (lamine nucléaire par exemple), des constituants de la machinerie de réparation et de réplication de l'ADN, etc.

## *Les mécanismes moléculaires*

Diverses voies impliquées dans l'apoptose ont été décrites et comportent l'activation successive de caspases qui s'effectue par l'élimination de leur pro-domaine N-terminal. Ceci peut se réaliser soit de manière directe à partir de récepteurs à domaine de mort, soit par l'intermédiaire de facteurs régulateurs impliquant les mitochondries (Figure 10.3).

Des stimuli apoptogènes conduisent à l'ouverture de pores membranaires au niveau des mitochondries. Des protéines appartenant à la **famille Bcl**, capables de former des homo- ou des hétérodimères, jouent un rôle majeur dans la régulation de ce

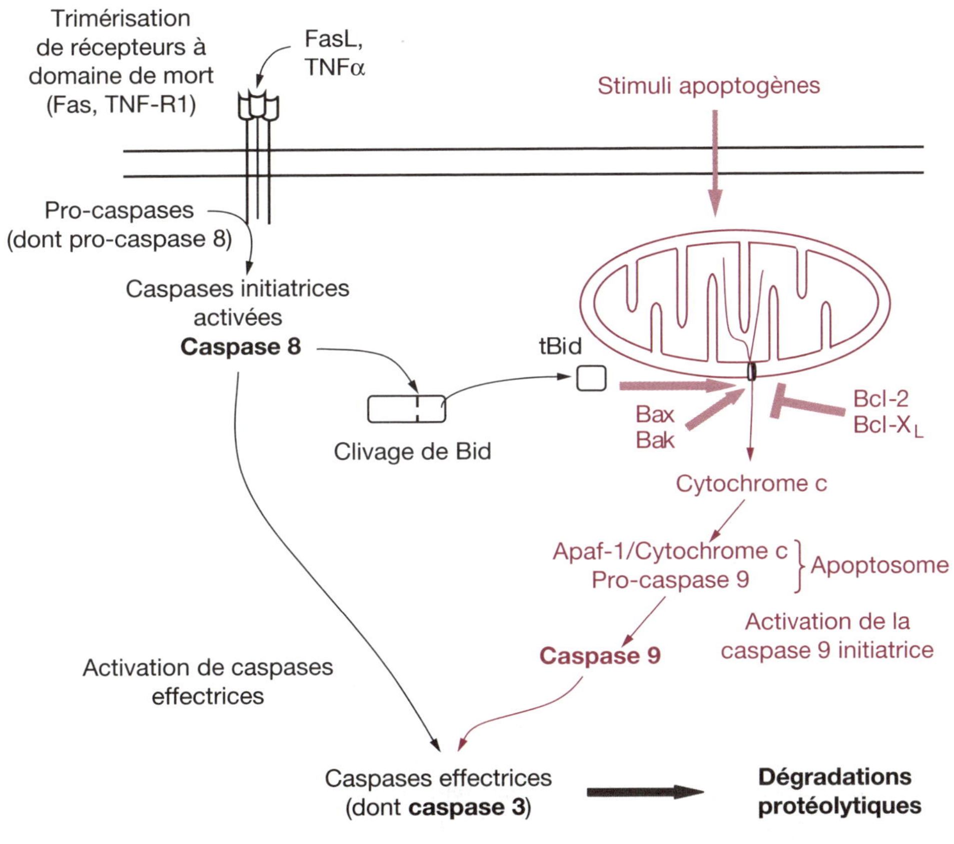


**Figure 10.3** Représentation simplifiée des deux voies, extrinsèque et intrinsèque, de l'apoptose.

phénomène. Les molécules membranaires mitochondriales **Bcl-2**, **Bcl-$X_L$** ont des effets inhibiteurs sur la perméabilité membranaire et sont pour cette raison des protéines anti-apoptotiques. Suite à un signal apoptogène, les protéines cytosoliques **Bax**, **Bad**, **Bak** peuvent s'insérer dans la membrane externe et inactiver les protéines anti-apoptotiques. Le **ratio de Bcl-2/Bax** constitue l'élément-clé pour le déclenchement ou non de l'apoptose. Avec l'ouverture des pores, le **cytochrome c mitochondrial** est libéré dans le cytoplasme et s'associe à **Apaf-1** (pour « *Apoptotic protease activating factor 1* »). Le complexe formé est désigné sous le terme d'**apoptosome**. C'est à son niveau que s'associent et s'activent des molécules de **pro-caspase 9** les transformant en **caspases 9 initiatrices** actives capables d'activer la **pro-caspase 3.** La **caspase 3 effectrice** possède une activité protéolytique puissante conduisant à des dégradations cellulaires irréversibles. Cette **voie** appelée **intrinsèque ou mitochondriale** a été hautement conservée au cours de l'évolution (Encart 10.5).

### Encart 10.5

### L'apoptose, un processus biologique hautement conservé au cours de l'évolution

Le Nématode *Cænorhabditis elegans* est constitué de façon immuable d'un nombre constant de cellules somatiques (959 cellules chez les individus hermaphrodites). Au cours de son développement, 131 cellules disparaissent par apoptose. Au niveau moléculaire, ce sont des protéases codées par les gènes *ced3* et *ced4* qui sont responsables des activités protéolytiques conduisant à la mort cellulaire. La protéine ced4 qui active ced3 peut être inhibée par la protéine anti-apoptotique ced9. L'extinction de l'expression du gène codant pour cette dernière, provoque la mort des individus qui possèdent dans ce cas un surnombre de cellules somatiques. Ce système moléculaire est bien conservé dans la mesure où les caspases sont des homologues de ced3, Apaf1 de ced4 et Bcl2 de ced9.

Lors de l'altération de la fonction mitochondriale, des facteurs autres que le cytochrome c sont libérés qui peuvent également être apoptogènes sans passer par la voie des caspases (exemple de l'AIF pour « Apoptosis Inducing Factor », responsable de la condensation de la chromatine).

Il est à noter que divers gènes impliqués dans le cycle cellulaire peuvent intervenir dans l'apoptose, notamment celui codant pour la protéine p53 (la p53 stimule l'expression du gène *Bax*). Ceci indique les liens étroits existant entre la mort cellulaire programmée et les capacités proliferatrices cellulaires. Durant le développement ou lors de réponses physiologiques particulières (prolifération lymphocytaire au cours d'une réponse immunitaire), des multiplications cellulaires néfastes à moyen terme pour l'organisme peuvent se produire. L'apoptose permet une régulation de ce processus et le maintien d'une homéostasie tissulaire.

Parmi les autres voies apoptogènes, il en est une, appelée **voie extrinsèque,** qui met en jeu les **récepteurs à domaine de mort**. Celle-ci interfère avec la voie précédemment décrite. La fixation d'un ligand sur ce type de récepteurs, provoque la transformation de pro-caspases en caspases initiatrices actives. La **caspase 8** par exemple, est responsable d'une part de l'activation de caspases effectrices telle la caspase 3, et d'autre part, du clivage d'une protéine **Bid** entraînant la libération d'un fragment tBid. Ce dernier en collaboration avec Bax, inhibe les fonctions anti-apoptotiques des protéines Bcl-2 et de Bcl-$X_L$, activant ainsi la voie intrinsèque.

### 10.4.3 Rôles de l'apoptose au cours de l'embryogenèse

Des processus apoptotiques sont notamment observés lors :

- de la mise en place du système nerveux, avec une destruction de neurones n'ayant pas établi de connexions synaptiques,
- du modelage ou de l'individualisation de structures plus ou moins complexes telles l'élimination de la palmature interdigitale, la formation de l'oreille moyenne ou la séparation du radius et du cubitus,
- de la régression de certains tissus (involution périodique de l'épithélium utérin en fonction du cycle menstruel, régression du tissu mammaire lors de la fin de la période de lactation),
- de la destruction d'organes transitoires, telle la queue des têtards au moment de la métamorphose.

Ainsi, trois types de décisions sont impliqués de façon cruciale au cours du développement embryonnaire à savoir la prolifération, la différenciation et l'apoptose.

## Questions à choix multiples

Parmi les cellules suivantes,

**a.** cellules ovales hépatiques
**b.** cellules ES
**c.** kératinocytes
**d.** spermatogonies
**e.** cellule-œuf

**1** Quelles cellules peuvent être qualifiées de multipotentes ?

❒ **a.** ❒ **b.** ❒ **c.** ❒ **d.** ❒ **e.**

**2** Quelles cellules peuvent être qualifiées de totipotentes ?

❒ **a.** ❒ **b.** ❒ **c.** ❒ **d.** ❒ **e.**

**3** Quelles cellules peuvent être qualifiées de pluripotentes ?

❒ **a.** ❒ **b.** ❒ **c.** ❒ **d.** ❒ **e.**

**4** Concernant les Vertébrés,

❒ **a.** les cellules multipotentes n'apparaissent que chez les individus adultes
❒ **b.** des blastomères précoces d'embryon d'amphibiens présentant un pouvoir de régulation totale peuvent être qualifiés de cellules totipotentes
❒ **c.** les cellules ES persistent durant toute la vie embryonnaire
❒ **d.** des cellules pluripotentes n'existent pas chez l'adulte
❒ **e.** les cellules souches adultes ne sont pas capables d'auto-renouvellement

**5** Les cellules à l'origine de la lignée germinale

❒ **a.** sont polyploïdes
❒ **b.** sont pourvues de granules P chez *C. elegans*
❒ **c.** effectuent des migrations pour coloniser les ébauches gonadiques
❒ **d.** possèdent généralement des déterminants cytoplasmiques sensibles aux UV
❒ **e.** correspondent aux cellules polaires chez l'embryon de drosophile

**6** Chez les Vertébrés,

❒ **a.** les blastèmes mésenchymateux organogènes sont constitués de cellules indifférenciées
❒ **b.** les cellules des crêtes neurales présentent un phénomène de transition épithélio-mésenchymateuse
❒ **c.** il est possible de pratiquer des hétérogreffes
❒ **d.** les cellules des crêtes neurales se différencient notamment en fonction de leur environnement tissulaire
❒ **e.** des dé-différenciations peuvent s'observer à la suite de lésions tissulaires

**7** À propos de la différenciation cellulaire,

❒ **a.** les cellules se différencient qu'après avoir été déterminées
❒ **b.** seuls des stimuli externes permettent le maintien d'un état différencié
❒ **c.** des stimulations autocrines peuvent participer au maintien d'un état différencié
❒ **d.** des modifications chimiques de la chromatine peuvent être responsables de la transmission d'un état différencié
❒ **e.** la présence de génomes différents est responsable de l'apparition de lignages cellulaires distincts

**8** Un phénomène d'apoptose se caractérise par

❒ **a.** l'apparition d'une réaction inflammatoire
❒ **b.** une turgescence cellulaire
❒ **c.** des changements au niveau de la membrane plasmique
❒ **d.** des modifications nucléaires
❒ **e.** un éclatement cellulaire

**9** Au cours du processus apoptotique,

❒ **a.** la phase d'initiation est hautement régulée
❒ **b.** une altération mitochondriale se produit durant la phase d'initiation
❒ **c.** la réception de stimuli apoptogènes se déroule durant toute la phase de décision
❒ **d.** la phase protéolytique est irréversible
❒ **e.** l'activation des protéases a lieu durant la phase de décision

**10** À propos de l'apoptose,

❒ **a.** les ligands Fas, en se fixant sur des récepteurs à domaine de mort, enclenchent un processus apoptotique
❒ **b.** l'activation des caspases effectrices est nécessaire à celle des caspases initiatrices
❒ **c.** des signaux apoptogènes externes peuvent perméabiliser les membranes mitochondriales et permettre la libération de cytochrome c dans le cytoplasme
❒ **d.** l'altération membranaire mitochondriale est sous la régulation du ratio Bcl-2/Bax
❒ **e.** le cytochrome c est associé à la molécule Apaf-1 au sein de l'apoptosome

Questions 11 et 12. Soit les éléments moléculaires suivants, jouant des rôles clés dans le déroulement de l'apoptose

**a.** caspase 3
**b.** Bax
**c.** caspase 9
**d.** cytochrome c
**e.** Bcl-2

**11** Quelle est la molécule ayant une propriété activatrice de protéases effectrices ?

❒ **a.** ❒ **b.** ❒ **c.** ❒ **d.** ❒ **e.**

**12** Quelle molécule peut être qualifiée d'anti-apoptotique?

❒ **a.** ❒ **b.** ❒ **c.** ❒ **d.** ❒ **e.**

**13** Au cours du développement, se manifestent des processus apoptotiques

❒ **a.** qui sont toujours à considérer comme accidentels
❒ **b.** qui ne se produisent jamais dans le tissu nerveux par suite de sa possibilité de réparation tissulaire
❒ **c.** qui permettent le modelage de certains organes
❒ **d.** qui sont obligatoires pour la destruction d'organes transitoires
❒ **e.** qui évitent un surnombre cellulaire

## Vrai ou faux ?

Pour cette série d'exercices, la réponse se fait en deux temps : tout d'abord, étudiez les propositions **a** et **b**, et dîtes si elles sont « vraies » ou « fausses » ; ensuite, si les deux propositions sont « vraies », interrogez-vous sur la corrélation entre ces deux propositions : le lien de causalité symbolisé par la conjonction **car** est-il « vrai » ou « faux » ?

| | V | F |
|---|---|---|
| **14** **a.** Les cellules ES sont des cellules totipotentes | ❒ | ❒ |
| **car** | ❒ | ❒ |
| **b.** elles sont capables de se différencier dans la plupart des cellules de l'organisme | ❒ | ❒ |

| | V | F |
|---|---|---|
| **15** **a.** Les cellules souches de la lignée hématopoiétique sont multipotentes | ❒ | ❒ |
| **car** | ❒ | ❒ |
| **b.** elles peuvent être à l'origine de cellules sanguines des lignées blanche ou rouge | ❒ | ❒ |

| | V | F |
|---|---|---|
| **16** **a.** Le clonage permet d'obtenir des individus a priori identiques entre eux | ❒ | ❒ |
| **car** | ❒ | ❒ |
| **b.** au cours du développement, des perturbations épigénétiques peuvent se produire | ❒ | ❒ |

| | V | F |
|---|---|---|
| **17** **a.** Chez l'humain, il n'est pas possible d'observer des cas de parthénogenèse | ❒ | ❒ |
| **car** | ❒ | ❒ |
| **b.** un des deux hétérochromosomes X est dormant chez la femme | ❒ | ❒ |

| | V | F |
|---|---|---|
| **18** **a.** L'apoptose ne s'accompagne pas d'un phénomène inflammatoire | ❐ | ❐ |
| **car** | ❐ | ❐ |
| **b.** des dégradations cellulaires irréversibles donnent naissance à des corps apoptotiques phagocytés par les macrophages | ❐ | ❐ |

| | V | F |
|---|---|---|
| **19** **a.** L'apoptose est un phénomène physiologique purement pathologique | ❐ | ❐ |
| **car** | ❐ | ❐ |
| **b.** l'apoptose aboutit à la mort et à la disparition de cellules normales | ❐ | ❐ |

# Corrigés

## Questions à choix multiples

**1** ☒ **a.** Ces cellules hépatiques sont considérées comme bipotentes car capables de se différencier soit en cellules épithéliales biliaires soit en hépatocytes.

❐ **b.**

❐ **c.**

❐ **d.**

❐ **e.**

**2** ❐ **a.**

❐ **b.**

❐ **c.**

❐ **d.**

☒ **e.** Ce type de cellule est capable de donner un organisme entier présentant tous les types de différenciation cellulaire caractéristiques de l'espèce considérée.

**3** ❐ **a.**

☒ **b.** Ces cellules, en présence de facteurs spécifiques, peuvent se différencier en de nombreux types cellulaires, sans toutefois être capables de former un organisme entier.

❐ **c.**

❐ **d.**

❐ **e.**

**4** ❒ **a.** Elles apparaissent durant le développement embryonnaire (exemple des cellules souches hématopoiétiques présentes dans le foie fœtal).

☒ **b.** Chez certaines espèces possédant un pouvoir de régulation total des déficiences, des blastomères ou des ensembles de blastomères isolés peuvent donner naissance à un organisme complet à condition que soit incluse dans ces cellules une quantité minimale de certains déterminants cytoplasmiques.

❒ **c.** Ces cellules ne constituent que durant une période brève, la masse cellulaire interne des blastocystes des Mammifères.

☒ **d.** Dans l'état actuel de nos connaissances, seules les cellules embryonnaires possèdent la capacité d'être à l'origine de toutes les lignées de cellules différenciées somatiques (sauf les cellules placentaires).

❒ **e.** Leur capacité de renouvellement est associée à leur statut de cellules souches.

**5** ❒ **a.** Sauf dans le cas particulier d'espèces parthénogénétiques, les gonocytes primordiaux sont des cellules diploïdes.

☒ **b.** Au cours des quatre premières divisions de la segmentation, une ségrégation de ces granules se réalise et ceux-ci ne sont contenus que dans un seul blastomère qui sera à l'origine de l'ensemble des cellules de la lignée germinale.

☒ **c.** Cette caractéristique est observée chez de très nombreuses espèces animales.

☒ **d.** Des expériences d'irradiation effectuées dans les zones à partir desquelles se forment les gonocytes primordiaux entraînent la stérilité des organismes adultes. Ceci a été montré aussi bien chez la drosophile que chez des vertébrés.

☒ **e.** Ces cellules renferment des déterminants cytoplasmiques particuliers distribués dans la région postérieure de l'œuf fécondé et ceux-ci s'avèrent particulièrement sensibles à des irradiations UV.

**6** ☒ **a.** C'est le cas par exemple du blastème néphrétique ou du blastème présomitique chez lesquels, à la suite de processus inductifs, se manifestent des différenciations cellulaires tissu-spécifiques qu'accompagnent des phénomènes d'épithélialisation.

☒ **b.** Lors de la fermeture du tube neural, ces cellules neuroectodermiques passent d'un statut de cellules épithéliales jointives à celui de cellules isolées, capables de migration, caractéristiques d'un statut de cellules mésenchymateuses.

☒ **c.** Ceci n'est cependant réalisable qu'entre espèces taxinomiquement proches les unes des autres (ex : caille /poulet).

☒ **d.** Selon leur position le long de l'axe antéo-postérieur, les cellules des crêtes neurales suivent des voies de migration diverses qui les mènent à des sites où, en fonction de l'environnement moléculaire matriciel et de la nature des facteurs secrétés par les cellules environnantes, elles s'engagent dans des voies de différenciation distinctes.

☒ **e.** Ceci est particulièrement observé chez des organismes doués d'un pouvoir de régénération tels les planaires.

**7** ☒ **a.** Ces déterminations peuvent être causées soit par la présence de facteurs endogènes présents de façon précoce dans le contenu cytoplasmique de certains blastomères, soit par la réception de signaux externes à des moments précis du développement.

❒ **b.** Une fois que le processus de différenciation a été enclenché, l'état différencié peut ensuite persister par l'activité de facteurs internes permettant le maintien de restrictions dans l'expression du génome.

☒ **c.** C'est le cas de MyoD lors de la différenciation myogénique par exemple.

☒ **d.** Des méthylations de certains sites de l'ADN, à l'origine de répressions géniques spécifiques, peuvent être maintenues et transmises au cours des divisions cellulaires.

❒ **e.** Toutes les cellules d'un même individu possèdent le même génome. En revanche, entre catégories cellulaires distinctes se produisent des lectures différentielles de ce dernier.

**8** ❒ **a.** L'absence de déclenchement d'une réaction inflammatoire constitue une différence majeure par rapport à la nécrose cellulaire.

❒ **b.** Un gonflement cellulaire précédant l'éclatement de la cellule, caractérise la nécrose.

☒ **c.** Il se produit des bourgeonnements membranaires et des relocalisations de constituants entre les feuillets membranaires (exemple de la translocation de phosphatidyl-sérine du feuillet interne dans le feuillet externe).

☒ **d.** La chromatine se condense et l'ADN se clive au niveau de régions internucléosomales.

❒ **e.** La cellule se fragmente en vésicules (corps apoptotiques), sans fuite de constituants cytoplasmiques.

**9** ❒ **a.** C'est la phase de décision dite encore d'exécution qui est soumise à régulation.

❒ **b.** Les altérations touchant les mitochondries se déroulent lors de la phase de décision.

❒ **c.** Les facteurs externes déclenchant un processus apoptotique sont réceptionnés lors de la phase d'initiation dite encore d'induction.

☒ **d.** Les dégradations occasionnées suite à l'activation des caspases effectrices sont irréversibles.

☒ **e.** Durant cette phase se produit en cascade l'activation des caspases initiatrices, puis celle des caspases effectrices.

**10** ☒ **a.** Ceci constitue la voie extrinsèque.

❒ **b.** C'est l'inverse qui se produit.

☒ **c.** Ceci correspond à la voie intrinsèque, cette dernière pouvant être en interaction avec la voie extrinsèque.

☒ **d.** Selon les quantités relatives des protéines membranaires mitochondriales Bcl-2 et cytosoliques Bax, le processus apopototique peut se déclencher ou non.

☒ **e.** Le cytochrome c libéré par la mitochondrie, en se liant à Apaf-1, permet la formation d'un complexe capable de recruter la pro-caspase 9 et de provoquer l'activation de celle-ci. Le complexe multimoléculaire regroupant ces différents constituants est désigné sous le terme d'apoptosome.

**11** ❒ **a.**

❒ **b.**

☒ **c.** La caspase 9 est une caspase initiatrice capable d'activer la caspase 3 effectrice.

❒ **d.**

❒ **e.**

**12** ❒ **a.**

❒ **b.**

❒ **c.**

❒ **d.**

☒ **e.** La protéine membranaire mitochondriale Bcl-2 est capable de bloquer la sortie du cytochrome c alors que la protéine cytosolique Bax peut l'induire.

**13** ❒ **a.** La mort cellulaire « programmée » est un phénomène cellulaire courant qui s'inscrit notamment dans les processus normaux du développement embryonnaire, en dehors de toute situation pathologique.

❒ **b.** L'apoptose permet l'élimination des neurones n'ayant pas établi au cours de la neurogenèse des connexions synaptiques.

☒ **c.** L'apoptose est à l'origine de la séparation des doigts chez les Oiseaux et les Mammifères par exemple.

☒ **d.** Par exemple, ce sont des processus apoptotiques qui conduisent à la disparition de la queue des têtards de grenouille lors de leur métamorphose.

☒ **e.** Ceci est notamment vérifié dans des organismes simples possédant un nombre fini de cellules, tel *C. elegans*.

## Vrai ou faux ?

**14** **a.** Faux **b.** Vrai

Seules les cellules capables de donner un embryon entier sont qualifiées de totipotentes (cellule œuf, premiers blastomères). Les cellules ES sont capables de se différencier *in vitro* en la plupart des diverses catégories cellulaires de l'organisme (ce sont des cellules pluripotentes) mais sont incapables de former un organisme dans sa totalité.

**15** **a.** Vrai **b.** Vrai La relation proposée entre ces deux propositions est vraie.

Malgré la restriction de leur potentialité de différenciation, les cellules souches hématopoiétiques sont l'archétype des cellules multipotentes dans la mesure où elles sont à l'origine de l'ensemble des catégories des cellules sanguines.

**16** **a.** Vrai **b.** Vrai La relation proposée entre ces deux propositions est vraie.

Le clonage aboutit à la formation d'individus possédant en commun un même génome. Néanmoins, les êtres formés peuvent ne pas être parfaitement identiques par suite de l'existence de facteurs épigénétiques susceptibles de moduler les expressions phénotypiques. (exemple : la répartition corporelle des zones pigmentées de la robe de bovins clonés peut être différente entre les individus par suite du caractère aléatoire des voies de migration des cellules des crêtes neurales donnant naissance aux mélanocytes).

**17** **a.** Vrai **b.** Vrai Il n'y a pas de relation entre ces deux propositions.

Les deux propositions sont vraies mais sans relation dans la mesure où l'existence d'un X dormant chez la femme ne rend pas compte d'une impossibilité de parthénogenèse chez l'humain. Le fait qu'il existe chez les mammifères le phénomène d'empreinte parentale, implique une complémentarité dans les apports géniques fonctionnels parentaux lors de la fécondation, et interdit que se développe à partir du seul gamète femelle un individu complet et viable.

**18** **a.** Vrai **b.** Vrai La relation proposée entre ces deux propositions est vraie.

Contrairement au cas de la nécrose, l'apoptose n'entraîne pas de phénomènes inflammatoires dans la mesure où les cellules n'éclatant pas, le contenu cellulaire ne se déverse pas dans l'environnement cellulaire immédiat. La formation des corps apoptotiques délimitées par une membrane prévient la libération dans le milieu du cytoplasme de la cellule engagée dans le processus de l'apoptose.

**19** **a.** Faux **b.** Vrai

Contrairement à la nécrose cellulaire causée par des lésions accidentelles ou liées à des conditions pathologiques, l'apoptose constitue un phénomène physiologique normal inscrit dans la vie d'un individu. Ce type de mort cellulaire touche des cellules normales qui contrôlent elles-mêmes leur disparition suite à un programme génétiquement inscrit.

# Partie 3

# Développement embryonnaire humain

# Notions d'annexes embryonnaires

# 11

## Plan



## Objectifs

- Comprendre l'importance des réserves dans la cellule-œuf et les conséquences induites par leur présence ou absence
- Connaître les rôles respectifs des annexes embryonnaires chez les Vertébrés
- Connaître la signification biologique de la placentation chez les Mammifères

## Cours

À côté des territoires embryogénétiques, c'est-à-dire des ensembles cellulaires qui seront directement et exclusivement impliqués dans la construction de l'embryon, peuvent se développer des structures annexes qui ne participent qu'indirectement au développement du nouvel organisme. Selon les espèces, se mettent ainsi en place diverses structures qui, durant les processus ontogénétiques, assurent des rôles trophiques et / ou de protection permettant la survie de l'embryon. À la naissance, ces organes transitoires sont abandonnés ou se résorbent progressivement.

## 11.1 ŒUFS ET RÉSERVES VITELLINES

Durant l'ovogenèse, chez un grand nombre d'espèces animales, se déroule de façon conséquente, une phase de production et d'accumulation de substances de réserves appelées **vitellus**. Les produits de cette vitellogenèse se trouvent stockés au sein de la masse cytoplasmique ovocytaire puis dans celle de l'œuf fécondé. Leur dégradation durant le développement précoce procurera au jeune organisme, les éléments nécessaires pour l'édification de ses tissus et de ses organes, de même qu'une certaine forme d'autonomie métabolique. De façon générale, chez les espèces ovipares, plus les quantités de réserves seront élevées, plus le niveau de développement atteint au moment de l'éclosion sera important et permettra aux larves ou au jeune de mener une vie libre rapidement.

Un classement des œufs a été établi en fonction de la quantité et de la distribution de vitellus présent dans le cytoplasme (*cf. Tableau 11.1*).

**Tableau 11.1** Tableau simplifié des types d'œufs classés selon la quantité et la répartition du vitellus contenu dans le cytoplasme ovocytaire

<table>
<tr><th colspan="2">Caractéristiques des réserves</th><th>Dénomination de l'œuf</th><th>Exemples de taxons concernés</th><th>Type de segmentation associée</th></tr>
<tr><td colspan="2">Absence de réserves</td><td>Alécithe</td><td>Mammifères vivipares</td><td rowspan="3">Totale<br>(= holoblastique)</td></tr>
<tr><td rowspan="2">Vitellus peu abondant</td><td>Réserves distribuées de manière homogène dans l'ensemble du cytoplasme</td><td>Oligolécithe</td><td>Échinodermes<br>Ex : oursin</td></tr>
<tr><td>Réserves distribuées inégalement dans l'ensemble du cytoplasme</td><td>Hétérolécithe</td><td>Amphibiens<br>Ex : grenouille</td></tr>
<tr><td rowspan="2">Vitellus abondant</td><td>Vitellus refoulant le disque germinatif à un pôle cellulaire</td><td>Télolécithe</td><td>Sauropsidés<br>Ex : poule</td><td rowspan="2">Partielle<br>(= méroblastique)</td></tr>
<tr><td>Vitellus abondant localisé au centre de l'œuf</td><td>Centrolécithe</td><td>Insectes<br>Ex : mouche</td></tr>
</table>

Sachant que plus la concentration en vitellus est grande, plus les divisions cellulaires ont des difficultés à se réaliser, en raison notamment des entraves mécaniques causées dans la mise en place des structures cytosquelettiques mitotiques (fuseaux microtubulaires par exemple), deux grandes catégories de segmentation sont distinguées selon que les divisions affectent ou non l'ensemble du germe. Une trop grande quantité de vitellus peut entraîner la localisation des phénomènes de segmentation que dans les seules zones cytoplasmiques où la teneur en réserves est moindre, voire nulle. La **segmentation** est dite dans ce cas **partielle** ou **méroblastique** (cas des œufs télolécithes des Sauropsidés et des Mammifères ovipares, et des œufs centrolécithes, des Insectes, par exemple). Dans l'autre cas, la **segmentation** est **totale** ou **holoblastique** (cas des Mammifères vivipares notamment).

Chez les Mammifères vivipares, les œufs sont dépourvus de substances de réserve, ils sont dits **alécithes**. En conséquence, un apport externe de nutriments s'avère indispensable pour que puisse se réaliser en continu le développement du nouvel organisme. Palliant l'absence initiale de réserves dans l'ovocyte fécondé, la mise en place d'une relation privilégiée entre l'organisme maternel et le nouvel être permet, par le biais de la placentation, d'assurer les besoins nutritifs de l'embryon puis du fœtus (*cf. chap. 14.4 et chap. 16*).

## 11.2 ANNEXES EMBRYONNAIRES CHEZ LES VERTÉBRÉS SUPÉRIEURS

Quoique discuté actuellement, le terme de Vertébré supérieur désigne traditionnellement l'ensemble des Sauropsidés (Reptiles et Oiseaux) et des Mammifères. Toutes les espèces appartenant à ces taxons zoologiques ont la caractéristique de posséder durant leur développement embryonnaire, la mise en place de structures spécialisées transitoires dites **annexes embryonnaires.** Celles-ci assurent à l'embryon des fonctions de nutrition et d'excrétion ou bien encore de protection. Quatre annexes sont ainsi distinguées, d'importances inégales selon les espèces considérées : **vésicule vitelline**, **amnios**, **allantoïde** et **placenta**.

### 11.2.1 La vésicule vitelline

Elle assure un **rôle trophique**. C'est à son niveau que sont stockées les substances de réserves d'origine maternelle qui permettront à l'embryon de pouvoir subvenir aux besoins nutritifs nécessaires à son développement. Bien développée chez les Sauropsidés et les Mammifères ovipares, cette annexe est le plus souvent réduite à un vestige chez la plupart des Mammifères placentaires. Chez l'humain, des structures homologues de cette annexe se mettent en place et bien que dépourvues de toute réserve, sont désignées sous les termes de vésicule vitelline primaire et secondaire (*cf. chap. 13.3.2*).

### 11.2.2 L'amnios

Si cette annexe est absente chez les Vertébrés dont le cycle vital est resté pour tout ou partie étroitement inféodé au milieu aquatique (Poissons et Amphibiens), en revanche son existence chez les Vertébrés supérieurs, désignés pour ce fait sous le terme d'**amniotes**, a permis à ces derniers de s'affranchir du milieu aquatique pour leur développement. L'acquisition de cette annexe a ainsi joué un rôle décisif dans la conquête du milieu aérien terrestre par les Vertébrés. L'embryon se développe au sein d'une cavité remplie de liquide, la **cavité amniotique**, délimitée par une paroi, l'**amnios**, constituée d'un feuillet d'amnioblastes doublé par de la somatopleure extra-embryonnaire (*cf. chap. 13.3.1*).

> On notera que le terme « amnios » peut désigner des entités différentes selon les approches scientifiques ou médicales. Dans le domaine médical, il correspond au seul feuillet cellulaire extra-embryonnaire constitué par les amnioblastes. C'est cette dernière définition qui sera utilisée ici.

Le milieu liquide dans lequel se développe l'embryon assure à ce dernier une **protection** contre une possible dessication et contre d'éventuels traumatismes d'origine mécanique. De plus, il permet à l'embryon de pouvoir se développer harmonieusement dans les trois directions de l'espace sans encourir le risque de malformations qui pourraient être engendrées par suite de son accolement possible contre des structures membranaires (*cf. chap. 19.1*)

### 11.2.3 L'allantoïde

Se formant à partir d'un diverticule issu ventralement de l'intestin postérieur, cette annexe joue des rôles variés selon les divers types de Vertébrés.

#### *Chez les Sauropsidés*

Elle forme une poche envahissant la quasi-totalité d'une cavité désignée sous le terme de cœlome extra-embryonnaire. La paroi de l'allantoïde, en s'accolant au chorion qui limite extérieurement la cavité extra-embryonnaire, entraîne la formation d'un allanto-chorion plaqué contre les structures coquillières. Celui-ci développe une riche vascularisation. Chez ces espèces, l'allantoïde remplit quatre rôles : respiratoire (échanges gazeux entre la coquille poreuse et l'allanto-chorion), mobilisation d'éléments minéraux (calcium prélevé à partir de la coquille et transféré par voie sanguine à l'embryon permettant ainsi la minéralisation de son squelette), résorption du blanc (digestion des réserves d'origine maternelle constituant l'albumen), stockage de déchets (site d'accumulation de déchets du métabolisme azoté provenant de l'excrétion rénale embryonnaire).

#### *Chez les Mammifères*

Le rôle de l'allantoïde varie selon les groupes. Ainsi, chez les Mammifères ovipares, l'allantoïde, à la différence des cas cités ci-dessus, n'entre pas en contact avec le chorion et n'intervient donc pas dans les échanges respiratoires. Elle n'intervient que pour assurer un rôle de stockage des déchets du métabolisme azoté. Chez les Mammifères placentaires, l'allantoïde présente des développements variables selon les espèces. Elle intervient dans la mise en place de la placentation, la vascularisation chorionique s'effectue en totalité ou non par son intermédiaire. La placentation chez les Mammifères placentaires est qualifiée pour cette raison d'**allanto-chorionique**.

## 11.2.4 Le placenta

Cette annexe résulte de l'association étroite entre des structures embryonnaires / fœtales, les **villosités chorioniques** (ou choriales) et la muqueuse utérine de la mère (*cf. chap. 16.2*). Elle permet d'assurer des échanges intimes entre l'organisme maternel et le fœtus au profit de celui-ci (*cf. chap. 16.3*). La placentation ne se développe pas que chez les seuls Mammifères. Elle est observée notamment chez certains Sélaciens, bien que les structures mises en place chez ces derniers ne soient pas homologues de celles présentes chez les Mammifères.

La placentation n'existe pas chez les **Mammifères ovipares** encore appelés **Monotrèmes ou Protothériens** (ornithorynque, échidné). En revanche elle se manifeste à des degrés divers chez les Mammifères vivipares. Ces derniers regroupent les **Marsupiaux ou Métathériens** et les **Mammifères placentaires vrais ou Euthériens**.

– Les œufs des Marsupiaux possèdent des réserves vitellines rapidement épuisées et la mise en place de structures placentaires (placenta essentiellement de type chorio-vitellin) permet l'approvisionnement nutritif du jeune embryon. Cependant la durée de la gestation intra-utérine est brève et provoque la naissance de nouveau-nés immatures désignés sous le terme de larves marsupiales. Ces dernières ne pourront achever leur développement qu'en se fixant aux tétines maternelles situées au niveau de la poche marsupiale de la mère.
  En raison du rôle modeste joué par le placenta dans leur développement, ces Mammifères sont généralement désignés comme vivipares aplacentaires par opposition au cas des Mammifères placentaires vrais.
– Chez les Euthériens, le placenta, en assurant des échanges permanents au niveau sanguin entre les organismes fœtal et maternel, constitue une annexe exerçant des fonctions nutritive, respiratoire et excrétrice. Par ailleurs, en étant le siège de sécrétions hormonales, le placenta possède en sus de son rôle trophique, une fonction supplémentaire **endocrine** (*cf. chap. 16.3.4*). La **placentation** définitive est **de type chorio-allantoidien**, mais se décline de manières différentes selon les espèces. En effet, des variantes sont observées en fonction de l'origine de la vascularisation irriguant la composante fœtale placentaire, de la distribution des villosités choriales et des rapports structuraux existant entre le chorion et la muqueuse utérine maternelle. Chez l'humain, comme pour la quasi-totalité des Primates, la placentation se caractérise par le fait que le chorion, en infiltrant fortement le tissu maternel, provoque la rupture des parois de vaisseaux irriguant ce dernier. Ceci correspond à un **placenta de type hémochorial**. L'imbrication poussée des tissus maternel et fœtal entraîne, suite à la parturition, lors de l'expulsion du placenta, l'élimination de la muqueuse utérine impliquée dans la formation du placenta, phénomène s'accompagnant d'une hémorragie. Les **Mammifères** dans ce cas sont dits **décidués** en raison du terme **décidue** (ou **caduque**) désignant la muqueuse utérine expulsée.

## Questions à choix multiples

**1** La segmentation est totale (dite encore holoblastique) chez

❒ **a.** le poulet
❒ **b.** l'oursin
❒ **c.** l'humain
❒ **d.** la grenouille
❒ **e.** la drosophile

**2** La présence d'une cavité amniotique

❒ **a.** joue un rôle protecteur contre des risques de dessication de l'embryon
❒ **b.** assure des apports nutritifs à l'embryon
❒ **c.** préserve l'embryon contre des chocs
❒ **d.** permet à l'embryon de se développer harmonieusement
❒ **e.** autorise un cycle vital non inféodé au milieu aquatique

**3** L'allantoïde peut, selon les espèces,

❒ **a.** exercer une fonction respiratoire
❒ **b.** avoir un rôle dans le stockage des déchets
❒ **c.** jouer un rôle dans la placentation
❒ **d.** être un site de mobilisation d'éléments minéraux
❒ **e.** présenter un degré variable de développement

**4** La placentation se manifeste

❒ **a.** uniquement chez l'espèce humaine
❒ **b.** que chez des espèces terrestres
❒ **c.** chez tous les Mammifères
❒ **d.** chez tous les Mammifères vivipares
❒ **e.** toujours sous un même type

**5** La placentation chez les Primates

❒ **a.** est de type hémochorial
❒ **b.** est de type chorio-allantoïdien
❒ **c.** est associée à une fonction endocrine
❒ **d.** exerce un rôle trophique
❒ **e.** est associée à une fonction respiratoire

## Vrai ou faux ?

Pour cette série d'exercices, la réponse se fait en deux temps : tout d'abord, étudiez les propositions **a** et **b**, et dîtes si elles sont « vraies » ou « fausses » ; ensuite, si les deux propositions sont « vraies », interrogez-vous sur la corrélation entre ces deux propositions : le lien de causalité symbolisé par la conjonction **car** est-il « vrai » ou « faux » ?

| | V | F |
|---|---|---|
| **6** **a.** Les œufs des Mammifères ovipares comme l'ornithorynque présentent une segmentation partielle | ❒ | ❒ |
| **car** | ❒ | ❒ |
| **b.** à la différence des autres Mammifères, leurs œufs sont chargés en substances de réserve | ❒ | ❒ |

| | V | F |
|---|---|---|
| **7** **a.** Les Marsupiaux donnent naissance à des larves peu développées | ❒ | ❒ |
| **car** | ❒ | ❒ |
| **b.** chez ces espèces vivipares, malgré des structures placentaires bien développées, la durée de la gestation est brève | ❒ | ❒ |

## Corrigés

### Questions à choix multiples

**1** ❒ **a.** Les œufs sont de type télolécithe, le vitellus occupant la quasi-totalité de l'ovocyte et empêchant les divisions cellulaires dans l'ensemble de la cellule-œuf.

☒ **b.** Le vitellus, peu abondant, est réparti de façon homogène dans la cellule-œuf (type hololécithe) et n'entrave pas les divisions cellulaires.

☒ **c.** L'œuf est alécithe c'est-à-dire dépourvu de réserves vitellines.

☒ **d.** Le vitellus, réparti de façon hétérogène dans la cellule-œuf (type hétérolécithe), n'entrave pas les divisions cellulaires.

❒ **e.** Le vitellus abondant occupant toute la partie centrale de la cellule-œuf (type centrolécithe), seule la partie périphérique de l'embryon sera le siège des divisions de segmentation.

**2** ☒ **a.** L'embryon baigne dans le liquide amniotique.

❒ **b.** Il n'existe de façon limitée que des échanges liquidiens qui ne contribuent pas à la nutrition de l'embryon.

☒ **c.**

☒ **d.** Flottant dans le liquide amniotique, l'embryon peut se développer sans entrave dans toutes les directions de l'espace.

☒ **e.** Cette annexe embryonnaire permet un développement complet en milieu aérien terrestre pour les espèces qui en sont pourvues. Les Amphibiens (étymologiquement « à cheval sur deux vies ») dépourvus de cette annexe, possèdent un cycle vital qui nécessite le milieu aquatique pour le développement embryonnaire et larvaire.

**3** ☒ **a.** Dans les œufs de Sauropsidés, l'allantoïde aux parois vascularisées, est plaquée contre les structures coquillières perméables aux gaz et est le siège d'échanges respiratoires.

☒ **b.** Chez toutes les espèces, à des degrés divers, sont stockés dans cette annexe, des déchets, en particulier ceux du métabolisme azoté.

☒ **c.** Chez les Mammifères, l'allantoïde participe à la mise en place de la vascularisation chorionique.

☒ **d.** Chez les Oiseaux, l'allantoïde constitue le siège de mobilisation du calcium à partir de la coquille, calcium qui sera utilisé pour l'ossification de l'embryon.

☒ **e.** Très développée chez les Sauropsidés, l'allantoïde ne subsiste que sous la forme d'un diverticule réduit chez l'humain.

**4** ❒ **a.**

❒ **b.** La placentation est observée non seulement chez les mammifères marins mais également chez diverses espèces aquatiques comme certains requins.

❒ **c.** Il existe des Mammifères ovipares dont le développement s'apparente à celui des Sauropsidés.

❒ **d.** Parmi les mammifères vivipares, les Métathériens (Marsupiaux) ne présentent qu'une ébauche fugace de placentation et sont qualifiés d'aplacentaires par opposition aux placentaires vrais (mammifères Euthériens).

❒ **e.** Différents types sont distingués en fonction de la nature des annexes qui participent à la formation du placenta et en fonction du niveau de corrosion des tissus maternels lié à la formation de cette annexe.

**5** ☒ **a.** La paroi des vaisseaux maternels de l'endomètre est corrodée entraînant des hémorragies lors de la parturition.

☒ **b.** L'allantoïde participe à la vascularisation de la partie fœtale du placenta.

☒ **c.** L'hCG (hormone chorionique gonadotrophique) est produite par le placenta et permet le maintien du corps jaune (*cf. chap. 16.3.4*).

☒ **d.** C'est par l'intermédiaire du placenta que se réalise l'approvisionnement nutritif de l'embryon à partir des apports sanguins maternels (*cf. chap. 16.3.3*).

☒ **e.** C'est au niveau placentaire que s'effectuent les échanges gazeux entre les compartiments sanguins maternel et fœtal.

## Vrai ou faux ?

**6** **a.** Vrai **b.** Vrai La relation proposée entre ces deux propositions est vraie. Les Mammifères ovipares (désignés sous les termes de Monotrèmes ou de Protothériens) possèdent effectivement des œufs riches en réserves vitellines, similaires à ceux existant chez les Sauropsidés (Reptiles et Oiseaux). Ces œufs sont télolécithes et la segmentation ne peut être que partielle.

**7** **a.** Vrai **b.** Faux
Les Marsupiaux (ou Métathériens) sont des Mammifères vivipares dont les œufs sont dépourvus de réserves (œufs alécithes). L'absence de placentation chez ces espèces ne permet pas un développement poussé de l'embryon *in utero*. Ceci conduit à la naissance d'une larve marsupiale qui ne pourra poursuivre son développement que fixée aux mamelles maternelles situées dans la poche marsupiale.

# 12 Première semaine du développement Segmentation et formation du blastocyste

## Plan



## Objectifs

- Connaître les modifications du tractus génital féminin
- Étudier les phénomènes de segmentation, de compaction
- Connaître la formation du blastocyste, sa migration

## Cours

La première semaine du développement (Encart 12.1) correspond à une période singulière, appelée **pré-implantatoire**, durant laquelle l'embryon se développe de manière autonome tandis que, libre, dans le fluide tubaire, il subit un déplacement (migration) en direction de la cavité utérine, lieu de la nidation. La possibilité de cultiver l'embryon, en particulier lors d'une fécondation *in vitro,* a généré une importante somme de connaissances.

### 12.1 MODIFICATIONS DE L'ORGANISME MATERNEL

Du point de vue de l'organisme maternel, la première semaine de développement correspond à une période dite de **progestation** qui coïncide avec la mise en œuvre d'une régulation hormonale hypothalamo-hypophysaire et ovarienne dont l'effet est une modification de l'endomètre utérin pour le rendre apte à l'implantation (*cf. chap. 13*). Ces modifications se répètent au cours de chaque seconde phase (phase post-ovulatoire) du cycle ovarien qui prépare l'utérus à une éventuelle implantation. Au niveau hypophysaire les taux de FSH et de LH diminuent. Après l'ovulation, le follicule se transforme en **corps jaune progestatif** responsable de la synthèse croissante de progestérone. Après un pic précédant l'ovulation, le taux d'œstrogènes s'élève à nouveau (Figure 4.6). L'action combinée des œstrogènes et de la progestérone est responsable de la transformation d'organes cibles du tractus génital féminin (*cf. chap. 4.3.3*). Au niveau des trompes utérines, le nombre de cellules ciliées s'accroît, leurs battements ciliaires s'amplifient et la contractilité de la musculeuse augmente. La muqueuse utérine ou endomètre, subit des transformations majeures selon 3 phases successives, menstruelle, proliférative et sécrétoire qui définissent le cycle utérin. L'épaisseur de l'endomètre augmente durant la phase proliférative et s'accompagne d'un aspect tortueux des glandes. La production de mucus riche en glycogène caractérise la phase sécrétoire.

**Encart 12.1**

**Comment date-t-on le développement humain ?**

Il existe 2 manières de chiffrer l'âge d'une grossesse.

– L'âge gestationnel **théorique** fait débuter la grossesse à la date des dernières règles. Il s'exprime en **semaines d'aménorrhée** (SA) et est utilisé en clinique.

– L'âge gestationnel **réel** fait débuter la grossesse à la date présumée de la fécondation, soit 15 jours après la date des dernières règles. Il s'exprime en **semaines de développement** (SD) et n'est jamais connu avec exactitude, sauf dans les cas de fécondations *in vitro*.

L'âge réel est utilisé en biologie du développement.

L'accouchement se produit au terme normal de la grossesse (ou gestation), c'est-à-dire au cours du neuvième mois de grossesse, soit en moyenne à 38 semaines de développement (équivalent à 40 semaines d'aménorrhée)

## 12.2 SEGMENTATION

Le zygote unicellulaire résultant de la fécondation et issu d'une contribution différentielle des deux gamètes (Encart 12.2) entre dans une phase de prolifération cellulaire par mitoses successives et les cellules filles issues de l'œuf fécondé sont appelées **blastomères**. Tant que persiste l'enveloppe inextensible de la zone pellucide, l'augmentation du nombre de blastomères ne se traduit pas par une augmentation de la taille de l'embryon, taille qui reste voisine de celle de l'ovocyte fécondé (Figure 12.1). Il en découle une diminution progressive de la taille des cellules filles, qui héritent d'une quantité de matériel cytoplasmique divisée par deux après chaque mitose. Cette phase correspond à la **segmentation** ou clivage.

### Encart 12.2

#### Contribution du spermatozoïde à la formation du zygote

Le spermatozoïde qui a fécondé, selon qu'il porte le gonosome (ou hétérochromosome) X ou Y, est responsable du déterminisme du sexe et rétablit la diploïdie par l'apport du patrimoine génétique paternel haploïde. Sa contribution aux constituants cytoplasmiques du zygote, issus presque en totalité de l'ovocyte, est négligeable, à l'exception de l'appareil centriolaire (région organisatrice des microtubules) d'origine purement paternelle dans l'espèce humaine. Les mitochondries de la pièce intermédiaire du spermatozoïde introduites dans le cytoplasme ovocytaire lors de la fécondation seront éliminées par un mécanisme inconnu. Ainsi l'embryon hérite exclusivement du génome mitochondrial maternel.

Le zygote dans l'espèce humaine est dépourvu de réserves d'origine maternelle (œuf alécithe, *cf. chap. 11*). Deux particularités en découlent : la lenteur des premières divisions de clivage et l'activation précoce du génome zygotique. La première division survient environ 30 heures après la fécondation et individualise les deux premiers blastomères. Les divisions de segmentation suivantes se succèdent toutes les 20 heures environ jusqu'au 4$^{e}$ jour. Dans l'espèce humaine, les premières divisions sont caractérisées par leur **asynchronisme** si bien que le nombre de blastomères ne suit pas une succession 4, 8, 16, 32, etc. et l'embryon peut contenir n'importe quel nombre intermédiaire de cellules. Le plan de clivage varie d'une division à l'autre lui conférant l'appellation de **clivage rotationnel holoblastique** (*cf. chap. 6.2*). En effet, le premier clivage du zygote est orienté suivant un plan méridien puis, lors de la deuxième division, l'un des blastomères se divise selon ce même plan tandis que l'autre adopte un plan perpendiculaire à ce dernier, c'est-à-dire équatorial. La division holoblastique indique un clivage étendu à la totalité de la cellule. Enfin, les divisions sont **asymétriques** aboutissant à des cellules filles de diamètre inégal (micromères et macromères).

L'embryon de mammifères dispose de peu de matériel moléculaire nécessaire aux premières divisions cellulaires à la différence d'autres espèces où il apparaît stocké. Ce haut degré de dépendance se reflète dans l'activation très précoce du génome zygotique (**activation zygotique**, *cf. chap. 6.2, transition blastuléenne*), qui survient dès les toutes premières divisions de segmentation. Selon les espèces, la synthèse d'ARN par le génome embryonnaire survient après un temps plus ou moins long. Toutefois l'embryon est apte à assurer ses premières divisions mitotiques avant l'activation de son propre génome, propriété qui résulte de l'utilisation de protéines et d'ARN préalablement synthétisés par l'ovocyte à partir du seul génome maternel, (*cf. Annexe 1 § 1, gènes à effet maternel*). Ces **transcrits maternels** ne permettent pas à eux seuls la poursuite du développement de l'embryon humain au-delà du stade 4 à 8 cellules, stades marquant une transition progressive entre les transcrits maternels et embryonnaires.

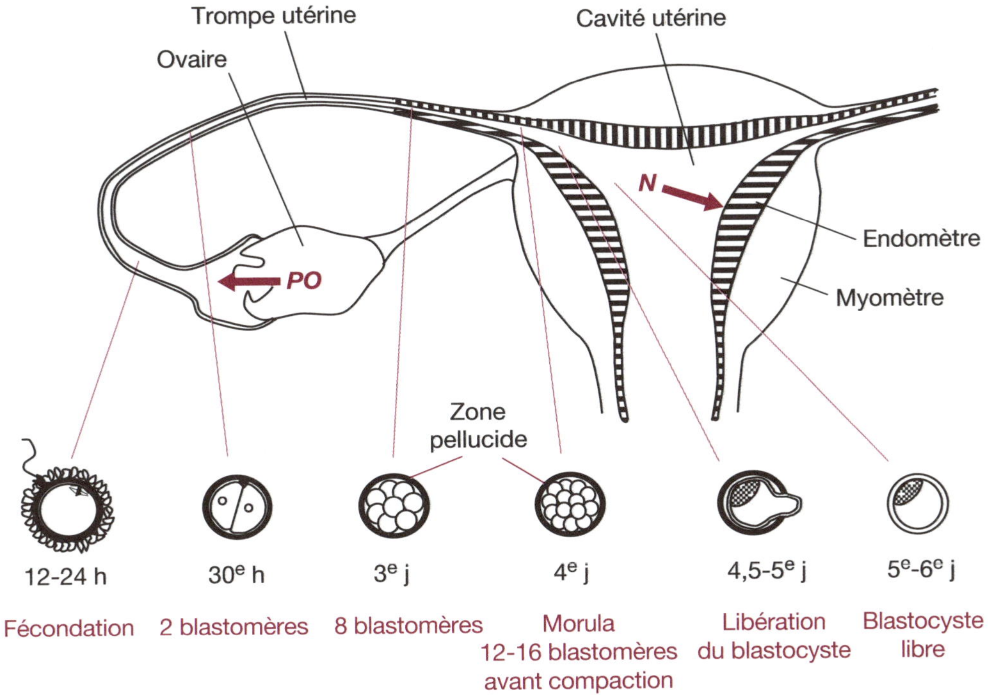


**Figure 12.1** Événements se déroulant durant la première semaine du développement.

À la ponte ovulaire (***PO***), suivie d'une fécondation, succèdent les étapes de la segmentation, aboutissant à la formation de la morula puis à celle d'un blastocyste qui s'implante dans la muqueuse utérine (***N*** pour nidation) vers le 6e jour après la fécondation.

## 12.3 COMPACTION

Jusqu'au stade 16 cellules, les blastomères sont sphériques et non polarisés. Leur adhérence est ponctuelle et ils sont totipotents.

**Remarque**

Ces deux caractéristiques sont exploitées lors du **diagnostic préimplantatoire**. Pour certaines maladies génétiques identifiées, cette technique vise à rechercher l'anomalie génétique chez l'embryon par l'étude d'un ou deux blastomères prélevés à l'aide d'une micropipette.

À partir du 4e jour (embryon d'environ 16 cellules), les blastomères s'aplatissent et adhèrent aux cellules voisines en formant une paroi épithéliale étanche (Figure 12.2). Ce phénomène dit de **compaction** est très spécifique au développement des mammifères et son déclenchement est plus ou moins rapide selon les espèces. L'espace intercel-

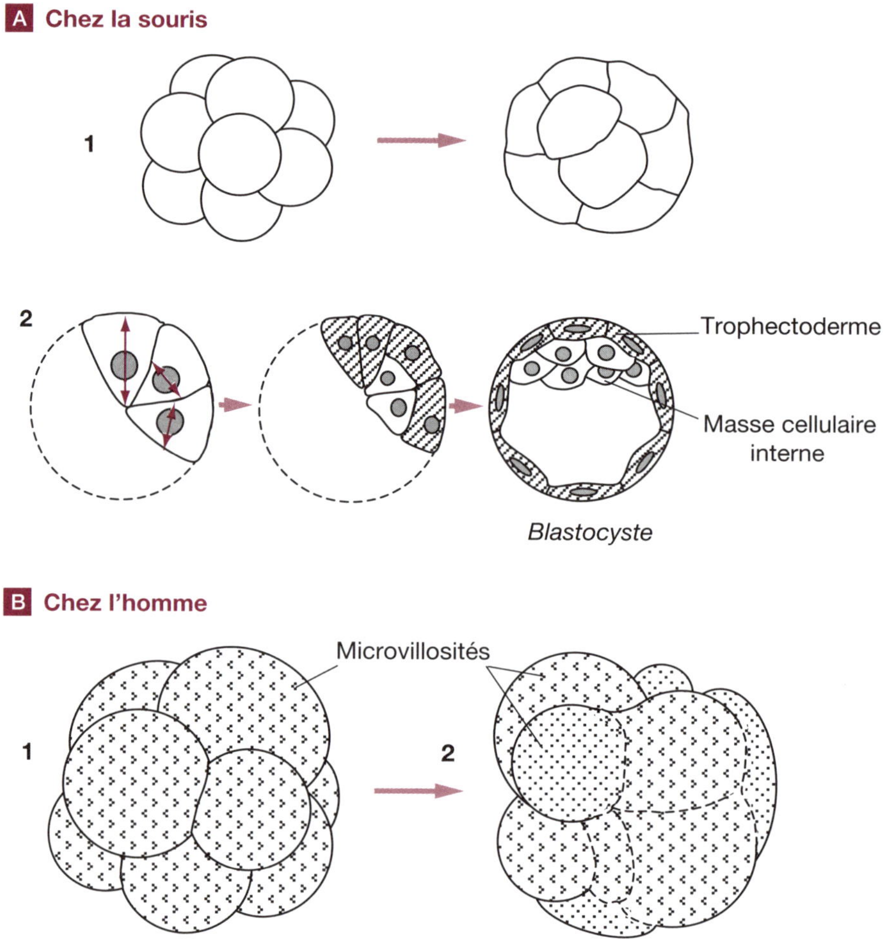


**Figure 12.2** Phénomène de compaction affectant l'embryon chez les Mammifères.

**A** : compaction au stade 8 blastomères observée chez la souris ; 1) Les blastomères sphériques sont en contact ponctuellement entre eux puis s'agrègent largement rendant difficilement distinctes les délimitations cellulaires ; 2) Après compaction, les blastomères ayant acquis une polarité morphofonctionnelle donnent naissance, selon l'orientation de leur plan de division, à des futures cellules du trophectoderme ou à des cellules de la masse cellulaire interne ;
**B** : représentation schématique de la compaction de l'embryon humain au stade 10 cellules observée *in vitro* (*d'après Nikas et al. 1996*) ; 1) Avant la compaction, les blastomères sont inégaux en taille et présentent un revêtement microvillositaire uniforme ; 2) Des degrés différents de compaction sont observés entre les blastomères et ceux-ci présentent une hétérogénéité villositaire.

lulaire jusque-là abondant se réduit et la forme extérieure de l'embryon se modifie (Figures 12.2 A1 et B). Il est désormais constitué d'un amas de cellules non dissociables mécaniquement lui conférant l'apparence d'une mûre à l'origine du terme de **morula** (du latin *morum*, « mûre »), appellation donnée à l'embryon à ce stade.

Cette modification de forme correspond à la toute première étape de différenciation marquée par l'apparition d'une polarisation des cellules. Celles-ci présentent un pôle baso-latéral orienté vers les cellules voisines et un pôle apical dirigé vers le milieu extérieur dont il est séparé par la zone pellucide. Une redistribution du cytosquelette orchestre ce changement de forme cellulaire et les microvillosités, visibles sur toute la surface des premiers blastomères sont désormais plus nombreuses et restreintes au pôle apical. Les blastomères périphériques, de par leur caractère jointif lié à l'apparition de complexes de **jonctions intercellulaires**, forment un épithélium nommé **trophectoderme**. De la périphérie vers la profondeur, on observe successivement des jonctions serrées ou *« tight junctions »* qui rendent l'espace intercellulaire imperméable au fluide tubaire du milieu extérieur, des jonctions adhérentes (*zonula adhaerens*), et des jonctions communicantes ou *« gap junctions »* constituées de connexine 43 (*cf. chap. 8.2.2, communications intercellulaires*).

La **E-cadhérine** (*cf. chap. 8.2.1, molécules membranaires d'adhérence*) est l'acteur moléculaire crucial de la compaction. En effet, celle-ci n'apparaît pas chez un embryon de souris invalidée pour ce gène et la compaction peut par ailleurs être inhibée par l'apport d'anticorps anti-E-cadhérine. Son expression avant la compaction est limitée aux points de contacts entre les premiers blastomères sphériques, et elle est redistribuée au seul pôle baso-latéral des cellules lors de la compaction.

À l'issue de la compaction, l'**orientation des fuseaux** lors de la division des blastomères détermine deux types cellulaires différents. Un plan de clivage parallèle à l'axe apical-basal donne naissance à deux cellules filles polarisées similaires tandis qu'une division selon un plan perpendiculaire à ce même axe aboutit à une cellule externe polarisée, et une seconde cellule fille, en position interne, non polarisée (Figure 12.2 A2).

Ce processus de différenciation marque la première étape de divergence de lignage avec la formation de 2 types cellulaires distincts et s'accompagne d'une perte de la totipotence (*cf. chap. 10.1)*. Les cellules internes sphériques forment la **masse cellulaire interne** ou bouton embryonnaire, qui donnera naissance à l'ensemble des dérivés embryonnaires et une partie des annexes. Ce sont ces cellules qui constituent *in vitro* les cellules ES caractérisées par leur pluripotentialité (Encart 10.1). Les cellules externes du trophectoderme quant à elles sont à l'origine des cellules trophoblastiques du placenta et participeront uniquement à la formation des annexes.

## 12.4 CAVITATION ET FORMATION DU BLASTOCYSTE

Au 5e jour, des mouvements liquidiens entraînent l'apparition au sein de la morula d'une cavité, le blastocèle. Ce phénomène de **cavitation** modifie la structure de l'embryon qui prend le nom de **blastocyste**. Le support moléculaire de la cavitation repose en grande partie sur un transport d'ions $Na^+$ au travers des cellules trophoblastiques. La membrane apicale est équipée de canaux sodium et d'échangeurs $Na^+ / K^+$ qui génèrent un influx sodique en provenance du milieu externe. Au pôle basal, l'activité de la pompe $Na^+ / K^+$ ATPase membranaire crée un mouvement d'ions $Na^+$ vers le blastocèle. Ces mouvements sodiques centripètes s'accompagnent de flux liquidiens qui augmentent le volume de la cavité. La masse cellulaire interne tend à s'excentrer au pôle embryonnaire. Au pôle anti-embryonnaire, les seules cellules du trophectoderme délimitent le blastocèle.

## 12.5 PHÉNOMÈNES PRÉ-IMPLANTATOIRES

### 12.5.1 Migration de l'œuf

Au cours des premiers jours de développement, l'embryon vit libre dans la lumière de la trompe utérine ce qui permet son déplacement. La **migration tubaire** est contingente des divisions de clivage et des changements de structure de l'embryon (Figure 12.1). La vitesse de parcours des différents segments tubaires est variable. La fécondation a lieu dans l'ampoule à proximité du pavillon, le stade 4 blastomères dans le tiers moyen, le stade 8 à 16 blastomères dans le tiers interne. L'embryon aborde la cavité utérine vers le 4$^e$-5$^e$ jour. Le cheminement de l'embryon est favorisé par le courant du fluide tubaire en direction de l'utérus, le péristaltisme des cellules musculaires lisses de la musculeuse de la trompe et par les battements des cellules ciliées de l'épithélium tubaire. Les besoins nutritifs sont assurés par l'environnement extracellulaire qui contient notamment du glucose, du glycogène et des acides aminés.

### 12.5.2 Éclosion

Au terme du cinquième jour environ, l'embryon se libère de la zone pellucide qui l'enveloppe ce qui correspond à l'**éclosion** ou « *hatching* ». Deux mécanismes contribuent à l'éclosion :

– l'action d'une enzyme produite par les cellules du trophectoderme, la **strypsine**, protéase de type trypsinique, qui dégrade la zone pellucide dont l'amincissement progressif est visible au microscope.
– l'augmentation de la pression intracavitaire du blastocèle ; cette pression ne progresse pas de façon linéaire mais comporte des oscillations sous la forme de **contractions d'expansion rythmiques** mesurables par les variations de taille du blastocyste.

Une brèche se crée ainsi au pôle anti-embryonnaire. Après l'éclosion, les cellules du trophectoderme tapissant la surface de l'embryon peuvent interagir avec l'épithélium utérin et initier la nidation (*cf. chap. 13*).

> **Remarque**
>
> Dans le but de faciliter la présentation de l'ouvrage, les interactions du blastocyste avec l'épithélium utérin qui débutent dès la fin de la première semaine seront décrites avec les événements de l'implantation au chapitre suivant (*cf. chap. 13*).

### Encart 12.3

### Périodes embryonnaire et fœtale

Par convention, la **période embryonnaire** couvre les 8 premières semaines (56 jours) du développement après la fécondation, soit 10 semaines d'aménorrhée (Encart 12.1). Elle est suivie, sans transition, par la période fœtale, très longue chez l'humain, qui s'étend du 3e mois à la fin de la gestation. La période embryonnaire est caractérisée par le développement des organes à partir des trois feuillets du disque tridermique (**organogenèse**) et de la forme extérieure de l'embryon (**morphogenèse**). La remarquable synchronisation des événements au cours du développement a permis l'élaboration d'une nomenclature, la classification de *Carnegie*, qui subdivise la période embryonnaire selon 23 stades. En effet, le repérage de changements morphologiques offre une précision nettement supérieure à une approche chronologique fondée sur la datation, du fait des incertitudes concernant la date de la fécondation dans l'espèce humaine. La **période fœtale** qui débute après la 8e semaine, est caractérisée par la **croissance** en taille, l'augmentation en poids et la maturation des organes. Elle comporte peu de modifications morphologiques à l'exception de la poursuite de l'organogenèse des organes génitaux et du cerveau.

## Questions à choix multiples

**1** Concernant la compaction de la morula

- ❒ **a.** elle s'observe uniquement chez les mammifères
- ❒ **b.** elle s'accompagne d'une perte de contact entre les cellules périphériques et les cellules centrales
- ❒ **c.** elle est précédée par l'éclosion
- ❒ **d.** les cellules périphériques sont directement en contact avec le milieu extérieur
- ❒ **e.** les cellules périphériques ne sont pas accessibles à un prélèvement par micropipette

**2** La morula

- ❒ **a.** peut comprendre un nombre impair de blastomères
- ❒ **b.** comporte des blastomères dont la taille reste stable lors des premières divisions mitotiques
- ❒ **c.** possède, après la compaction, des microvillosités localisées au domaine latéro-basal de ses cellules périphériques
- ❒ **d.** présentent des cellules périphériques qui sont les seules à changer de forme lors de la compaction
- ❒ **e.** désigne l'embryon au 6e jour

**3** La segmentation du zygote chez l'homme

❒ **a.** est de type radiaire
❒ **b.** présente un plan de clivage de la première division méridien
❒ **c.** est partielle
❒ **d.** forme des blastomères de taille identique
❒ **e.** présente des orientations des plans de clivage variables d'une division à l'autre

**4** La transcription du génome zygotique

❒ **a.** débute après l'épuisement complet des ARNm maternels
❒ **b.** survient après un temps variable selon les espèces
❒ **c.** est indispensable pour les premières divisions du zygote
❒ **d.** débute aux stades 4 - 8 cellules chez l'homme
❒ **e.** ne peut débuter que dans des cellules en division

**5** L'éclosion, lors de la période préimplantatoire

❒ **a.** n'est observée qu'au cours du développement humain
❒ **b.** survient au stade 16 cellules
❒ **c.** dépend du mouvement de l'embryon lors de la migration dans la trompe
❒ **d.** survient au stade morula
❒ **e.** est due, en partie, à la sécrétion de strypsine

**6** L'éclosion

❒ **a.** est indispensable à la nidation
❒ **b.** est due, en partie, à une sécrétion enzymatique des cellules de la masse cellulaire interne
❒ **c.** permet la polarisation des cellules du trophectoderme
❒ **d.** est due, en partie, aux variations de pression du blastocèle
❒ **e.** nécessite la rupture de la zone pellucide

**7** Lors de la première semaine du développement chez l'humain

❒ **a.** les blastomères possèdent des mitochondries d'origine maternelle
❒ **b.** l'embryon aborde la cavité utérine vers le 5$^{e}$ jour
❒ **c.** les mitoses sont asynchrones
❒ **d.** la cavitation a lieu au stade 16 cellules
❒ **e.** les apports nutritifs sont assurés par le fluide tubaire

**8** Lors de la première semaine du développement chez l'humain

❒ **a.** la E-cadhérine est indispensable pour la compaction
❒ **b.** la première ségrégation de lignage apparaît lors de la compaction
❒ **c.** les cellules de la masse cellulaire interne sont totipotentes

❒ **d.** les cellules du trophectoderme ne peuvent pas se différencier en tissu embryonnaire
❒ **e.** les cellules de la masse cellulaire interne changent de forme

**9** Le trophectoderme

❒ **a.** forme un tissu épithélial
❒ **b.** est constitué de cellules unies par des jonctions serrées
❒ **c.** présente des microvillosités localisées au pôle apical des cellules
❒ **d.** est en contact avec le blastocèle au pôle anti-embryonnaire du blastocyste
❒ **e.** exprime la protéine connexine 43

**10** La cavitation

❒ **a.** est liée à la présence de la E-cadhérine
❒ **b.** désigne l'arrivée du blastocyste dans la cavité utérine
❒ **c.** est liée à un influx sodique provenant du milieu externe
❒ **d.** forme une zone de réserve de nutriments
❒ **e.** dépend de l'activité de la pompe $Na^+ / K^+$ ATPase au pôle basal des cellules du trophectoderme

## Vrai ou faux ?

Pour cette série d'exercices, la réponse se fait en deux temps : tout d'abord, étudiez les propositions **a** et **b**, et dîtes si elles sont « vraies » ou « fausses » ; ensuite, si les deux propositions sont « vraies », interrogez-vous sur la corrélation entre ces deux propositions : le lien de causalité symbolisé par la conjonction **car** est-il « vrai » ou « faux » ?

| | V | F |
|---|---|---|
| **11** **a.** L'embryon humain s'extrait de la zone pellucide vers le 5e jour | ❒ | ❒ |
| **car** | ❒ | ❒ |
| **b.** la formation des premiers blastomères entraîne une augmentation de volume de l'embryon | ❒ | ❒ |

| | V | F |
|---|---|---|
| **12** **a.** La E-cadhérine est un acteur moléculaire indispensable pour la compaction | ❒ | ❒ |
| **car** | ❒ | ❒ |
| **b.** l'invalidation du gène codant ce facteur chez la souris entraîne une absence de compaction | ❒ | ❒ |

| | V | F |
|---|---|---|
| **13** **a.** La cavitation désigne l'entrée du blastocyste dans la cavité utérine | ❒ | ❒ |
| **car** | ❒ | ❒ |
| **b.** celle-ci survient vers le 4e-5e jour | ❒ | ❒ |

# Corrigés

## Questions à choix multiples

**1** ☒ **a.**
☐ **b.** Le pôle baso-latéral des cellules périphériques reste en contact avec les cellules centrales.
☐ **c.** L'éclosion suit la compaction.
☐ **d.** La zone pellucide est interposée entre les cellules périphériques et le milieu extérieur.
☒ **e.** Le caractère « compacté » est lié à une paroi épithéliale étanche qui ne permet plus la dissociation mécanique des cellules.

**2** ☒ **a.** Les divisions de segmentation du zygote sont asynchrones.
☐ **b.** Les premières divisions n'entraînent pas d'augmentation de la taille de l'embryon qui est limitée par l'entourage de la zone pellucide inextensible. La taille des blastomères décroît au fur et à mesure des divisions.
☐ **c.** Elles sont restreintes au pôle apical des cellules périphériques.
☒ **d.** Elles s'aplatissent, les cellules centrales restant sphériques.
☐ **e.** L'embryon prend la forme d'une mûre vers le 4ᵉ jour. Une cavité est présente au 6ᵉ jour (blastocèle).

**3** ☐ **a.** Elle est rotationnelle.
☒ **b.**
☐ **c.** La segmentation est de type holoblastique, c'est-à-dire totale.
☐ **d.** Les divisions asymétriques créent des cellules filles de diamètre inégal.
☒ **e.** L'orientation du plan de clivage varie d'une division à l'autre (segmentation rotationnelle).

**4** ☐ **a.** Une transition progressive a lieu entre l'utilisation des transcrits maternels et la transcription du génome zygotique.
☒ **b.** Elle dépend de l'importance des réserves de l'œuf.
☐ **c.** L'embryon humain peut se développer jusqu'au stade 4 à 8 cellules sans activation de son propre génome.
☐ **d.** Les techniques moléculaires permettent de détecter la présence d'ARNm du génome zygotique dès le stade d'œuf fécondé.
☐ **e.** Les divisions mitotiques des blastomères ne sont pas incompatibles avec une activité transcriptionnelle.

**5** ☐ **a.** La libération de la zone pellucide se réalise chez tous les mammifères vivipares.
☐ **b.**

- ☐ **c.** Les déplacements de l'embryon ne sont pas en cause dans l'érosion de la zone pellucide.
- ☐ **d.** L'éclosion survient au stade blastocyste.
- ☒ **e.**

**6**
- ☒ **a.** La zone pellucide prévient l'interaction des cellules du trophectoderme avec l'épithélium utérin et empêche la nidation.
- ☐ **b.** Ce sont les cellules du trophectoderme qui sécrètent la strypsine.
- ☐ **c.** La différenciation des cellules du trophectoderme est antérieure et a lieu à partir de la compaction.
- ☒ **d.**
- ☒ **e.** Le blastocyste s'extrait de la zone pellucide après la déhiscence de celle-ci.

**7**
- ☒ **a.** Les mitochondries de l'embryon ont pour seule origine, les mitochondries ovocytaires.
- ☒ **b.**
- ☒ **c.**
- ☐ **d.** La cavitation apparaît dans la morula vers le 5$^{e}$ jour.
- ☒ **e.** L'embryon est dépendant de l'environnement de la trompe au cours de sa période de vie libre.

**8**
- ☒ **a.** Aucune compaction n'apparaît dans l'embryon de souris invalidée pour le gène codant la E-cadhérine.
- ☒ **b.** Selon les plans de clivage des divisions mitotiques, émergent les cellules trophectodermiques et les cellules de la masse cellulaire interne.
- ☐ **c.** Les cellules de la masse cellulaire interne sont pluripotentes.
- ☒ **d.** Les cellules du trophectoderme participent uniquement à la formation des annexes.
- ☐ **e.** Elles restent sphériques contrairement aux cellules du trophectoderme.

**9**
- ☒ **a.** Les blastomères périphériques sont jointifs et adhèrent entre eux.
- ☒ **b.** Les jonctions serrées isolent l'embryon du milieu extérieur.
- ☒ **c.**
- ☒ **d.**
- ☒ **e.** La connexine 43 participe à la formation des jonctions communicantes.

**10**
- ☐ **a.** E-cadhérine est nécessaire pour la compaction.
- ☐ **b.** La cavitation désigne la formation d'une cavité liquidienne au sein de la morula.
- ☒ **c.**
- ☐ **d.** Le blastocèle est une cavité liquidienne sans éléments nutritifs.
- ☒ **e.**

## Vrai ou faux ?

**11** **a.** Vrai **b.** Faux

Ce phénomène est décrit sous le terme d'éclosion. Il ne résulte pas directement de la multiplication du nombre de cellules. En effet, la taille des blastomères (jusqu'au 5e jour) est inférieure à celle de l'ovocyte fécondé et se réduit progressivement lors de chaque nouvelle division cellulaire.

**12** **a.** Vrai **b.** Vrai La relation proposée entre ces deux propositions est vraie.

Ce procédé expérimental permet de confirmer le rôle crucial de la E-cadhérine dans cette étape du développement.

**13** **a.** Faux **b.** Vrai

La cavitation désigne la formation d'une cavité liquidienne au sein de la morula.

# Manifestations durant la seconde semaine du développement

# 13

## Plan

**Cours**



## Objectifs

- Comprendre le dialogue moléculaire entre l'embryon et la muqueuse maternelle
- Connaître les modifications de l'embryon
- Connaître la formation des dérivés extra-embryonnaires

## Cours

L'**implantation** (ou **nidation**) de l'embryon dans l'organisme maternel est une étape clé du développement chez de nombreuses espèces. Au terme de sa première semaine de vie libre, la poursuite du développement normal de l'embryon humain impose un contact et des échanges étroits avec l'utérus maternel.

### 13.1 L'IMPLANTATION UTÉRINE : PREMIER DIALOGUE ENTRE LA MÈRE ET L'EMBRYON

Le succès de l'implantation résulte de la **synchronisation** de deux événements biologiques. Le premier est la modification de la muqueuse utérine qui survient au cours de chaque cycle ovarien indépendamment de la présence de l'embryon. Le deuxième événement biologique provient du blastocyste qui initie un dialogue moléculaire avec l'endomètre maternel et participe activement à sa propre implantation. Successivement, le blastocyste s'appose à l'endomètre maternel, y adhère puis l'envahit. En dépit d'importants progrès des connaissances sur le développement embryonnaire précoce, le contrôle insuffisant du processus de l'implantation est une des explications des taux encore limités de grossesses obtenues par les techniques de procréation médicalement assistée (PMA) nécessitant un transfert d'embryons.

### 13.1.1 Notion de fenêtre implantatoire

Paradoxalement, alors que l'embryon peut s'implanter accidentellement dans plusieurs autres tissus du corps humain, réalisant une grossesse ectopique (ou grossesse extra-utérine, *cf. chap. 18.2.2, implantations ectopiques*), la muqueuse utérine ne présente qu'une période limitée de réceptivité maximale à l'embryon appelée « **fenêtre implantatoire** ». Cette fenêtre implantatoire s'étend globalement du 19$^{e}$ au 24$^{e}$ jour du cycle chez une femme présentant des cycles de 28 jours. L'endomètre subit périodiquement sous l'effet de l'œstradiol et de la progestérone, des modifications structurales et moléculaires qui le rendent réceptif à l'implantation embryonnaire (Figure 4.6).

La notion de fenêtre implantatoire reste à caractériser en termes moléculaires tant du côté de l'endomètre que du côté de l'embryon. Le fait que le blastocyste des mammifères s'implante toujours du côté du pôle embryonnaire (celui où se trouve la masse cellulaire interne, Figure 13.1A) suggère l'expression, à ce niveau, d'un profil spécifique de molécules d'adhérence, différent du pôle anti-embryonnaire (ou abembryonnaire) constitué du seul trophectoderme.

Parmi les très nombreux acteurs moléculaires répertoriés sur la base de divers travaux expérimentaux, nous ne présenterons que ceux dotés d'un rôle déterminant présumé dans l'espèce humaine.

**Remarque**

Les mécanismes moléculaires de l'implantation, à l'origine de nombreux travaux de recherche, sont complexes et font intervenir plusieurs familles de molécules. Pour la plupart, leur rôle au cours de l'implantation est déduit d'approches *in vitro* et une validation définitive de leur implication chez la femme reste nécessaire. Sont retenues pour le présent ouvrage, les molécules pour lesquelles une anomalie de l'implantation résulte de leur inactivation génique ciblée chez la souris.

La notion de dialogue entre l'épithélium de l'endomètre et le blastocyste est fondamentale et il conviendra d'étudier aussi le rôle actif, au sein de ce dialogue, de signaux embryonnaires précoces comme l'hCG et l'IGF-2. Enfin, la placentation prolonge directement l'implantation et il est évident que l'angiogenèse est la caractéristique essentielle de cette autre grande étape du développement embryonnaire et du processus de reproduction.

Il n'existe pas une définition moléculaire précise de la fenêtre d'implantation, cependant, plusieurs marqueurs de réceptivité ont été proposés.

### 13.1.2 L'endomètre

Au cours de la période péri-implantatoire, la microscopie optique ne révèle aucune différence entre les patientes fertiles et les patientes qui ne le sont pas. Ainsi, cette méthode ne peut pas définir un endomètre réceptif. L'étude de l'ultrastructure du pôle apical des cellules épithéliales de l'endomètre en microscopie électronique a révélé l'apparition de **pinopodes**, sortes de petites protrusions cytoplasmiques présentant des propriétés de pinocytose. Chez une femme normalement réglée, ces pinopodes apparaissent entre les jours 19 à 21 du cycle menstruel, c'est-à-dire aux alentours du moment présumé du début de la fenêtre implantatoire. Ils constitueraient un marqueur de l'ouverture de cette fenêtre implantatoire sans toutefois être présents pendant toute sa durée. En effet, leur demi-vie est courte, de l'ordre de 48 heures. Leur apparition est dépendante de la progestérone synthétisée par le corps jaune. Il faut noter que les traitements hormonaux utilisés en procréation médicalement assistée accélèrent l'apparition des pinopodes. Une corrélation entre le nombre de pinopodes et le taux d'implantation après transfert d'embryon est observée. Le rôle exact des pinopodes n'est pas encore définitivement élucidé. Ils interviendraient dans l'absorption de fluides (pinocytose) de la cavité utérine qui, devenant virtuelle, amènerait progressivement le blastocyste au contact de l'épithélium de surface. Ce phénomène correspond à l'**apposition** du blastocyste à l'épithélium de l'endomètre. Ce stade, préalable à l'adhérence cellulaire, rend encore possible l'élimination du blastocyste par lavage de la cavité utérine. Ainsi, le moment de l'apparition des pinopodes dans le cycle, qui coïncide avec la fenêtre d'implantation, et leur localisation cellulaire à la surface de l'épithélium plaident en faveur du rôle de ces structures dans la réceptivité endométriale.

Toutefois seuls des événements moléculaires procurent des informations plus précises sur la réceptivité endométriale et l'implantation embryonnaire.

### 13.1.3 Les hormones

Les stéroïdes sexuels sont essentiels pour la prolifération et la **décidualisation** de l'endomètre, le préparant ainsi à l'implantation. Après l'ovulation, la progestérone transforme l'endomètre en une structure sécrétoire essentielle à l'implantation et au développement du blastocyste. La diminution des récepteurs des stéroïdes pourrait déclencher la production, par l'endomètre, de protéines spécifiques de l'implantation. Les stéroïdes ovariens et leurs récepteurs, sont des médiateurs importants du dialogue embryo-utérin. Le succès de l'implantation et de la réceptivité endométriale résulte donc d'un parfait équilibre du climat hormonal œstro-progestatif tout au long du cycle menstruel.

### 13.1.4 Les cytokines et les facteurs de croissance

Les cytokines sont des glycopeptides régulateurs produits par la plupart des cellules nucléées. Ces peptides exercent localement des effets variés de façon paracrine ou autocrine sur un très grand nombre de types cellulaires. Des cytokines sont produites par l'endomètre humain au niveau de l'épithélium glandulaire ou dans les cellules stromales décidualisées. Leur action permettrait l'ouverture de la fenêtre implantatoire. Ainsi, le succès de l'implantation dépend d'un dialogue cohérent entre les cytokines du blastocyste et celles de l'endomètre.

**Remarque**

Les études réalisées chez la souris ont révélé que les cytokines jouent un rôle important, voire crucial, dans l'implantation mais aussi dans l'immunorégulation à l'interface materno-fœtale.

### Le système "leukemia inhibitory factor" (LIF)

LIF est une cytokine qui appartient à la famille de l'IL6 ; il est exprimé par les cellules épithéliales de l'endomètre humain. La production endométriale de LIF varie au cours du cycle menstruel et son expression est maximale au moment supposé de la fenêtre implantatoire. Parallèlement, le blastocyste humain exprime le récepteur du LIF (LIFR). Ainsi, le profil de l'expression de LIF et le fait que l'embryon soit capable de répondre à ce signal suggèrent l'importance de cette cytokine dans l'implantation.

**Exemple**

Des études chez la souris démontrent que la production utérine de LIF est indispensable pour l'implantation embryonnaire. En effet, les souris invalidées pour le gène *Lif* (*Lif*– / –) sont fécondes mais l'implantation ne se produit pas. Celle-ci peut être restaurée par l'administration à ces souris de LIF exogène.

Les études réalisées chez la femme tendent à confirmer l'importance de LIF dans l'implantation. En effet, on a pu observer des taux réduits de LIF chez les femmes infertiles. Cependant, son rôle n'est pas encore élucidé.

### Le système interleukine 1 (IL-1)

La famille de l'IL-1 comprend 3 peptides : l'IL-1$\alpha$, IL-1$\beta$ et un antagoniste des récepteurs de type I appelé IL-1ra. IL-1 est produit au niveau de l'endomètre et du trophectoderme, et ses récepteurs sont exprimés par ces deux tissus. L'IL-1 joue un rôle important dans le processus implantatoire. En effet, l'administration à des souris d'IL-1ra bloque l'implantation embryonnaire en empêchant l'adhérence de l'embryon à l'épithélium. Le rôle exact de l'IL-1 n'est pas encore bien établi. Il active l'expression de certains gènes dont celui codant le LIF et stimule la production d'hCG par le trophectoderme. Ainsi, le blastocyste pourrait moduler, par le biais de l'IL-1, la fonction des cellules épithéliales de l'endomètre et du trophectoderme.

### Le "colony stimulating factor-1" (CSF-1)

Le CSF-1 est abondamment synthétisé par les cellules épithéliales et stromales de l'endomètre au cours de la phase lutéale et du début de la grossesse. La synthèse de CSF-1 est stimulée par les œstrogènes et la progestérone. Son récepteur est exprimé sur le trophectoderme.

**Exemple**

Les souris invalidées pour ce gène présentent de faibles taux de grossesse par perturbation de l'implantation, mais également de l'ovulation.

**Remarque**

Ces différents résultats suggèrent que cette cytokine est importante dans l'implantation et illustrent les difficultés à démontrer formellement le rôle d'un acteur moléculaire donné.

### L' "epidermal growth factor" (EGF)

La famille de l'EGF comprend plusieurs molécules qui se lient à des récepteurs spécifiques appelés ErbB. Un membre de la famille EGF, l' « *heparin-binding-EGF* » (HB-EGF) est exprimé par l'épithélium endométrial avec un maximum au moment de la réceptivité utérine. Parallèlement, à partir du 4$^{e}$ jour, l'expression du récepteur ErbB au niveau du blastocyste devient asymétrique et se restreint au trophectoderme polaire. Ces données suggèrent que l'HB-EGF joue un rôle dans la **phase d'adhérence** de l'embryon qui, dans l'espèce humaine, résulte de l'interaction d'une région du blastocyste, le trophectoderme polaire, avec l'endomètre maternel.

## 13.1.5 L'adhérence et l'enfouissement dans l'endomètre

Après la phase d'adhérence, le blastocyste franchit l'épithélium utérin qu'il dissocie puis interagit avec le stroma sous-jacent. La progression de l'enfouissement du blastocyste repose sur un système complexe d'interactions avec la muqueuse utérine. Celui-ci fait intervenir des molécules d'adhérence qui servent de récepteur à des ligands de la matrice extracellulaire de la muqueuse. C'est le cas de certaines **intégrines** telles $\beta 1\alpha 5$ et $\beta 1\alpha 1$ dont les expressions modulent de façon antagoniste le processus invasif, $\beta 1\alpha 1$ facilitant ce dernier. Par ailleurs, des **enzymes protéolytiques** interviennent dans la dégradation de la matrice comme les métalloprotéinases ou MMPs (gélatinases, collagénases, stromélysises) et les activateurs du plasminogène (urokinase), leurs activités étant finement régulées par leurs inhibiteurs respectifs, les TIMPs et PAI 1.

## 13.1.6 Angiogenèse – implantation et début de la placentation

L'angiogenèse consiste en la formation de nouveaux vaisseaux sanguins à partir de vaisseaux déjà existants (*cf. chap. 15.2.1*). Dans l'endomètre, le processus d'angiogenèse se produit physiologiquement et de façon cyclique, pour reconstruire l'endomètre après les menstruations et le transformer en une muqueuse vascularisée et réceptive à l'implantation et à la placentation. Après les menstruations et durant la phase proliférative, les artérioles spiralées s'allongent et se transforment. Un système de capillaires se forme ainsi, tout particulièrement sous l'épithélium. Le contrôle de l'angiogenèse utérine résulte d'un équilibre entre des facteurs activateurs et des facteurs inhibiteurs.

### Le "vascular endothelial growth factor" (VEGF)

Les VEGF comptent parmi les facteurs activateurs les plus importants dans le contrôle de l'angiogenèse et il contribue activement aux modifications vasculaires qui permettent à l'endomètre de devenir réceptif à l'implantation embryonnaire. VEGF-A, le plus étudié des membres de la famille, est un puissant agent mitogène au niveau des cellules endothéliales. Il est exprimé dans l'endomètre en phase proliférative, aussi bien au niveau de l'épithélium qu'au niveau du stroma. Par contre, après l'ovulation, son expression au niveau des cellules stromales diminue fortement et il n'est plus exprimé qu'au niveau de l'épithélium. La **placentation** prolonge directement l'implantation et l'angiogenèse est une caractéristique essentielle de cette autre grande étape du développement embryonnaire et du processus de reproduction (*cf. chap. 16*).

**Exemple**

Chez les souris invalidées pour le gène *Vegf-A*, le développement des embryons s'interrompt peu après la fécondation par défaut d'implantation et de placentation.

## 13.2 ÉVOLUTION EMBRYONNAIRE : FORMATION DU DISQUE EMBRYONNAIRE ; EMBRYON DIDERMIQUE

Au cours de la deuxième semaine du développement, les cellules de la masse cellulaire interne s'organisent en deux feuillets superposés constituant le **disque embryonnaire didermique**. La couche superficielle dorsale formée de cellules cylindriques est appelée **épiblaste**, et la couche interne ventrale formée de cellules cubiques **hypoblaste** (ou endoderme primaire).

Au cours de la deuxième semaine du développement, l'embryon présente schématiquement la forme d'une sphère, constituée de la superposition de deux cavités hémisphériques, la cavité amniotique et la vésicule vitelline décrites plus loin (Figure 13.1).

L'épiblaste et l'hypoblaste se présentent sous la forme de deux feuillets accolés, séparés par une lame basale, et l'ensemble constitue l'embryon ou le disque embryonnaire didermique. En réalité, seul l'épiblaste va générer les tissus embryonnaires, l'hypoblaste n'étant, quant à lui, responsable que d'une partie des annexes extra-embryonnaires.

## 13.3 ÉVOLUTION DES DÉRIVÉS EXTRA-EMBRYONNAIRES

On assiste au cours de la deuxième semaine du développement à la formation de deux cavités qui, telles deux hémisphères, englobent l'embryon.

### 13.3.1 Formation de la cavité amniotique

Les cellules épiblastiques non en contact avec la lame basale séparant l'épiblaste de l'hypoblaste et recevant des signaux BMP (BMP2, 4) émis par ce dernier, entrent en apoptose. Seule ne subsiste qu'une monocouche cellulaire délimitant une cavité liquidienne correspondant à la **cavité amniotique**. Elle est délimitée par un toit (la membrane amniotique, *cf.* Remarque, *chap. 11.2.2*) et un plancher (le feuillet épiblastique) qui repose sur l'hypoblaste (Figure 13.1B). Ces cellules du toit prennent le nom d'**amnioblastes**, et forment la **membrane amniotique** qui s'interpose entre le liquide accumulé et la paroi trophoblastique.

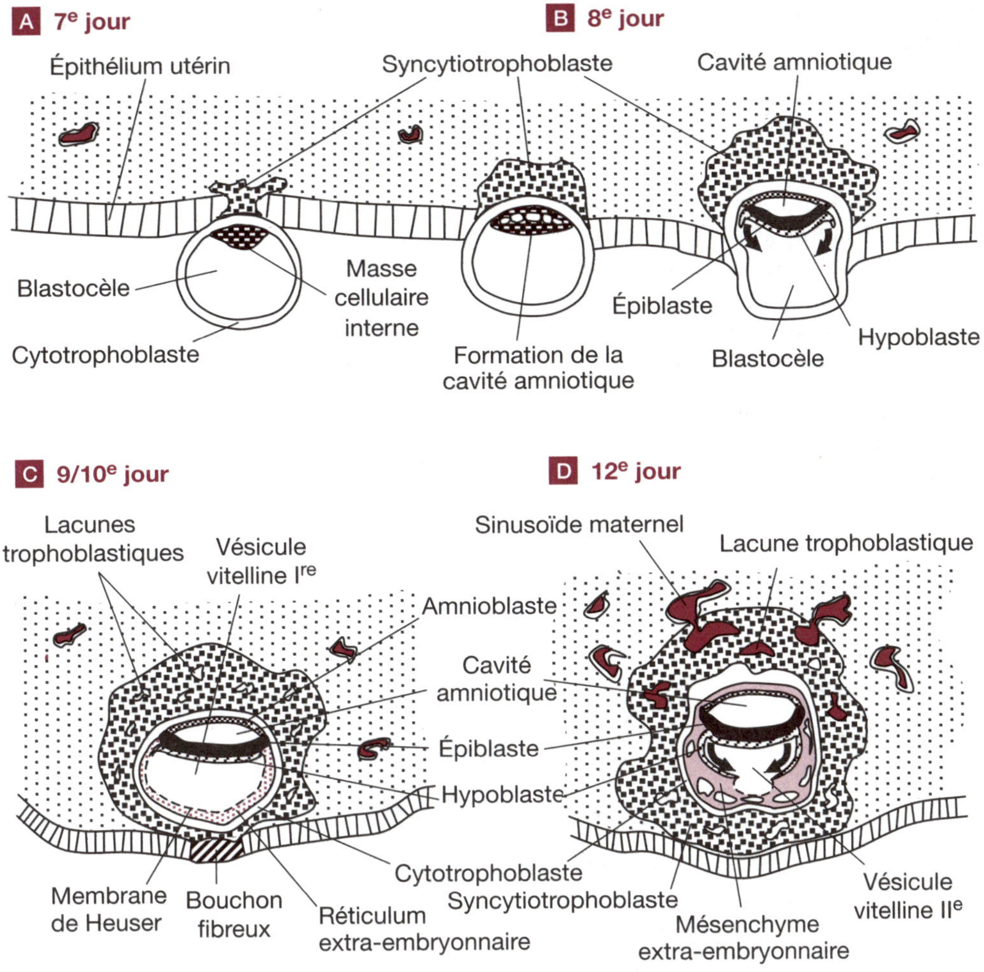


**Figure 13.1** Évolution de l'embryon et des tissus extra-embryonnaires au cours de la nidation.

**A** : Adhérence du blastocyste au niveau du trophectoderme polaire vers le 7e jour ; début de la formation de la cavité amiotique par cavitation au sein de la masse cellulaire interne entre le 7e et 8e jour ;
**B** : 8e jour embryonnaire, franchissement de l'épithélium et invasion du stroma de l'endomètre ;
**C** : enfouissement complet, développement du syncytiotrophoblaste et apparition des premières lacunes trophoblastiques au 9e -10e jour embryonnaire ; formation de la vésicule vitelline primaire ;
**D** : 12e jour embryonnaire, formation de la vésicule vitelline secondaire.

## 13.3.2 Formation de la vésicule vitelline

Une seconde cavité, désignée **vésicule vitelline primaire**, se forme en position ventrale sous l'hypoblaste. Des cellules en provenance de l'hypoblaste et situées à la périphérie du disque embryonnaire migrent le long de la paroi interne du blastocèle, celle-ci étant jusqu'alors constituée par le **cytotrophoblaste** formé à partir de cellules dérivées du trophectoderme. La différenciation du trophectoderme est décrite plus loin (*cf. chap. 14.4*).

Ce processus de **migration** repose sur l'interaction entre des intégrines exprimées à la surface des cellules d'origine hypoblastique et des ligands de la lame basale synthétisée par les cellules du cytotrophoblaste.

Une fine structure formée par ces cellules hypoblastiques devient visible à partir du 9e jour. Il s'agit de la **membrane de Heuser** (ou endoderme extra-embryonnaire) qui délimite la vésicule vitelline primaire (Figure 13.1C). Une structure réticulée lâche et acellulaire s'interpose dans l'espace situé entre la membrane de Heuser et le cytotrophoblaste en formant le **réticulum extra-embryonnaire**.

Peu après, un nouveau tissu mésenchymateux, le **mésoderme extra-embryonnaire**, apparaît et tapisse, suivant deux courants, les parois de la vésicule vitelline et de la cavité amniotique, ainsi que la coque trophoblastique. Son origine reste mal connue.

Ce mésenchyme extra-embryonnaire s'élargit et se creuse d'un espace liquidien, interposé entre la vésicule vitelline et la cavité amniotique, appelé **cœlome extra-embryonnaire** (Figures 13.1D et 13.2).

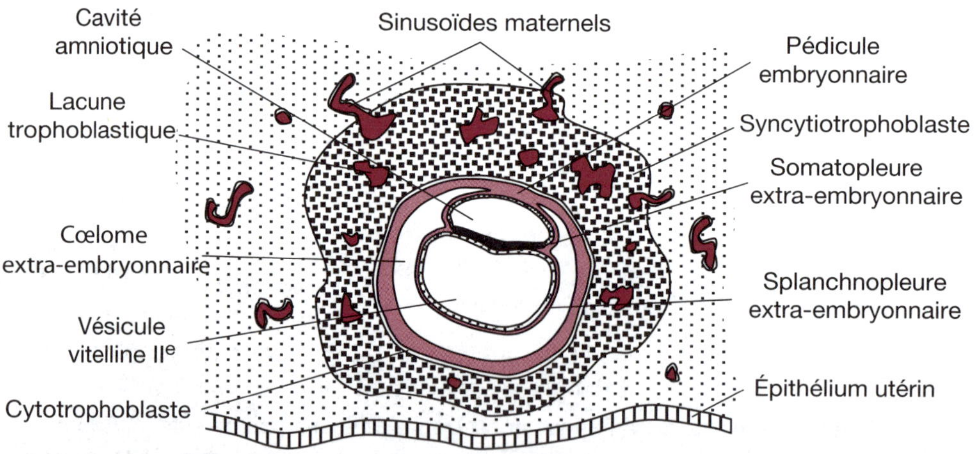


**Figure 13.2** Embryon à 13 jours de développement.

Le plancher de la cavité amniotique est formé par l'épiblaste et le toit de la vésicule vitelline par l'hypoblaste.

Une nouvelle migration cellulaire, d'origine hypoblastique, refoule la vésicule vitelline primitive au pôle abembryonnaire. Celle-ci est remplacée par une seconde cavité, nommée **vésicule vitelline secondaire** de taille plus réduite que la vésicule primitive. Cette dernière, après s'être fragmentée, reste transitoirement visible sous la forme de résidus appelés **kystes exocoelomiques** localisés dans la cavité extra-cœlomique, avant de disparaître complètement.

On notera qu'au cours des 10 premiers jours du développement peut s'exprimer accidentellement un pouvoir de régulation totale des déficiences au niveau des premiers blastomères formés puis à celui du matériel cellulaire embryogène issu de la masse cellulaire interne. Ce maintien de la totipotence (*cf.* chap. 10.1.2) est attesté par l'existence possible de vrais jumeaux (Encart 13.1).

Une lecture rapide du devenir des cellules constituant le blastocyste peut limiter le rôle du trophectoderme à la formation des annexes, la masse cellulaire interne donnant naissance à tous les tissus embryonnaires. Cette affirmation est juste mais doit être complétée en tenant compte de la contribution de la masse cellulaire interne à la formation de la cavité amniotique (à l'origine des amnioblastes) ainsi qu'à celle de la vésicule vitelline et du mésoderme extra-embryonnaire.

Bien que schématique, la « règle de deux » peut constituer un moyen **mnémotechnique** utile pour l'apprentissage de la **deuxième** semaine du développement.

La masse cellulaire interne se différencie en deux feuillets (embryon didermique):
- l'épiblaste,
- l'hypoblaste.

La cavité du blastocyste (bastocèle) se modifie deux fois avec la formation de :
- la vésicule vitelline primaire, puis
- la vésicule vitelline secondaire.

Deux cavités hémisphériques englobent l'embryon :
- la cavité amniotique (dorsale),
- la vésicule vitelline (ventrale).

Le mésoderme extra-embryonnaire est composé de deux feuillets :
- le feuillet pariétal au contact du trophoblaste,
- le feuillet viscéral au contact des cavités.

Le feuillet viscéral comprend deux portions :
- la somatopleure extra-embryonnaire en regard de la cavité amniotique,
- la splanchnopleure extra-embryonnaire en regard de la vésicule vitelline.

Le trophectoderme donne deux dérivés :
- le cytotrophoblaste,
- le syncytiotrophoblaste.

## Encart 13.1

### Exemple de régulation totale des déficiences chez l'homme : les vrais jumeaux

La gémellité dans l'espèce humaine peut s'exprimer soit sous la forme de faux jumeaux (ou dizygotiques, c'est-à-dire issus de la fécondation indépendante de deux ovules), soit sous celle de vrais jumeaux (ou monozygotiques, c'est-à-dire provenant de la fécondation d'un ovule unique). Les 2/3 des naissances gémellaires sont dizygotiques.

L'existence de vrais jumeaux requiert un pouvoir de régulation. Celui-ci permet à deux lots de cellules embryonnaires s'étant séparés accidentellement d'accomplir un développement complet en donnant naissance à deux individus qui posséderont un génome identique. Ce n'est qu'à des stades très précoces de l'embryogenèse que peut s'exercer ce pouvoir de régulation.

Deux cas sont classiquement distingués selon le stade où s'effectue la séparation :

**1.** Soit une dissociation de deux lots de blastomères se produit avant que ne se forme le trophectoderme (environ le tiers des naissances gémellaires monozygotiques). Deux blastocystes se forment et vont s'implanter indépendamment dans la muqueuse utérine. Dans ces conditions, chaque embryon possédera un amnios et développera un chorion à l'origine d'un placenta (A).

**2.** Soit un clivage s'opère, après que se soit mis en place le trophectoderme, au sein de la masse cellulaire interne (MCI) provoquant ainsi l'apparition de deux territoires embryogènes au sein d'un blastocyste unique. Dans ce cas, il ne se développera qu'un seul placenta.

– Si ce clivage se produit entre le 5$^{e}$ et 9$^{e}$ jour après la fécondation (B), deux amnios se formeront (cas représentant environ les deux tiers des naissances gémellaires monozygotiques).

– Si la séparation s'effectue après le 9$^{e}$ jour (C), période correspondant à celle de l'amniogenèse, un amnios unique sera présent (cas se réalisant selon un faible pourcentage et qui peut être à l'origine de naissances d'individus siamois).

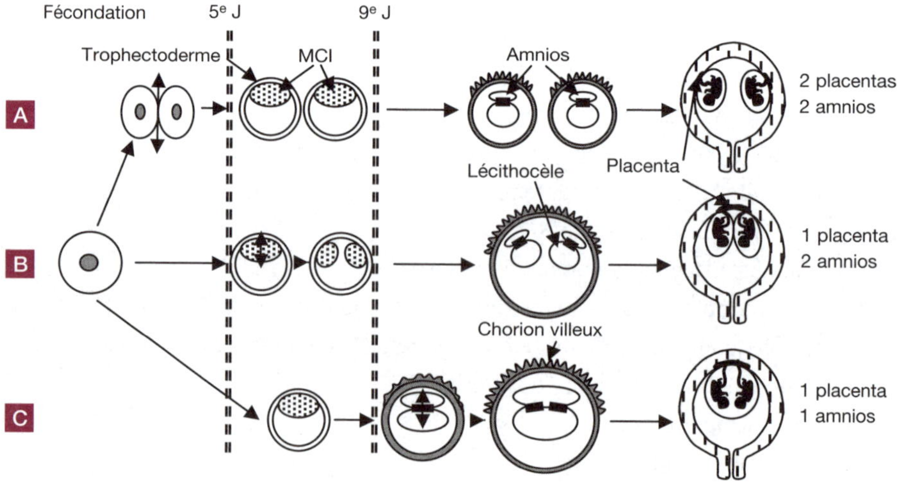

## Questions à choix multiples

**1** Concernant l'implantation

❒ **a.** le phénomène d'apposition du blastocyste est induit par la résorption du fluide de la cavité utérine
❒ **b.** la fenêtre implantatoire correspond à la période de réceptivité maximale de l'endomètre
❒ **c.** des intégrines permettent l'enfoncement de l'embryon dans l'endomètre
❒ **d.** la dégradation de la matrice extracellulaire par des métalloprotéinases (MMPs) permet l'enfoncement de l'embryon dans l'endomètre
❒ **e.** en phase lutéale, l'endomètre synthétise le « *colony stimulating factor-1* » (CSF-1)

**2** Quelles molécules jouent un rôle au cours de l'implantation ?

❒ **a.** le VEGF
❒ **b.** l'IGF-1
❒ **c.** le CSF-1
❒ **d.** le PDGF
❒ **e.** la progestérone

**3** Concernant les acteurs moléculaires de l'implantation

❒ **a.** l'IL-1 est synthétisé par l'endomètre
❒ **b.** le CSF-1 est synthétisé par l'embryon
❒ **c.** le CSF-1 est synthétisé par l'endomètre
❒ **d.** l'IL-1 est un facteur de croissance
❒ **e.** le LIF est synthétisé par l'endomètre

**4** Concernant le cytotrophoblaste

❒ **a.** il est un des éléments développés à partir de la masse cellulaire interne
❒ **b.** les cellules formant la coque cytotrophoblastique expriment la N-cadhérine
❒ **c.** il contient des cellules multinucléées
❒ **d.** il joue un rôle lors de la formation de la membrane de Heuser
❒ **e.** un contingent de ses cellules migre pour former la vésicule vitelline secondaire

**5** Au cours de l'implantation, le facteur de croissance VEGF (*vascular endothelial growth factor*)

❒ **a.** est nécessaire à l'apposition du blastocyste
❒ **b.** est synthétisé par les cellules de la masse cellulaire interne
❒ **c.** favorise l'implantation
❒ **d.** favorise la placentation
❒ **e.** est responsable de l'apposition du blastocyste

**6** Lors de l'implantation, les cellules du trophectoderme

- ❒ **a.** émettent des pinopodes
- ❒ **b.** forment des jonctions serrées avec les cellules épithéliales utérines
- ❒ **c.** migrent pour former la cavité amniotique
- ❒ **d.** sécrètent de la progestérone
- ❒ **e.** se différencient pour former deux structures dérivées

**7** Concernant l'embryon au cours de la 2$^{e}$ semaine de développement

- ❒ **a.** l'épiblaste est en position dorsale par rapport à l'hypoblaste
- ❒ **b.** l'hypoblaste forme le plafond de la vésicule vitelline primaire
- ❒ **c.** le mésoderme extra-embryonnaire se met en place à partir de la ligne primitive
- ❒ **d.** l'hypoblaste forme le plafond de la vésicule vitelline secondaire
- ❒ **e.** le trophoblaste se différencie en cytotrophoblaste et syncytiotrophoblaste

**8** L'embryon, à la fin de la 2$^{e}$ semaine de développement,

- ❒ **a.** n'est formé que de deux couches cellulaires
- ❒ **b.** présente deux extrémités différenciées, céphalique et caudale
- ❒ **c.** est entouré par deux cavités
- ❒ **d.** est complètement implanté dans l'endomètre
- ❒ **e.** présente un réseau vasculaire

**9** Au cours de la 2$^{e}$ semaine de développement, la masse cellulaire interne

- ❒ **a.** donne naissance à tout l'embryon
- ❒ **b.** donne naissance à des dérivés extra-embryonnaires
- ❒ **c.** donne naissance au cytotrophoblaste
- ❒ **d.** est constituée de cellules totipotentes
- ❒ **e.** donne naissance au syncytiotrophoblaste

**10** Concernant l'hypoblaste

- ❒ **a.** il dérive de l'épiblaste à partir de la ligne primitive
- ❒ **b.** il se met en place à la 1$^{re}$ semaine du développement
- ❒ **c.** ses cellules forment la paroi de la cavité amniotique
- ❒ **d.** ses cellules forment la vésicule vitelline primaire
- ❒ **e.** ses cellules forment la vésicule vitelline secondaire

## Vrai ou faux ?

Pour cette série d'exercices, la réponse se fait en deux temps : tout d'abord, étudiez les propositions **a** et **b**, et dîtes si elles sont « vraies » ou « fausses » ; ensuite, si les deux propositions sont « vraies », interrogez-vous sur la corrélation entre ces deux propositions : le lien de causalité symbolisé par la conjonction **car** est-il « vrai » ou « faux » ?

| | V | F |
|---|---|---|
| **11** **a.** Le blastocyste s'appose à l'épithélium utérin au cours d'une réduction de taille de la cavité utérine qui devient virtuelle | ❐ | ❐ |
| **car** | ❐ | ❐ |
| **b.** des pinopodes des cellules épithéliales utérines réalisent une absorption de fluides (pinocytose) | ❐ | ❐ |

| | V | F |
|---|---|---|
| **12** **a.** Le blastocyste humain s'implante spécifiquement au cours de la fenêtre d'implantation | ❐ | ❐ |
| **car** | ❐ | ❐ |
| **b.** il existe une corrélation entre la période d'apparition des pinopodes et la fenêtre d'implantation | ❐ | ❐ |

| | V | F |
|---|---|---|
| **13** **a.** L'embryon à la fin de la 2<sup>e</sup> semaine de développement est annexé à une vésicule vitelline secondaire | ❐ | ❐ |
| **car** | ❐ | ❐ |
| **b.** la vésicule vitelline secondaire est formée par une poussée de cellules épiblastiques | ❐ | ❐ |

| | V | F |
|---|---|---|
| **14** **a.** Les pinopodes sont présents au début de la fenêtre implantatoire | ❐ | ❐ |
| **car** | ❐ | ❐ |
| **b.** ils permettent l'enfouissement du blastocyste dans l'endomètre | ❐ | ❐ |

| | V | F |
|---|---|---|
| **15** **a.** LIF est une cytokine indispensable pour l'implantation embryonnaire | ❐ | ❐ |
| **car** | ❐ | ❐ |
| **b.** aucune implantation ne se produit chez les souris invalidées pour le gène *Lif* | ❐ | ❐ |

| | V | F |
|---|---|---|
| **16** **a.** Au cours de la deuxième semaine du développement, deux cavités hémisphériques englobent l'embryon | ❐ | ❐ |
| **car** | ❐ | ❐ |
| **b.** la vésicule vitelline primaire se transforme en vésicule vitelline secondaire | ❐ | ❐ |

## Corrigés

### Questions à choix multiples

**1**
- ☒ **a.**
- ☒ **b.** Concomitamment à l'apparition de pinopodes.
- ☒ **c.**
- ☒ **d.** En association avec l'action d'autres enzymes protéolytiques comme les activateurs du plasminogène.
- ☒ **e.**

**2**
- ☒ **a.**
- ❒ **b.** Ce facteur de croissance n'est pas directement impliqué dans le processus d'implantation.
- ☒ **c.**
- ❒ **d.**
- ☒ **e.**

**3**
- ☒ **a.**
- ❒ **b.**
- ☒ **c.**
- ❒ **d.** L'IL-1 est une cytokine.
- ☒ **e.**

**4**
- ❒ **a.** Il se différencie à partir des cellules périphériques du trophectoderme.
- ❒ **b.**
- ❒ **c.** C'est le syncytiotrophoblaste qui est formé de cellules multinucléées.
- ☒ **d.** Les cellules hypoblastiques migrent le long de la coque formée par le cytotrophoblaste.
- ❒ **e.** La vésicule vitelline secondaire est formée à partir de cellules hypoblastiques.

**5**
- ❒ **a.** L'angiogenèse n'a pas de rôle dans l'apposition, celle-ci étant induite par une réduction de taille de la cavité utérine.
- ❒ **b.**
- ☒ **c.**
- ☒ **d.**
- ❒ **e.** Il ne fait pas partie des molécules intervenant dans le phénomène de l'adhérence à la différence du facteur de croissance EGF.

**6**
- ❒ **a.** Ils sont présents au niveau de la membrane apicale des cellules épithéliales de l'endomètre.
- ❒ **b.**

❒ **c.** Les cellules du cytotrophoblaste issues du trophectoderme ne migrent pas et contribuent indirectement à la formation de la cavité amniotique.

❒ **d.**

☒ **e.** Le cytotrophoblaste et le syncytiotrophoblaste.

**7** ☒ **a.**

☒ **b.**

❒ **c.** Ne pas faire la confusion avec le mésoderme intra-embryonnaire mis en place lors de la gastrulation.

☒ **d.**

☒ **e.**

**8** ☒ **a.** Il est constitué de deux feuillets, l'épiblaste et l'hypoblaste.

❒ **b.** La polarité antéro-postérieure, matérialisée par l'apparition de la ligne primitive, est visible à la 3$^{e}$ semaine au cours de la gastrulation.

☒ **c.**

☒ **d.**

❒ **e.** La vasculogenèse débute à la 3$^{e}$ semaine.

**9** ☒ **a.** Tous les tissus embryonnaires dérivent de la masse cellulaire interne.

☒ **b.** Elle n'est pas uniquement à l'origine de l'embryon, par exemple la cavité amniotique se développe en son sein.

❒ **c.**

❒ **d.** À ce stade les cellules ne sont plus totipotentes.

❒ **e.**

**10** ❒ **a.** L'hypoblaste dérive de la masse cellulaire interne qui forme deux feuillets. La ligne primitive apparaît plus tardivement au cours de la 3$^{e}$ semaine et contribue à la formation d'autres feuillets.

❒ **b.** Il apparaît au cours de la 2$^{e}$ semaine du développement.

❒ **c.** La paroi de la cavité amniotique est formée à partir de cellules d'origine épiblastique.

☒ **d.**

☒ **e.**

## Vrai ou faux ?

**11** **a.** Vrai **b.** Vrai La relation proposée entre ces deux propositions est vraie. Par la résorption de fluides de la cavité utérine, les pinopodes amènent le blastocyste au contact de l'endomètre.

**12** **a.** Vrai **b.** Vrai La relation proposée entre ces deux propositions est vraie.

**13** **a.** Vrai **b.** Faux
Les cellules formant la vésicule vitelline secondaire sont d'origine hypoblastique.

**14** **a.** Vrai **b.** Faux
Par la résorption de fluides de la cavité utérine, ils amènent le blastocyste au contact de l'endomètre. Cette étape d'apposition précède tout franchissement de l'épithélium utérin.

**15** **a.** Vrai **b.** Vrai La relation proposée entre ces deux propositions est vraie.
Cette approche permet expérimentalement de confirmer le rôle crucial de LIF dans l'implantation embryonnaire. Il est à remarquer que ce facteur joue également un rôle prépondérant dans le maintien *in vitro* des cellules ES de souris sous une forme indifférenciée (Encart 10.1).

**16** **a.** Vrai **b.** Vrai Il n'y a pas de relation entre ces deux propositions.

# 14 Mise en place des trois feuillets et évolution des annexes

## Plan

**Cours**



## Objectifs

- Comprendre le processus de la gastrulation
- Connaître la formation, le rôle et le devenir de la corde
- Connaître la différenciation des trois feuillets embryonnaires
- Étudier l'évolution des annexes

## Cours

La troisième semaine du développement regroupe plusieurs phénomènes complexes qui entraînent des modifications profondes de l'embryon. Bien que séparées dans l'exposé pour plus de clarté, ces étapes se déroulent le plus souvent simultanément. L'étape la plus marquante est celle de la **gastrulation** au cours de laquelle des mouvements morphogénétiques affectant des ensembles cellulaires aboutissent à l'individualisation des 3 feuillets embryonnaires primitifs selon un plan d'organisation similaire à celui de tous les vertébrés (*cf. chap. 6.3*). Schématiquement, la gastrulation marque le passage du disque embryonnaire didermique au disque tridermique par l'intercalation d'un nouveau feuillet intermédiaire. Ces trois feuillets embryonnaires primitifs donneront naissance à l'ensemble des dérivés embryonnaires.

## 14.1 GASTRULATION

### 14.1.1 Formation de la ligne primitive

Le premier événement marquant le début de la troisième semaine est l'apparition, au jour 15 environ, d'un épaississement rectiligne à la surface de l'épiblaste. Cette formation caractéristique des amniotes correspond à la **ligne primitive**. Celle-ci est l'homologue de l'encoche blastoporale des amphibiens (*cf. chap. 7.4*) au niveau de laquelle ont lieu les mouvements cellulaires d'invagination.

À ce stade, le disque embryonnaire vu par sa face supérieure (dorsale) présente une forme ovalaire. Il n'est encore constitué que de deux feuillets superposés, l'épiblaste au contact du liquide amniotique, et l'hypoblaste (Figure 13.2).

La ligne primitive est initialement visible au niveau de la future extrémité caudale de l'embryon et s'étend en direction rostrale le long de l'axe médian. Son allongement se poursuit antérieurement jusqu'à atteindre le centre du feuillet épiblastique. Elle se creuse et forme un sillon, le **sillon primitif**, tandis qu'un renflement de cellules épiblastiques à son extrémité antérieure forme le **nœud primitif** (nommé nœud de Hensen chez l'oiseau). Le nœud peut être considéré comme l'homologue fonctionnel de l'organisateur de Spemann de l'amphibien (*cf. Annexe 2 § 2*). En effet, chez l'embryon de poulet, la greffe en position ectopique d'un nœud de Hensen est capable d'induire la formation d'un deuxième axe antéro-postérieur.

**Remarque**

La gastrulation a été particulièrement bien étudiée chez l'embryon de poulet en raison des facilités d'observation dues à son développement dans un œuf, ce qui n'est pas le cas pour un développement s'effectuant *in utero*. De fait, de nombreuses connaissances sont issues de l'étude de la gastrulation chez les oiseaux, qui présente toutefois de nombreuses similitudes avec celle des mammifères.

La ligne primitive représente la première structure visible de l'axe longitudinal médian (axe rostro-caudal) de l'embryon humain. Elle matérialise le **plan de symétrie bilatérale** en délimitant les moitiés droite et gauche de l'embryon. L'axe dorso-ventral est déterminé à la deuxième semaine par la disposition des deux premiers feuillets. Vers le 16$^{e}$ jour, des cellules épiblastiques prolifèrent et modifient leurs propriétés d'adhérence, en particulier par la répression de l'expression de la E-cadhérine. La transformation du phénotype épithélial confère une aptitude à la migration des cellules (transition épithélio-mésenchymateuse, *cf. chap. 6.4*) qui se traduit par une convergence de cellules épiblastiques latérales vers la ligne primitive (mouvement de convergence-extension) avant de pénétrer le sillon primitif. Différentes modalités d'internalisation d'ensembles cellulaires peuvent s'associer (*cf. chap. 6.3*).

## 14.1.2 Mise en place des 3 feuillets

### *Formation de l'endoderme*

Les premières cellules épiblastiques pénètrent au niveau du nœud puis s'insinuent entre les cellules de l'hypoblaste qu'elles contribuent à refouler antérieurement et latéralement. Progressivement l'extension centrifuge du nouveau feuillet ventral, **l'endoderme définitif**, remplace l'hypoblaste qui se trouve déplacé vers la vésicule vitelline, hors du territoire embryonnaire. L'endoderme est le premier territoire à s'internaliser au niveau de la partie antérieure de la ligne primitive et sa formation est complète à la fin de l'extension de la ligne primitive.

### *Formation du mésoderme*

Parallèlement à la constitution de l'endoderme, et de façon plus durable, l'internalisation de cellules épiblastiques à proximité de la ligne primitive contribue également à la formation du 3$^{e}$ feuillet, le **mésoderme intra-embryonnaire**. Sa dénomination renvoie à sa position intermédiaire entre l'ectoderme (dorsal) et l'endoderme (ventral). L'internalisation des cellules destinées au futur mésoderme se produit essentiellement après la formation de l'endoderme, c'est-à-dire au cours de la phase dite de **régression** de la ligne primitive marquée par le recul du nœud vers la région postérieure.

La régression de la ligne primitive s'effectue en direction caudale de telle sorte que les territoires embryonnaires définitifs rostraux sont mis en place plus précocement que les territoires de localisation plus caudale. Ce phénomène est à l'origine du concept d'« **avance de développement** » de la région céphalique comparativement à la région caudale du même embryon.

C'est essentiellement la croissance axiale des ensembles cellulaires localisés en avant du nœud qui rend compte du phénomène de « recul » de la ligne primitive, qui occupe une position progressivement plus caudale à mesure que se poursuit le développement.

Par convention, dès le stade de formation des trois feuillets on parlera d'**ectoderme** et non plus d'épiblaste pour désigner le feuillet dorsal.

**Remarque**

Des techniques de marquage de groupes de cellules épiblastiques permettent d'étudier la localisation de leur descendance dans l'embryon. Ces résultats expérimentaux ont permis la réalisation de **cartes de territoires présomptifs**. Ainsi la localisation de précurseurs d'un territoire donné au niveau de la ligne primitive peut être « prédite ». (Encart 7.1). La présentation de telles cartes n'appartient pas aux objectifs du présent ouvrage.

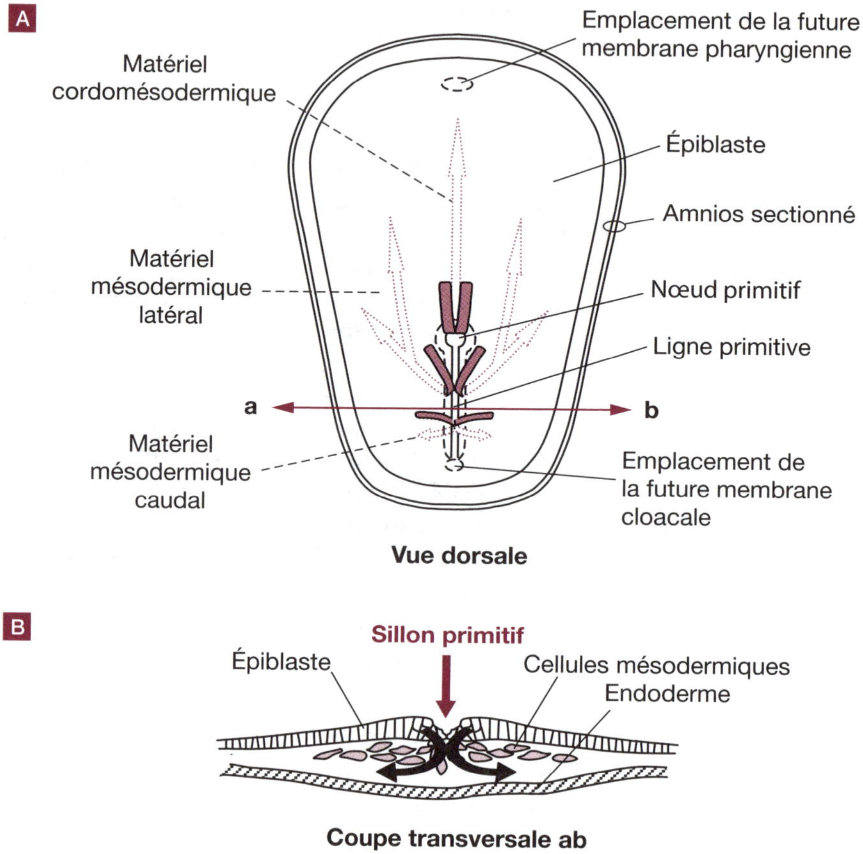


**Figure 14.1** Mise en place du feuillet embryonnaire mésodermique au cours de la gastrulation.

**A** : vue générale en vue dorsale des mouvements de pénétration et de migration du matériel mésodermique ;

**B** : coupe transversale **ab** de la figure A montrant les mouvements cellulaires au niveau de la ligne primitive.

La localisation définitive des cellules qui migrent pour former le mésoderme est d'autant plus latérale que leur position d'origine au sein de l'épiblaste est plus caudale (mouvements de divergence latérale, Figure 14.1). Ainsi on peut distinguer plusieurs domaines mésodermiques. Le mésoderme **axial** est situé dans l'axe sagittal médian et correspond à la **corde** (ou chorde, synonyme de **notochorde**) qui résulte de la migration de cellules du nœud. De part et d'autre, de manière symétrique, se disposent un domaine **para-axial** puis les domaines **intermédiaire** et **latéral**. La régression de la ligne primitive se poursuit jusqu'à sa disparition complète au niveau d'un territoire plus uniforme appelé le **bourgeon caudal**.

Les formations de l'endoderme et du mésoderme, décrites séparément pour clarifier l'exposé, sont chronologiquement imbriquées. L'endoderme définitif qui remplace l'hypoblaste apparaît le plus précocement ; toutefois sa mise en place n'est pas achevée lorsque débute la migration de cellules épiblastiques allant former le futur mésoderme. Il n'existe pas de réelle succession dans le temps entre l'internalisation de précurseurs destinés au futur endoderme ou au mésoderme. Ainsi, dès la fin de la phase d'extension de la ligne primitive, des cellules épiblastiques ont atteint leur localisation définitive dans des territoires tels que l'endoderme mais aussi le futur cœur et le mésoderme céphalique.

**Remarque**

Des études indiquent que des cellules épiblastiques de la ligne primitive sont des cellules souches multipotentes capables de former de nombreux lignages cellulaires. Ainsi, la ligne primitive représente à la fois un lieu de migration de cellules épiblastiques et une source de production de nouvelles cellules.

Le mésoderme se forme sur toute l'étendue du disque embryonnaire à l'exception de deux zones qui restent didermiques, la **membrane pharyngienne** en situation rostrale et la **membrane cloacale** en position caudale (Figure 14.1A). Elles correspondent aux deux extrémités initialement borgnes du tube digestif. La perforation de la membrane pharyngienne (future cavité buccale) survient à la quatrième semaine tandis que la membrane cloacale (futur anus) s'ouvre à la septième semaine.

## 14.2 DIFFÉRENCIATION DES TERRITOIRES MÉSODERMIQUES

### 14.2.1 Formation de la corde

La corde est une structure transitoire dorsale, commune aux vertébrés, qui se forme durant la 3$^{e}$ semaine de développement chez l'embryon humain. Elle se développe vers le 16$^{e}$ jour à partir des cellules épiblastiques de la région du nœud primitif qui migrent vers le pôle céphalique pour former un cordon cellulaire axial, le **processus cordal** dont la région la plus rostrale constitue la plaque précordale. Placé sous l'ectoderme, celui-ci se creuse en un **canal cordal** qui matérialise l'axe primitif longitudinal médian du corps de l'embryon (Figure 14.2 A). Vers le 18$^{e}$ jour du développement, le plancher de ce canal fusionne avec l'endoderme sous-jacent (Figure 14.2 B1). La partie restante forme une plaque étroite de cellules intercalées dans le feuillet endodermique (Figure 14.2 B2). Il en résulte une communication transitoire entre la cavité amniotique et la vésicule vitelline, le **canal neurentérique**. Secondairement, les cellules notochordales prolifèrent et forment une colonne pleine, la **corde** définitive (Figure 14.2 B3). Elle s'étend depuis la région de l'hypophyse jusqu'à l'extrémité caudale, sacro-coccygienne, de la future colonne vertébrale.

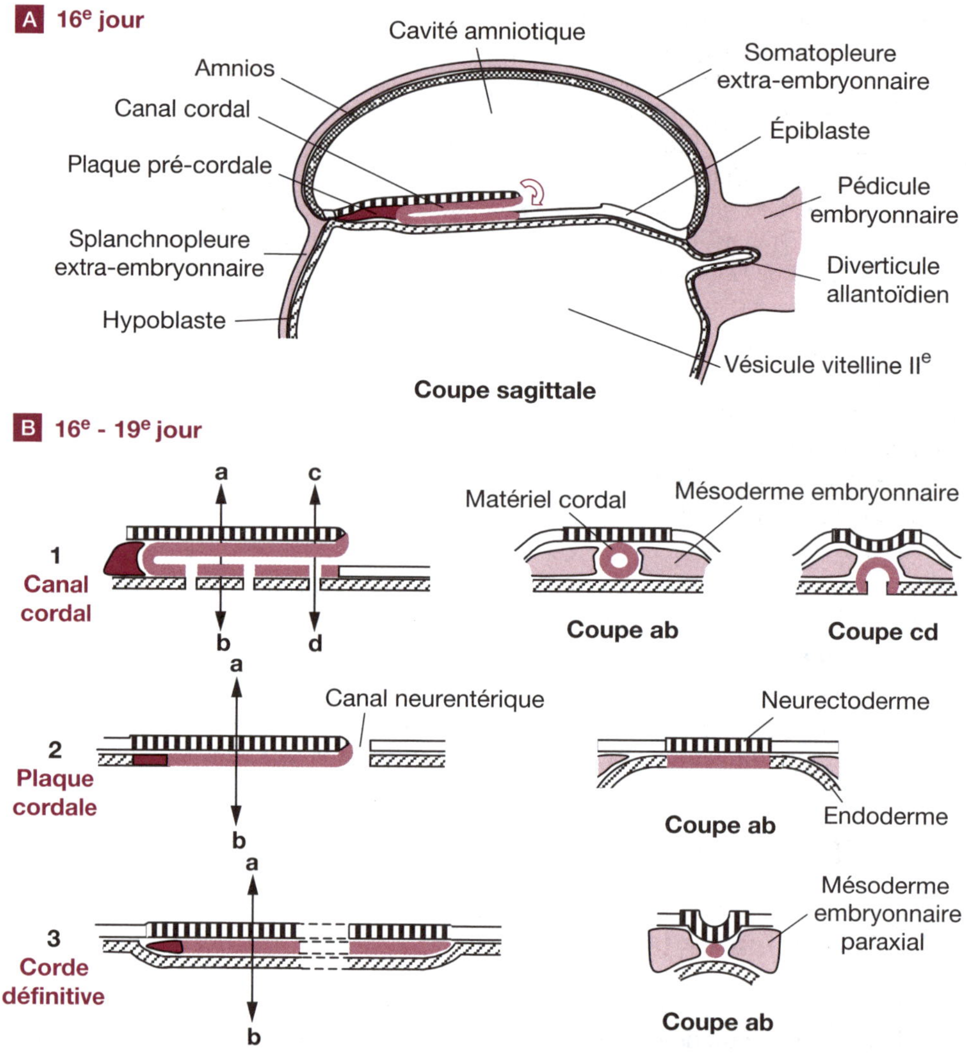


**Figure 14.2** Les étapes de la formation de la corde.
**A** : coupe sagittale d'un embryon de 16 jours ;
**B** : stades successifs de la formation de la corde entre les 16e et 19e jours ;
(1) canal cordal ; (2) plaque cordale ; (3) corde définitive.

La corde a un rôle fondamental dans la différenciation cartilagineuse et la segmentation des éléments mésenchymateux des corps vertébraux. Les anomalies de la corde entraînent des problèmes de segmentation et d'autres anomalies graves. Ainsi, l'ablation de la corde chez l'embryon de poulet entraîne la formation d'un cartilage ventral « en coulée » non segmenté et l'absence de colonne vertébrale.

**Encart 14.1**

**Devenir de la corde**

Le devenir de la corde au niveau de la colonne vertébrale humaine a été l'objet de nombreuses études qui aboutissent à la constatation que bien qu'étant un élément très important dans l'organisation embryonnaire, la corde involue et ne persiste pas, notamment au sein du nucleus pulposus adulte du disque intervertébral. Après le 6$^{e}$ mois de la vie fœtale, les cellules cordales dans le nucleus pulposus dégénèrent et sont progressivement remplacées par des cellules venant de l'anneau fibreux du disque avant que ce dernier ne se transforme en fibrocartilage. Des études ont retrouvé chez certains adultes quelques vestiges cordaux sous la forme de petits agrégats cellulaires essentiellement aux deux extrémités de la colonne vertébrale (région occipitale et sacro-coccygienne). Le chordome est une tumeur primitive rare développée, après la naissance, au sein d'une masse vestigiale de tissu cordal.

### 14.2.2 Mésoderme paraxial et initiation de la somitogenèse

Le mésoderme est le feuillet embryonnaire à l'origine du squelette et de divers organes (Figure 15.3-4). Il est formé par l'internalisation de cellules superficielles épiblastiques lors de la gastrulation. Le mésoderme paraxial est soumis à un processus de segmentation, lors de la **somitogenèse**. Une telle organisation segmentée est le reflet de la métamérisation du corps chez les Vertébrés (Encart 14.2). Le mésoderme paraxial est un tissu mésenchymateux cylindrique, appelé **mésoderme présomitique,** formant deux bandelettes de part et d'autre du tube neural. Lors de la somitogenèse, ce massif cellulaire se segmente séquentiellement selon un mécanisme progressif dans le sens crânio-caudal. Des condensations globalement sphériques, les **somites**, constituées de cellules épithéliales, s'individualisent de façon bilatérale et synchrone. Elles sont séparées par des espaces acellulaires. Les somites correspondent à des unités métamériques multipotentes alignées de part et d'autre du tube neural (Encart 7.3). Le nombre de somites est caractéristique de l'espèce. Chez l'homme, de 42 à 44 paires de somites se forment entre le 20$^{e}$ et le 30$^{e}$ jour.

**Remarque 1**

La voie de signalisation Notch (*cf. chap. 9.2.3*) est particulièrement importante dans l'établissement des frontières somitiques. La compréhension de l'origine moléculaire du processus de segmentation des Vertébrés a progressé après la découverte d'une horloge moléculaire. Celle-ci repose sur une production périodique d'ARN messagers codant pour les gènes *hairy* et *fringe* dans les cellules du mésoderme présomitique (Encart 7.3).

**Remarque 2**

La portion antérieure du mésoderme paraxial correspond aux sept premiers somitomères (une étape de segmentation incomplète précédant la formation des somites) et n'aboutit pas à la formation de somites. Ce **mésoderme** para-axial **céphalique,** non segmenté, est en partie à l'origine des muscles striés de la face.

**Encart 14.2**

**Expression de la métamérie chez les Vertébrés**

Deux types de structures segmentaires existent chez les Vertébrés (*cf. chap. 6.3*). Le premier a lieu au niveau de la portion céphalique du tube neural sous la forme d'éléments appelés neuromères, qui incluent notamment les rhombomères, bien individualisables, et concerne le développement du futur cerveau et de la tête, non traité ici. Le second est celui de la segmentation du corps avec la formation de massifs cellulaires répétés, les somites. La métamérisation est anatomiquement bien visible au niveau de la région du thorax. La segmentation des somites conditionne le devenir métamérisé non seulement des dérivés mésodermiques (vertèbres, côtes, muscles squelettiques intercostaux) mais également d'autres dérivés (nerfs rachidiens).

Chez les amniotes, on repère une subdivision du mésoderme en quatre parties en fonction de leur position par rapport à l'axe de symétrie de l'embryon. La corde est une structure axiale, bordée de part et d'autre par le mésoderme paraxial, à l'origine des somites, puis le mésoderme intermédiaire formant les néphrotomes et enfin les lames latérales délimitant la cavité cœlomique.

**Remarque**

De nombreuses connaissances sur la somitogenèse sont issues d'études chez l'embryon de poulet, facilement accessible pour des manipulations. Les grandes étapes de la somitogenèse sont comparables chez la souris et probablement au cours du développement humain. Le nombre de somites est caractéristique de l'espèce et leur visualisation à la surface de l'embryon fournit un repère visuel utile pour préciser **l'âge embryonnaire**. Ainsi, la classification de **Carnegie** se base sur l'existence de repères morphologiques permettant de classer les embryons humains selon différents stades de développement (Encart 12.3).

### *Différenciation des somites et leurs dérivés*

Peu après leur formation à partir du mésoderme présomitique non segmenté, les somites se compartimentent selon l'axe dorso-ventral et rostro-caudal. La partie dorsale du somite reste épithéliale et forme le **dermomyotome** tandis que la partie ventrale reforme un tissu mésenchymateux, le **sclérotome**, en réponse à des signaux inducteurs ventralisant, dont la protéine Shh (*cf. chap. 8.5*), produits par la corde. Les cellules du sclérotome migrent autour de la corde et du tube neural pour former les éléments du squelette axial. Leur différenciation est dans un premier temps cartilagineuse préalablement à une période d'ossification.

Le dermomyotome se subdivise en **dermatome** qui fournit le derme du dos, et en **myotome** à l'origine de la musculature squelettique.

### Compartimentation et régionalisation des somites

Il existe simultanément une **compartimentation** rostro-caudale qui divise chaque somite en une partie antérieure et une partie postérieure. Celle-ci est manifeste au niveau du sclérotome et précède le phénomène de **re-segmentation** à l'origine de la formation des vertèbres. En effet, chaque vertèbre résulte de la fusion de la partie postérieure d'un somite avec la partie antérieure du somite suivant. Seule la partie antérieure du somite est permissive à la migration des cellules des crêtes neurales et des axones des motoneurones. Ainsi, les vertèbres présentent un décalage d'un demi-segment par rapport à la position du somite, ce qui évoque une certaine similitude avec le décalage entre les parasegments et les segments lors du développement de la drosophile (*cf. Annexe 1,* Figure 2). Au niveau de la région thoracique, la disposition anatomique des éléments osseux (vertèbres, côtes) et des muscles, nerfs, et vaisseaux intercostaux témoigne de ce décalage.

À l'échelle d'un groupe de somites, il existe une **régionalisation** suivant l'axe rostro-caudal. Bien que morphologiquement similaires, des somites de deux régions différentes (occipitale, cervicale, thoracique, lombaire, etc.) n'ont pas une différenciation semblable. Par exemple, une côte ne peut être formée que par un somite de la région thoracique.

**Remarque**

L'identité régionale des somites est déterminée très précocement dans le mésoderme présomitique par une combinatoire d'expression des gènes *Hox* (*cf. chap. 7.2*). En revanche les cellules qui composent le mésoderme présomitique gardent une plasticité et le lignage des cellules somitiques n'est déterminé qu'ultérieurement, après la segmentation.

## 14.2.3 Mésoderme intermédiaire et latéral

Le mésoderme intermédiaire, situé entre les somites et les lames latérales est à l'origine de la formation des reins, organes impliqués dans la filtration du sang, selon une séquence de trois étapes qui classiquement récapitule la phylogenèse (*cf. chap. 9.4.2, Organogenèse de l'appareil urinaire*). Dans la région la plus rostrale se forme le **pronéphros**, non fonctionnel chez les amniotes. Ultérieurement et plus caudalement apparaît le **mésonéphros** tandis que dégénère le pronéphros. Chez l'homme le mésonéphros régresse également et le rein définitif se différencie à partir du **métanéphros** au niveau du mésoderme intermédiaire le plus caudal.

Les lames latérales désignent deux bandes de tissu mésodermique les plus éloignées de l'axe médian, respectivement la **somatopleure intra-embryonnaire** située sous l'ectoderme et la **splanchnopleure intra-embryonnaire** au contact de l'endoderme. Elles délimitent le **cœlome interne**.

Seule la somatopleure joue un rôle crucial dans le développement des membres qui débute par l'apparition d'une protubérance désignée **bourgeon**. Le bourgeon de membre supérieur apparaît vers le 24$^{e}$ jour et vers le 28$^{e}$ jour pour le membre inférieur. Chaque bourgeon est constitué de deux régions. Une **zone de progression** est caractérisée par la prolifération intense de cellules indifférenciées, responsable de l'élongation du futur membre (Encart 7.4). Cette zone est surmontée par un épaississement de cellules de l'ectoderme, la **cape ectodermique apicale**, qui contrôle la croissance du membre par la production de signaux, comme le FGF-8 (*cf. chap. 8.5, famille des FGF*), nécessaires au maintien de la prolifération. La sécrétion de FGF10 par la somatopleure est suffisante pour induire la formation d'une cape ectodermique apicale à l'origine d'un membre.

## 14.3 DIFFÉRENCIATION DE L'ECTODERME ET DE L'ENDODERME

L'ectoderme de surface est à l'origine de l'**épiderme** du revêtement cutané et des glandes associées (sébacées, sudoripares) ainsi que des glandes mammaires. Il participe à l'organogenèse de l'œil (*cf. chap. 9.4.1, Organogenèse de l'œil*) et de l'oreille par l'intermédiaire d'épaississements locaux visibles à sa surface, dénommés **placodes**. Les placodes optiques et otiques formeront respectivement le cristallin et le labyrinthe de l'oreille interne.

L'endoderme est à l'origine de l'**épithélium** du tube **digestif** et des voies **respiratoires** ainsi que de nombreux organes annexés à l'intestin comme le foie, ou le pancréas.

La figure 7.7 récapitule la liste des dérivés des feuillets embryonnaires.

## 14.4 ÉVOLUTION DES FORMATIONS EXTRA-EMBRYONNAIRES

### 14.4.1 Développement du trophoblaste

Le trophectoderme désigne la couche cellulaire épithéliale située à la périphérie du blastocyste. Il s'agit de la première ségrégation de lignage et les cellules du trophectoderme formées lors de la compaction ont perdu leur capacité à produire des dérivés embryonnaires (*cf. chap. 12*). Au cours de la nidation, les cellules du trophectoderme en regard du pôle embryonnaire du blastocyste subissent deux modifications en réponse à des interactions avec les cellules déciduales de la muqueuse utérine : une prolifération et une fusion des cellules entre elles. Il en résulte un **syncytium**, tissu comportant de nombreux noyaux disposés au sein d'un cytoplasme commun, à l'origine de l'appellation **syncytiotrophoblaste**. Les cellules à distance de la muqueuse utérine conservent leur caractère mononucléé et forment le **cytotrophoblaste**.

La dénomination trophectoderme est réservée à la période préimplantatoire et sera remplacée par les termes **cytotrophoblaste** et **syncytiotrophoblaste** dès l'apparition de ces deux dérivés trophoblastiques, vers le 8$^{e}$ jour environ.

Le blastocyste est progressivement entouré par le syncytiotrophoblaste à mesure qu'il s'enfouit dans la muqueuse utérine. Vers le 10$^{e}$ jour, le syncytiotrophoblaste se creuse de diverses lacunes (Figure 13.1 D). L'érosion de vaisseaux maternels remplit progressivement ces lacunes de sang maternel marquant les tout premiers échanges rudimentaires embryo-placentaires.

### 14.4.2 Formation des villosités placentaires

À partir du 11e jour, une prolifération centrifuge du cytotrophoblaste au sein du syncytiotrophoblaste forme les **villosités choriales primaires** (Figure 14.3 A).

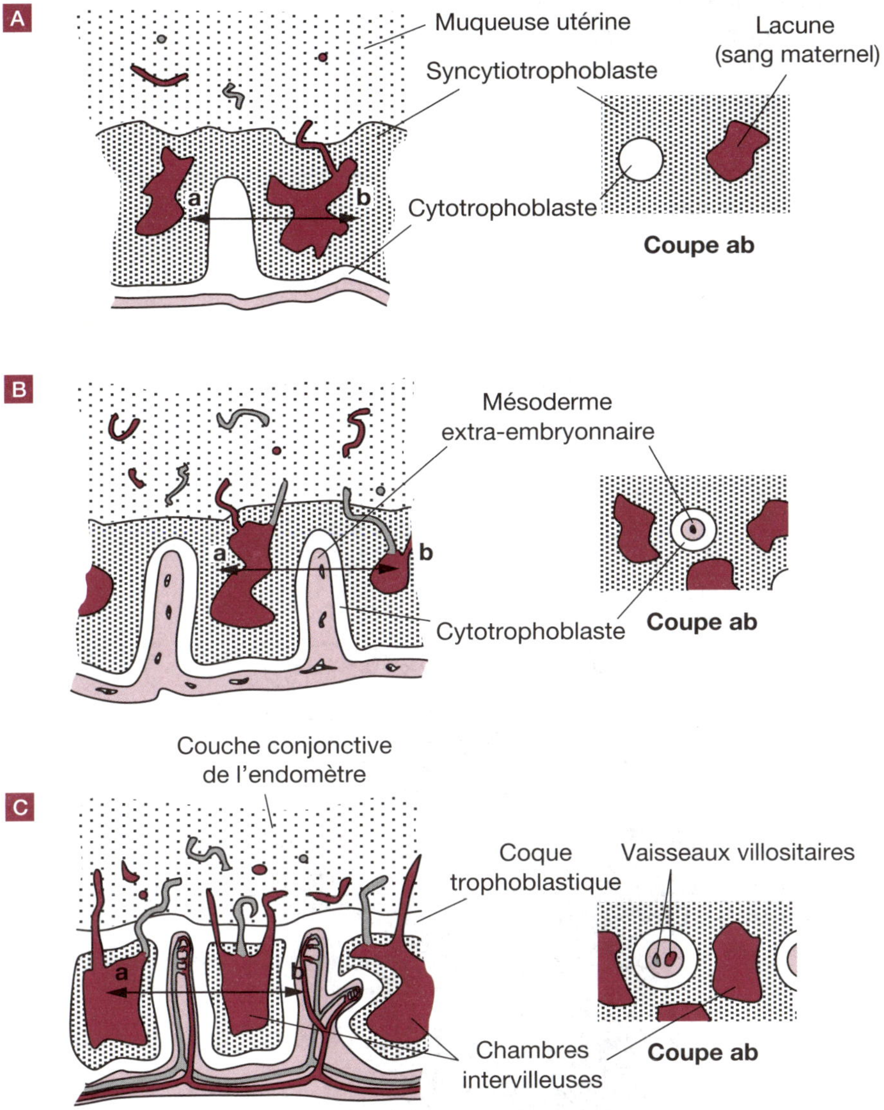


**Figure 14.3** Formation des villosités placentaires.

**A** : les villosités choriales primaires sont formées d'une colonne de cytotrophoblaste entourée de syncytiotrophoblaste à proximité d'une lacune ; **B** : les villosités choriales secondaires contiennent en plus des deux dérivés du trophoblaste, un axe mésenchymateux central (mésoderme extra-embryonnaire) ; **C** : des vaisseaux se différencient dans le mésenchyme des villosités choriales tertiaires.

Vers le 16ᵉ jour, les villosités choriales primaires sont colonisées par des cellules du mésoderme extra-embryonnaire qui prolifèrent. Les villosités dotées d'un axe mésenchymateux central prennent le nom de villosités choriales **secondaires** (Figure 14.3 B). La différenciation des premiers vaisseaux au sein de l'axe mésenchymateux caractérise les villosités choriales **tertiaires** (Figure 14.3 C). Le cytotrophoblaste poursuit sa prolifération et quitte le sommet des villosités tertiaires pour former une **coque trophoblastique** qui s'interpose à l'interface entre les cellules déciduales et le syncytiotrophoblaste (délimitation entre les tissus choriaux d'origine fœtale et maternelle).

À la base des villosités, un contingent de cellules cytotrophoblastiques, le **cytotrophoblaste extravilleux**, conserve ses capacités prolifératives et acquiert un phénotype migratoire capable de quitter la villosité et d'envahir la caduque.

L'invasion cellulaire se localise soit à proximité des artères spiralées (cytotrophoblaste extravilleux **interstitiel**) ou les colonise (cytotrophoblaste extravilleux **endovasculaire**) pour remplacer les composants musculaires et élastiques de leur paroi par un tissu fibrinoïde (Figure 14.4). La pression artérielle du sang maternel qui aborde la chambre intervilleuse est abaissée favorisant ainsi les échanges materno-fœtaux.

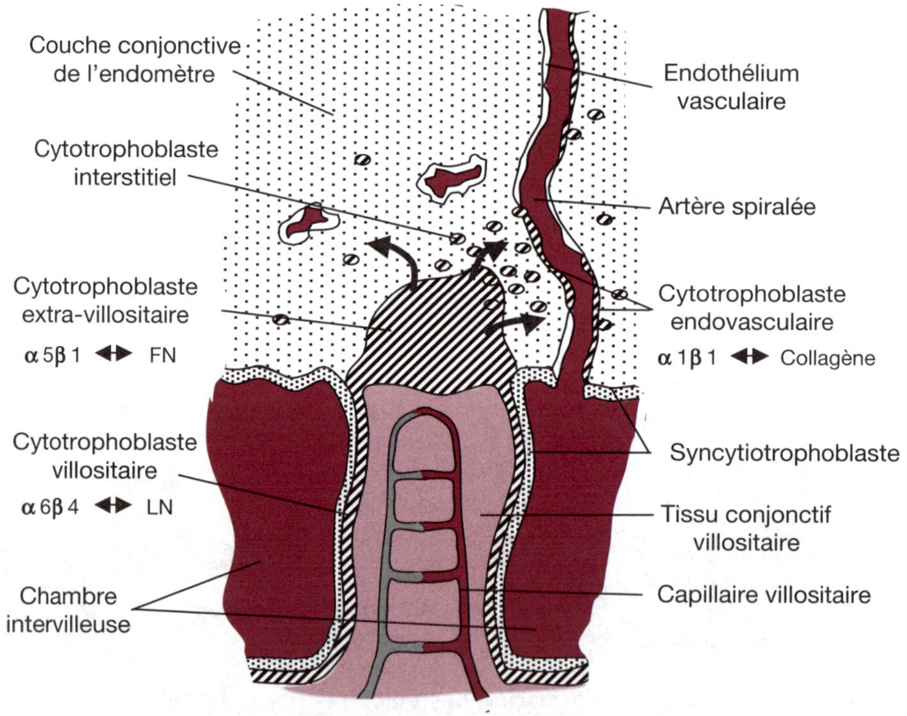


**Figure 14.4** Le cytotrophoblaste extravilleux et ses différents contingents cellulaires.

Les intégrines exprimés par les diverses catégories cellulaires cytotrophoblastiques sont indiquées et associées à leur ligands matriciels respectifs ; FN : fibronectine, LN : laminine.

## Questions à choix multiples

**1** Au cours de la gastrulation

❒ **a.** le développement de la région rostrale est plus précoce
❒ **b.** l'embryon est âgé d'environ 32 jours
❒ **c.** l'épaississement de la ligne primitive résulte du recrutement de cellules épiblastiques
❒ **d.** l'endoderme est formé avant le mésoderme
❒ **e.** la ligne primitive disparaît après la formation des 3 feuillets primordiaux

**2** Quel ordre d'apparition des structures suivantes est exact ?

❒ **a.** nœud de Hensen, endoderme, pronéphros
❒ **b.** ligne primitive, canal neurentérique, corde
❒ **c.** mésoderme, hypoblaste, kystes exocœlomiques
❒ **d.** syncytiotrophoblaste, allantoïde, crêtes neurales
❒ **e.** processus chordal, tube neural, plaque neurale

**3** Concernant la formation de la colonne vertébrale

❒ **a.** la partie caudale du sclérotome fusionne avec la partie crâniale (antérieure) du même somite
❒ **b.** le sclérotome occupe la partie la plus dorsale du somite
❒ **c.** la partie caudale du sclérotome fusionne avec la partie crâniale (antérieure) du somite postérieur suivant
❒ **d.** une partie du sclérotome donne la musculature dorsale
❒ **e.** la corde forme les disques intervertébraux

**4** Le nœud primitif

❒ **a.** constitue la limite rostrale de la ligne primitive
❒ **b.** progresse vers l'avant jusqu'à la membrane pharyngienne
❒ **c.** est à l'origine du mésoderme paraxial
❒ **d.** est uniquement formé de cellules épiblastiques
❒ **e.** apparaît au cours de la 3e semaine d'aménorrhée (SA)

**5** L'endoderme définitif

❒ **a.** dérive de l'hypoblaste
❒ **b.** est absent au niveau de la membrane cloacale
❒ **c.** forme la paroi de la vésicule vitelline secondaire
❒ **d.** est formé après l'individualisation du mésoderme
❒ **e.** est à l'origine de l'allantoïde

**6** Quels tissus dérivent du mésoderme ?

❒ **a.** la moelle épinière
❒ **b.** le système nerveux périphérique
❒ **c.** la moelle osseuse hématopoïétique
❒ **d.** le tissu osseux de la colonne vertébrale
❒ **e.** le rein

**7** Concernant la mise en place de la corde (ou chorde)

❒ **a.** la corde dérive de l'endoderme
❒ **b.** le canal chordal précède la formation de la chorde
❒ **c.** le canal neurentérique fait communiquer la cavité amniotique et la vésicule vitelline secondaire
❒ **d.** la plaque chordale suit la formation du canal chordal
❒ **e.** elle régresse après sa formation

**8** Quelles structures dérivent du processus chordal ?

❒ **a.** le tube neural
❒ **b.** les somites
❒ **c.** les crêtes neurales
❒ **d.** la corde
❒ **e.** le pronéphros

**9** L'épiblaste

❒ **a.** forme le plafond de la vésicule vitelline
❒ **b.** donne naissance à l'endoderme
❒ **c.** donne naissance au mésoderme paraxial
❒ **d.** donne naissance au processus chordal
❒ **e.** apparaît au début de la deuxième semaine du développement

**10** Concernant les transformations du blastocyste à la deuxième semaine du développement

❒ **a.** les amnioblastes dérivent de l'hypoblaste
❒ **b.** l'épiblaste ne forme pas de tissu extra-embryonnaire
❒ **c.** la vésicule vitelline dérive de l'hypoblaste
❒ **d.** le pédicule embryonnaire n'est formé que de tissu extra-embryonnaire
❒ **e.** la ligne primitive apparaît au niveau de l'épiblaste

## Vrai ou faux ?

Pour cette série d'exercices, la réponse se fait en deux temps : tout d'abord, étudiez les propositions **a** et **b**, et dîtes si elles sont « vraies » ou « fausses » ; ensuite, si les deux propositions sont « vraies », interrogez-vous sur la corrélation entre ces deux propositions : le lien de causalité symbolisé par la conjonction **car** est-il « vrai » ou « faux » ?

| | V | F |
|---|---|---|
| **11** **a.** La ligne primitive délimite les moitiés droite et gauche de l'embryon | ❐ | ❐ |
| **car** | ❐ | ❐ |
| **b.** elle représente la première structure visible de l'axe longitudinal médian | ❐ | ❐ |

| | V | F |
|---|---|---|
| **12** **a.** L'endoderme est le premier territoire à s'internaliser au niveau de la ligne primitive | ❐ | ❐ |
| **car** | ❐ | ❐ |
| **b.** au cours de sa formation, la ligne primitive s'allonge en direction caudale le long de l'axe médian | ❐ | ❐ |

| | V | F |
|---|---|---|
| **13** **a.** Les territoires embryonnaires définitifs rostraux correspondent à un développement plus avancé que les territoires postérieurs d'un même embryon | ❐ | ❐ |
| **car** | ❐ | ❐ |
| **b.** les structures rostrales sont mises en place plus précocement | ❐ | ❐ |

## Corrigés

### Questions à choix multiples

**1** ☒ **a.**
❐ **b.** Elle a lieu à la 3e semaine du développement chez l'homme.
☒ **c.** Des cellules épiblastiques convergent vers la ligne médiane.
☒ **d.**
☒ **e.** La ligne primitive est une structure transitoire.

**2** ☒ **a.** Le nœud de Hensen est contingent de la ligne primitive. Celle-ci constitue une zone à partir de laquelle s'individualisent les territoires endodermique puis mésodermique ; le pronéphros est un dérivé du feuillet mésodermique.

☒ **b.** Le développement de la corde à partir du nœud de Hensen est lié à l'apparition préalable de la ligne primitive.

❒ **c.** Le mésoderme est issu de la gastrulation (embryon tridermique), l'hypoblaste appartient à l'embryon didermique.

☒ **d.**

❒ **e.** La plaque neurale est la première manifestation de la mise en place du système nerveux et précède la formation du tube neural.

**3** ❒ **a.** La formation des vertèbres résulte d'un réappariement du sclérotome entre des somites successifs (voir **c.**).

❒ **b.** Le sclérotome occupe la partie ventrale du somite.

☒ **c.**

❒ **d.** Le sclérotome ne se différencie pas vers le lignage musculaire.

❒ **e.** La corde régresse lors de la période fœtale, sa persistance au sein de la portion centrale des disques intervertébraux (nucleus pulposus) est controversée.

**4** ☒ **a.**

❒ **b.** L'avancée la plus rostrale de la ligne primitive atteint la moitié de la longueur crânio-caudale de l'embryon.

❒ **c.** Le nœud est à l'origine de la corde (mésoderme axial).

☒ **d.**

❒ **e.** La 3e semaine d'aménorrhée ne réfère qu'à la première semaine du développement.

**5** ❒ **a.** L'endoderme définitif est formé, lors de la gastrulation, par l'internalisation de cellules épiblastiques (le terme endoderme primitif synonyme d'hypoblaste peut prêter à confusion).

❒ **b.** C'est le mésoderme qui est absent au niveau de la membrane cloacale (formation didermique ectoderme-endoderme).

❒ **c.** La paroi de la vésicule vitelline secondaire est issue d'une poussée de l'hypoblaste. L'endoderme définitif remplace les cellules hypoblastiques uniquement dans leur localisation embryonnaire.

❒ **d.** La mise en place de l'endoderme est plus précoce que le mésoderme.

☒ **e.**

**6** ❒ **a.** Le système nerveux dérive du neurectoderme.

❒ **b.** Le système nerveux périphérique dérive plus particulièrement des cellules des crêtes neurales qui émigrent du neurectoderme lors de la fusion des berges de la gouttière neurale.

☒ **c.** Les cellules souches hématopoïétiques apparaissent à partir du mésoderme.

☒ **d.** La colonne vertébrale est formée à partir du sclérotome.

☒ **e.** Le rein dérive du mésoderme intermédiaire.

**7** ❒ **a.** La corde dérive de l'épiblaste.

☒ **b.**

☒ **c.**

☒ **d.** Le canal chordal passe par une étape de plaque avant de former un cordon plein (corde définitive).

☒ **e.** La corde a un rôle crucial d'induction mais n'est qu'une structure embryonnaire transitoire (ceci n'est pas vrai chez tous les Vertébrés).

**8** ❒ **a.**

❒ **b.**

❒ **c.**

☒ **d.** Le processus chordal ne contribue qu'à former la corde qui régressera sans donner d'autres dérivés.

❒ **e.**

**9** ❒ **a.** C'est l'hypoblaste qui forme le plafond de la vésicule vitelline.

☒ **b.** Les trois feuillets embryonnaires dérivent de cellules épiblastiques.

☒ **c.** voir **b.**

☒ **d.** voir **b.**

☒ **e.**

**10** ❒ **a.** Les amnioblastes dérivent de l'épiblaste.

❒ **b.** voir **a.**

☒ **c.**

☒ **d.** Le nom de pédicule embryonnaire peut prêter à confusion. Il relie l'embryon à la coque trophoblastique et n'est constitué que de mésoderme extra-embryonnaire.

❒ **e.** La ligne primitive n'est pas encore présente à la deuxième semaine du développement.

## Vrai ou faux ?

**11** **a.** Vrai **b.** Vrai La relation proposée entre ces deux propositions est vraie. Tandis que les territoires dorsaux et ventraux sont discernables à la 2$^{e}$ semaine, l'axe longitudinal médian de l'embryon ne devient visible qu'avec l'apparition de la ligne primitive.

**12** **a.** Vrai **b.** Faux
L'endoderme s'internalise au niveau de la partie antérieure de la ligne primitive qui subit un allongement en direction antérieure lors de sa mise en place.

**13** **a.** Vrai **b.** Vrai La relation proposée entre ces deux propositions est vraie. Ce phénomène est à l'origine du concept d'« avance de développement » de la région céphalique comparativement à la région caudale de l'embryon.

# 15 Délimitation et organogenèse précoce

## Plan



## Objectifs

- Comprendre les mouvements de plicature
- Étudier la formation du système circulatoire et des cellules sanguines
- Connaître la mise en place du système nerveux central et l'origine du système nerveux périphérique

## Cours

Schématiquement, la 4<sup>e</sup> semaine du développement comprend chez l'homme deux étapes essentielles de transformation, à la fois celle de la forme extérieure et celle de la structure interne de l'embryon. L'étape de la **délimitation** aboutit à l'isolement de l'embryon par rapport à ses annexes et à l'acquisition d'une forme tridimensionnelle grossièrement cylindrique. La deuxième étape est constituée par la **neurulation** avec la mise en place d'une structure cylindrique interne au pôle dorsal embryonnaire, appelée tube neural, à l'origine d'une grande partie du système nerveux central

### 15.1 DÉLIMITATION

Avant d'aborder la quatrième semaine, l'embryon humain, bien qu'ayant acquis ses trois feuillets primordiaux, n'a encore aucune forme permettant d'évoquer le corps d'un vertébré. Le disque tridermique est une structure ovalaire et plane. De plus, il est à sa périphérie en continuité intégrale avec les tissus extra-embryonnaires. La croissance inégale de certains dérivés embryonnaires aboutit à une courbure à convexité dorsale de ce disque amenant progressivement la partie périphérique à s'infléchir en se positionnant sous sa partie centrale pour former les structures ventrales. Ce mouvement de **plicature** débute au 22$^{e}$ jour dans les régions céphalique et latérales, et au 23$^{e}$ jour pour le pôle caudal. On peut schématiquement décomposer ce processus de plicature en un mouvement d'inflexion selon deux directions perpendiculaires :

– longitudinale suivant l'axe céphalo-caudal

– transversale.

## 15.1.1 Délimitation longitudinale

La croissance axiale de la plaque neurale prédomine dans sa région antérieure, ce qui conduit la future région céphalique à se courber en direction ventrale. En avant se trouve la membrane bucco-pharyngienne (future extrémité buccale) devancée par l'**aire cardiaque** en forme de fer à cheval puis le **septum transversum** (qui participe à la formation du diaphragme) qui occupe la position la plus antérieure. Il résulte de ce mouvement d'enroulement longitudinal, une inversion des rapports, le déplacement venant positionner l'aire cardiaque dans la future région thoracique intercalée entre la membrane bucco-pharyngienne rostralement et le septum transversum caudalement (Figure 15.1 A). Cette **rotation**, ou **plicature**, préfigure les rapports anatomiques définitifs avec successivement dans le sens rostro-caudal, le cerveau, la bouche, le cœur et le diaphragme. Après la plicature céphalique, la croissance axiale inflige à l'extrémité caudale, de façon similaire, une inversion de ses rapports. La croissance du bourgeon caudal, par un mouvement d'enroulement autour de la membrane cloacale, déplace sous le disque embryonnaire, un diverticule endodermique appelé **allantoïde** (ou diverticule allantoïdien) et le **pédicule embryonnaire**, qui viennent se positionner vers l'avant, au contact de la vésicule vitelline et contribuer ainsi au futur cordon ombilical (Figure 15.1 B).

L'allantoïde désigne un diverticule développé à partir du feuillet endodermique au niveau caudal. Il est relié à l'intestin postérieur à proximité de la vésicule vitelline (*cf. chap. 11.2.3)* ; l'allantoïde forme une annexe, présente chez tous les amniotes. Il apparaît chez l'humain à la 3$^{e}$ semaine de développement (au 19$^{e}$ jour embryonnaire) et se trouve ensuite incorporé au cordon ombilical avec le pédicule embryonnaire. Chez l'homme, il n'est pas impliqué dans une fonction de stockage, ce qui explique son caractère rudimentaire mais joue un rôle dans le développement de l'appareil urinaire. L'allantoïde est recouvert de mésoderme ; dans cette région se développent des vaisseaux sanguins extra-embryonnaires (*cf. chap. 15.2.2 vasculogenèse* et *chap. 11.2.3*, *circulation allanto-chorionique*) et apparaissent des cellules, les gonocytes primordiaux, qui migrent en direction des ébauches gonadiques (colonisation des crêtes génitales) pour former les spermatogonies *cf. chap. 2.2.1)* ou les ovogonies (*cf. chap. 3.2.1*).

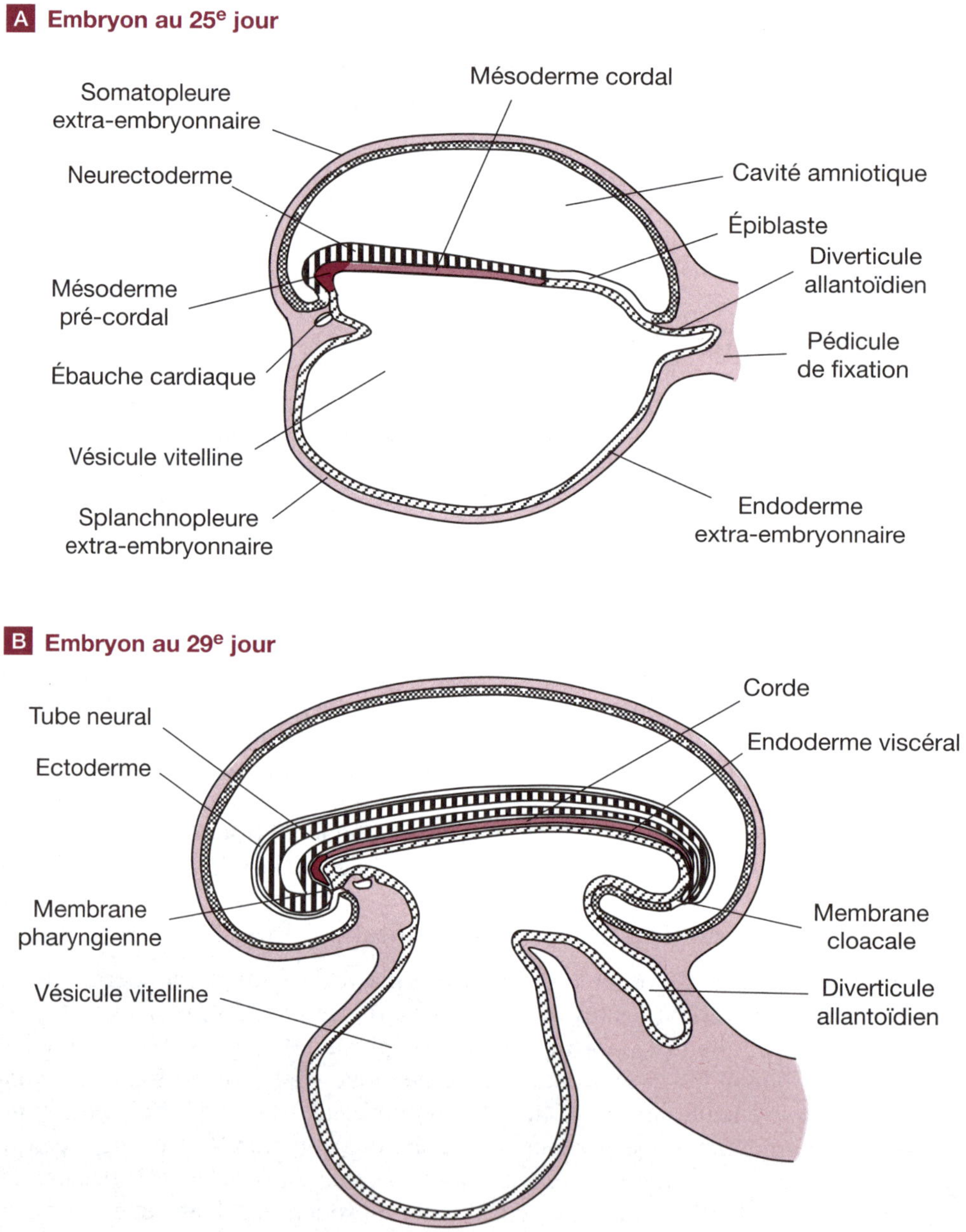


**Figure 15.1** Délimitation longitudinale vue en coupe sagittale d'un embryon.
**A** : 25e jour ; **B** : 29e jour.

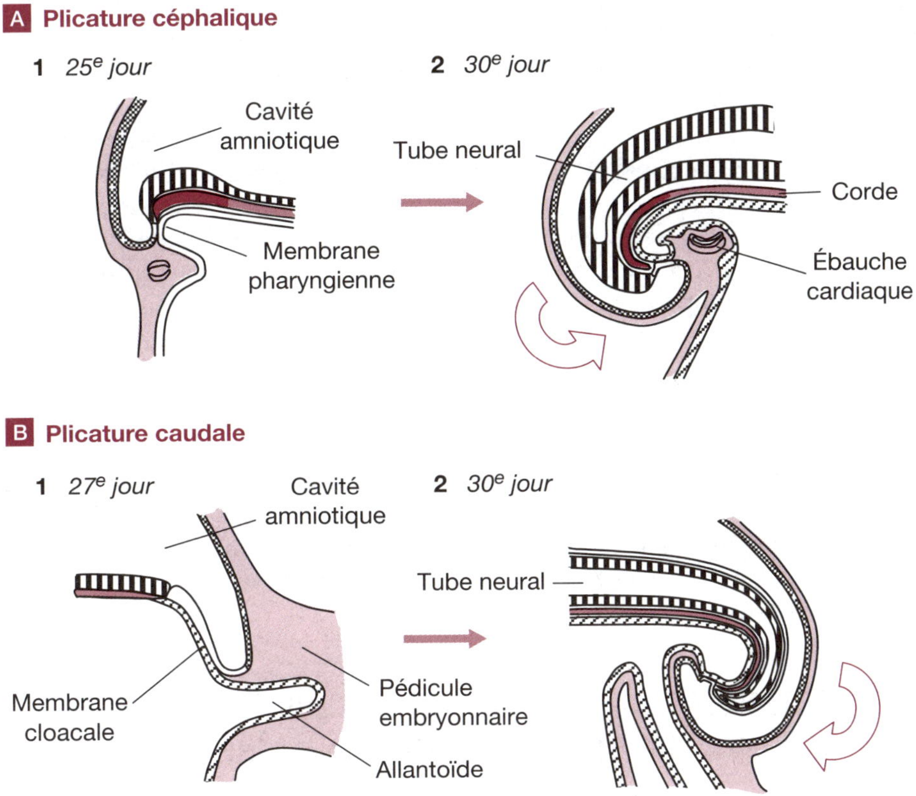


**Figure 15.2** Plicatures céphalique et caudale.
**A** : plicature céphalique (1 : 25e jour et 2 : 30e jour) ;
**B** : plicature caudale (1 : 27e jour et 2 : 30e jour).

### 15.1.2 Délimitation transversale

Dans le plan transversal, on assiste de façon synchrone à un mouvement similaire de **plicature latérale**. Les bords latéraux du disque embryonnaire correspondant à la zone de jonction amnio-ectodermique, situés de part et d'autre de l'axe dorsal médian, se déplacent ventralement en direction de la vésicule vitelline secondaire qui subit à leur contact un étranglement circonférentiel formant le **canal vitellin** au niveau de l'**anneau ombilical** (Figure 15.3 B). Le reste de la vésicule vitelline prend le nom de **vésicule ombilicale**. De part et d'autre de cet anneau, dans les régions sus- et sous-ombilicales, les cellules des trois feuillets entrent en contact avec les trois feuillets homologues du côté opposé avant de fusionner (Figure 15.3 A). Les deux conséquences de cette fusion sont :

– la formation d'un corps embryonnaire clos, schématiquement assimilable à un cylindre incurvé en forme de C,
– la démarcation de l'embryon des tissus extra-embryonnaires environnants.

L'un des aboutissements de la délimitation est l'internalisation des feuillets les plus ventraux. L'endoderme à l'origine du revêtement du tube digestif est un tube borgne à ses deux extrémités, l'intestin antérieur et postérieur étant respectivement fermés par les membranes pharyngienne et cloacale. Seul l'intestin moyen reste en communication avec la vésicule ombilicale via le canal vitellin. Le mésoderme entoure progressivement l'endoderme, en particulier les lames latérales qui délimitent une cavité, le **cœlome interne**, initialement en continuité avec le **cœlome extra-embryonnaire.** Sauf dans la zone du futur cordon, la fusion sur la ligne médiane des lames latérales ferme cette cavité qui constitue le **cœlome intra-embryonnaire** situé entre la **splanchnopleure** intra-embryonnaire (au contact de l'endoderme) et la **somatopleure** intra-embryonnaire (située sous la paroi ectodermique du tronc).

L'embryon est recouvert à sa surface par le feuillet le plus dorsal, l'épiderme. Des structures paramédianes, telles les aortes dorsales primordiales, fusionnent sur le plan médian pour donner une partie de l'aorte. La jonction amnio-ectodermique marque l'emplacement de la séparation définitive des tissus intra-embryonnaires des annexes extra-embryonnaires. L'amnios recouvre le **cordon ombilical** qui inclut le pédicule embryonnaire, l'allantoïde et le canal vitellin. Une différenciation vasculaire prend place dans le mésoderme extra-embryonnaire du cordon pour former les vaisseaux ombilicaux (*cf. chap. 15.2*).

## 15.2 DIFFÉRENCIATION DE L'APPAREIL CIRCULATOIRE EMBRYONNAIRE ET EXTRA-EMBRYONNAIRE

### 15.2.1 La formation des vaisseaux

La formation d'un réseau vasculaire dans les tissus embryonnaires et extra-embryonnaires est un des événements les plus précoces du développement et débute dès la 3e semaine chez l'homme. Les vaisseaux sanguins sont formés à partir de précurseurs spécifiés au sein du mésoderme, les **angioblastes**. Ces cellules s'agrègent et forment des **îlots angiogéniques** dispersés. Les angioblastes prolifèrent et s'unissent pour former des cordons avant que les cordons issus de différents îlots ne s'anastomosent en réseau pour développer les premiers **plexus vasculaires**. Les cellules situées en périphérie s'aplatissent et se différencient en cellules **endothéliales**, creusant ainsi une lumière au centre des cordons qui prennent l'aspect de tubes vasculaires. Il a été montré que l'endoderme n'est pas nécessaire à l'apparition des angioblastes mais s'avère indispensable pour induire la formation de tubes endothéliaux. Les vaisseaux recrutent à la périphérie de leur paroi des cellules mésodermiques qui se différencient en péricytes et en cellules musculaires lisses vasculaires (respectivement pour les vaisseaux de petit et de grand calibre).

Le facteur de croissance VEGF (*cf. chap. 13.1.6*) est un acteur essentiel qui intervient dès le stade initial de la formation des vaisseaux embryonnaires. La perte expérimentale de son expression aboutit à un blocage presque complet du développement vasculaire. Il se lie à deux récepteurs tyrosine kinase, VEGFR1 et VEGFR2 (Flk-1). Flk-1 constitue le marqueur spécifique des cellules endothéliales le plus précoce.

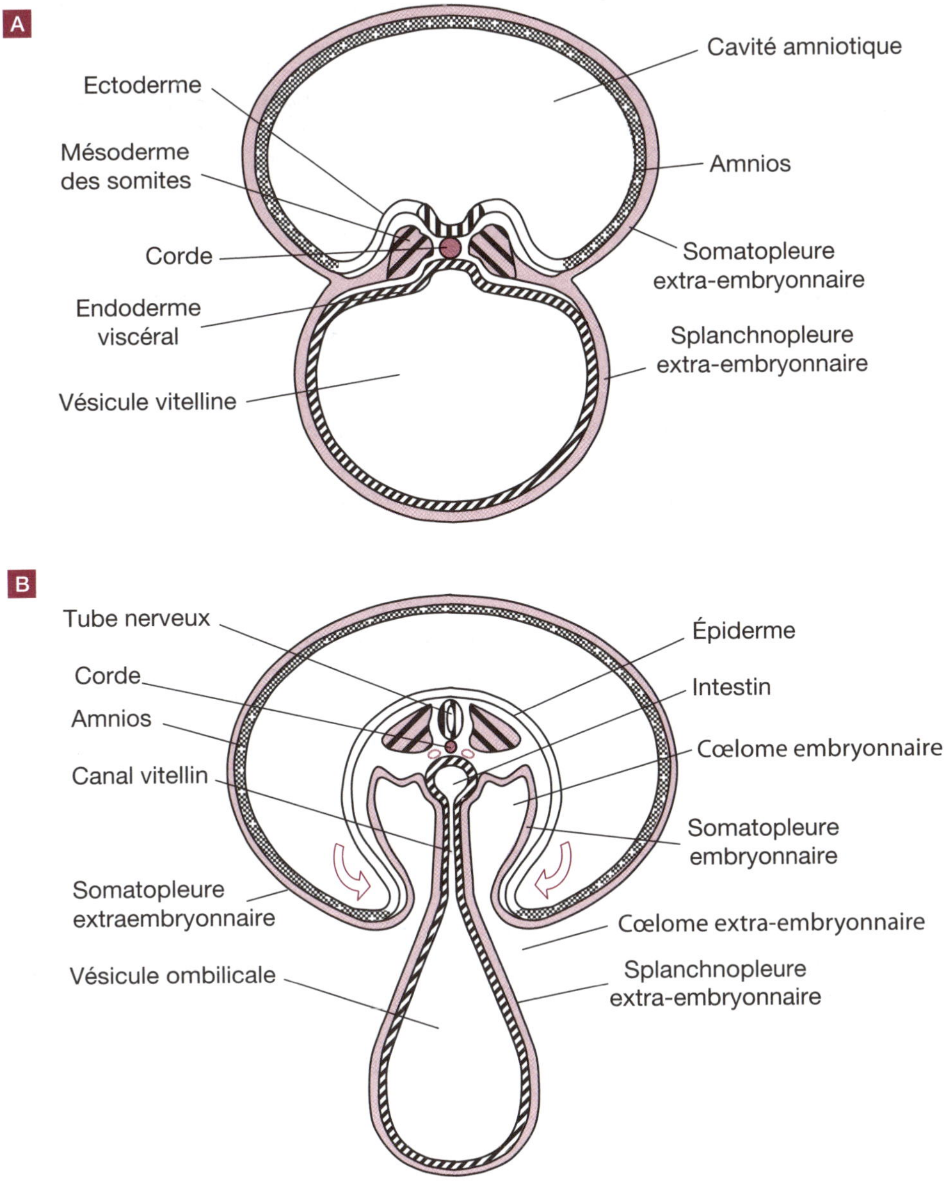


**Figure 15.3** Plicature transversale.

**A** : niveau de coupe sus- ou sous-ombilicale ;
**B** : niveau de coupe passant par le canal vitellin, formation du futur cordon ombilical.

Chez les amniotes, les réseaux intra- et extra-embryonnaires se mettent en place indépendamment dans deux régions distinctes. Des îlots angiogéniques apparaissent dans la splanchnopleure extra-embryonnaire qui entoure la paroi de la vésicule vitelline tandis que la vasculogenèse intra-embryonnaire forme un réseau vasculaire dans divers tissus mésodermiques de l'embryon. Les deux circulations se rejoignent pour former la **circulation fœto-placentaire.**

### 15.2.2 La formation des cellules sanguines

**L'hématopoïèse**, qui produit les cellules sanguines circulantes, débute précocement dans les îlots mésodermiques de la splanchnopleure extra-embryonnaire au cours de la 3$^{e}$ semaine puis, des colonies sont détectées dans le placenta et dans une région localisée de l'embryon nommée AGM (aorto-gonado-mésonéphrétique). L'**hémangioblaste** est un précurseur commun aux angioblastes et aux **cellules souches hématopoïétiques**. Après la 4$^{e}$ semaine, le relais est assuré par le foie qui assure une grande partie de l'hématopoïèse fœtale avant que la formation des cellules sanguines ne soit définitivement prise en charge par la moelle osseuse.

La **vasculogenèse** se définit par la formation d'un réseau vasculaire *de novo* à partir de précurseurs mésodermiques et n'a lieu qu'au cours de l'embryogenèse. L'**angiogenèse** consiste en l'extension d'un réseau vasculaire préexistant et peut être observée physiologiquement tant au cours du développement embryonnaire (croissance des réseaux vasculaires) que lors de la vie post-natale (remodelage vasculaire) ou en situations pathologiques lors de processus malformatifs (angiomes) ou de développement des tumeurs.

## 15.3 DIFFÉRENCIATION NEURALE

Le système nerveux central se différencie à partir d'un **épaississement dorsal de l'ectoderme** qui, sous l'influence inductrice de la corde donne naissance à la **plaque neurale**. Entre les 19$^{e}$ et 32$^{e}$ jours du développement embryonnaire, le neuroectoderme de la plaque neurale se réorganise en un **tube neural** (cerveau et moelle épinière). Les **cellules des crêtes neurales** quittent le tube neural avant sa fermeture. Elles formeront l'essentiel du système nerveux périphérique.

### 15.3.1 La neurulation

La **neurulation** est une étape fondamentale et précoce de l'embryogenèse qui correspond à la formation du tube neural, précurseur du cerveau et de la moelle épinière. Le processus de neurulation est initié par l'induction neurale, matérialisée par la formation de la **plaque neurale**, épaississement d'une région spécifique de l'ectoderme dorsal (Figure 15.4 A). Celle-ci apparaît dans la partie centrale de l'ectoderme qui surplombe la corde et la plaque précordale sous l'effet de signaux inducteurs provenant des cellules ayant migré à travers le nœud. Rappelons que la

**Encart 15.1**

**Anatomie du système nerveux**

On distingue anatomiquement
– le **système nerveux central (SNC)** également appelé **névraxe,** protégé par un squelette osseux, qui regroupe le cerveau (lui-même constitué par les hémisphères cérébraux, le diencéphale, le tronc cérébral et le cervelet) et la **moelle épinière** enserrée dans le canal rachidien de la colonne vertébrale,
– le **système nerveux périphérique** constitué par les racines, ganglions et troncs nerveux situés à l'extérieur du SNC.
Le SNC se développe à partir du tube neural et secondairement sa régionalisation dorso-ventrale conduit à individualiser les futurs territoires moteur (ventraux), sensitif (dorsaux) et autonome (ou végétatif), ce dernier ayant une localisation intermédiaire entre les deux territoires précédents.

plaque neurale est induite par des signaux qui inhibent la formation de l'épiderme et non par l'activation d'un développement neural (*cf. chap. 9.1* et *chap. 9.3.2*). L'épaississement de la plaque est lié à une élongation apico-basale de ses cellules et sa largeur est plus importante dans sa partie crâniale. Une fois formée, elle subit une élongation par un processus de convergence (extension par suite d'une intercalation médiane de cellules positionnées latéralement). Les divisions cellulaires participent à la croissance antéro-postérieure.

Une fois la plaque neurale formée, ses bords latéraux situés à la jonction de l'ectoderme de surface non-neural s'élèvent dorsalement pour former la **gouttière neurale**, avant d'entrer en contact l'un avec l'autre à l'aplomb de la ligne médiane (Figure 15.4 B). Leur fusion forme le **tube neural** rapidement recouvert par l'ectoderme de surface c'est-à-dire le futur épiderme (Figure 15.4 C) La fusion des bords latéraux est initiée en regard des 3$^{e}$ et 4$^{e}$ paires de somites et progresse en direction rostrale et caudale, tandis que simultanément une population de cellules, dites des crêtes neurales, adopte un phénotype migratoire et quittent le neurectoderme (*cf. infra*).

Le tube neural a grossièrement l'aspect d'un cylindre internalisé dans la région dorsale médiane de l'embryon qui communique à ses deux extrémités avec la cavité amniotique par l'intermédiaire de **neuropores**. La fermeture du neuropore antérieur a lieu vers les 24-26$^{e}$ jours, le neuropore postérieur est occlus vers les 26-28$^{e}$ jours.

**Remarque**

Tandis que les événements cellulaires au cours de la neurulation sont caractérisés en détail, les mécanismes moléculaires de sa régulation restent mal connus. Récemment, leur analyse s'est trouvée facilitée par l'identification d'un grand nombre de lignées de souris mutantes (plus de 80) qui présentent une anomalie de la neurulation.

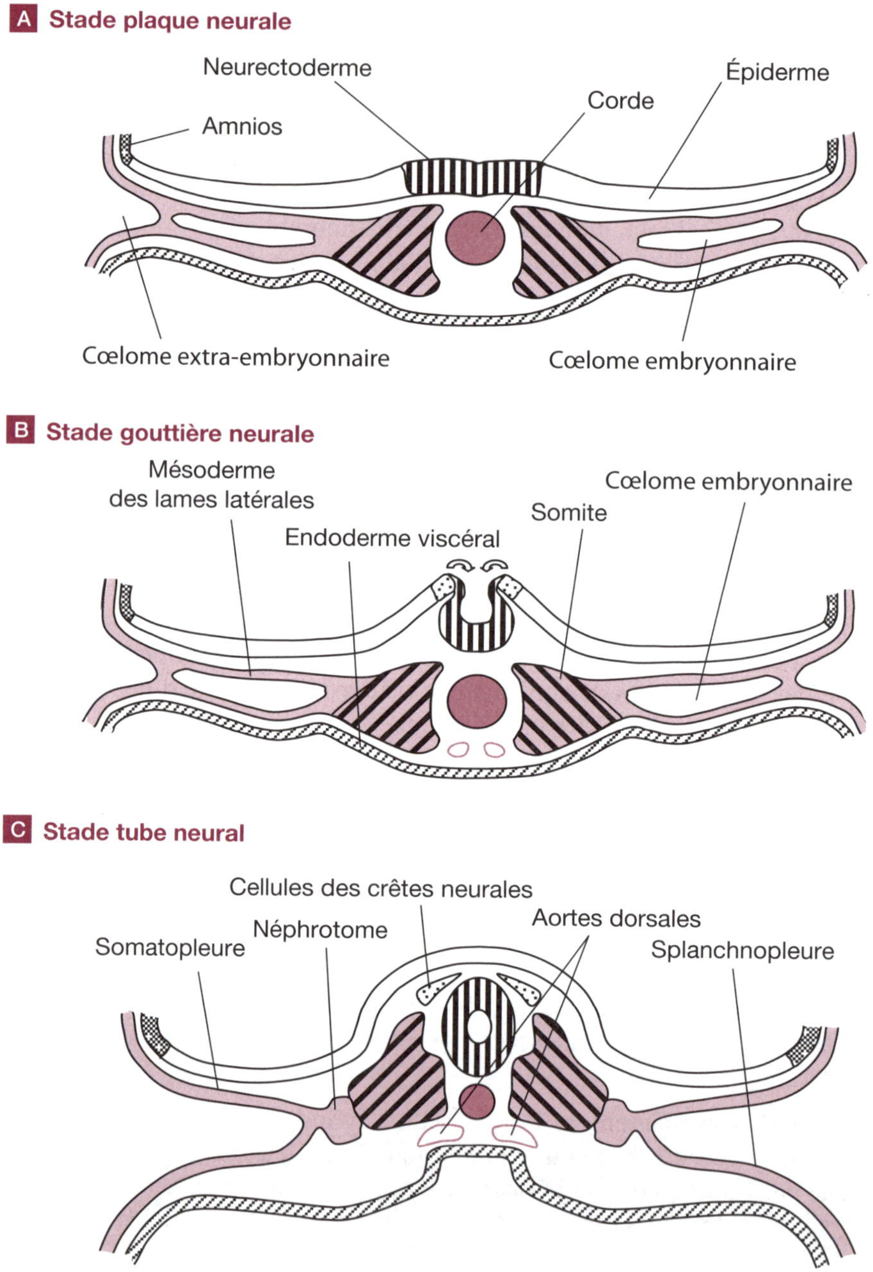


**Figure 15.4** Étapes montrant en coupes transversales la mise en place du système nerveux en position dorsale.
**A** : stade plaque neurale ; **B** : stade gouttière neurale ; **C** : stade tube neural

Les notions d'**induction neurale** et de **neurulation** ne doivent pas être confondues. L'induction neurale est un phénomène précoce qui entraîne l'apparition au sein de l'ectoderme de cellules destinées à la formation du système nerveux. La neurulation correspond à la formation du tube neural à partir d'une structure plane, la plaque neurale, déjà induite et par conséquent déterminée (*cf. chap. 9.3*).

## 15.3.2 Les crêtes neurales

Les crêtes neurales sont une structure transitoire qui a pour origine les bourrelets neuraux formant les régions les plus latérales de la plaque neurale au contact de l'ectoderme. Au cours de la neurulation, la fusion des bourrelets neuraux conduisant à la fermeture du tube neural s'accompagne d'un détachement de cellules issues des crêtes neurales. À la suite d'une **transition épithélio-mésenchymateuse**, elles adoptent un profil migratoire et se déplacent suivant différentes voies de **migration**. La migration fait intervenir des intégrines agissant comme des récepteurs à des protéines de la matrice extracellulaire, notamment la fibronectine. Les cellules précurseurs des cellules pigmentaires de la peau, les mélanocytes, migrent dorsalement sous l'ectoderme. Les précurseurs des ganglions spinaux migrent entre le tube neural et les somites. Au niveau du somite, les cellules des crêtes neurales ne peuvent migrer que dans le compartiment antérieur du sclérotome, le compartiment postérieur étant réfractaire à leur migration. Ainsi la segmentation du mésoderme paraxial conditionne la disposition métamérique des dérivés de la crête neurale, non segmentée à l'origine.

Les cellules des crêtes neurales sont hétérogènes et contiennent des progéniteurs **multipotents** capables de former différents lignages. Ainsi cette structure d'origine neurectodermique est capable de donner divers dérivés non-neuraux normalement produits par les autres feuillets embryonnaires : le derme et le squelette de la face, les cellules chromaffines de la médullo-surrénale (Figure 7.7).

Certaines cellules ont les caractéristiques de **cellules souches** capables d'autorenouvellement. La différenciation et la ségrégation des différents lignages sont dépendantes du micro-environnement. Les cellules des crêtes neurales donnent naissance également à la quasi-totalité des **neurones** et les **cellules de Schwann** du système nerveux périphérique (incluant les nerfs périphériques et ganglions spinaux, sympathiques et parasympathiques) et du système nerveux entérique (innervation du tube digestif). De plus, elles sont à l'origine de la totalité des cellules **pigmentaires**.

L'ensemble des données rassemblant les étapes majeures du développement précoce humain est regroupé dans la Figure 15.6.

Un grand essor des travaux sur la crête neurale a suivi l'introduction de la technique des **chimères caille-poulet** par Le Douarin. La greffe chez le poulet de cellules des crêtes neurales de caille (reconnaissables par leur gros nucléole) a permis d'étudier le comportement et le devenir de ces cellules au cours du développement.

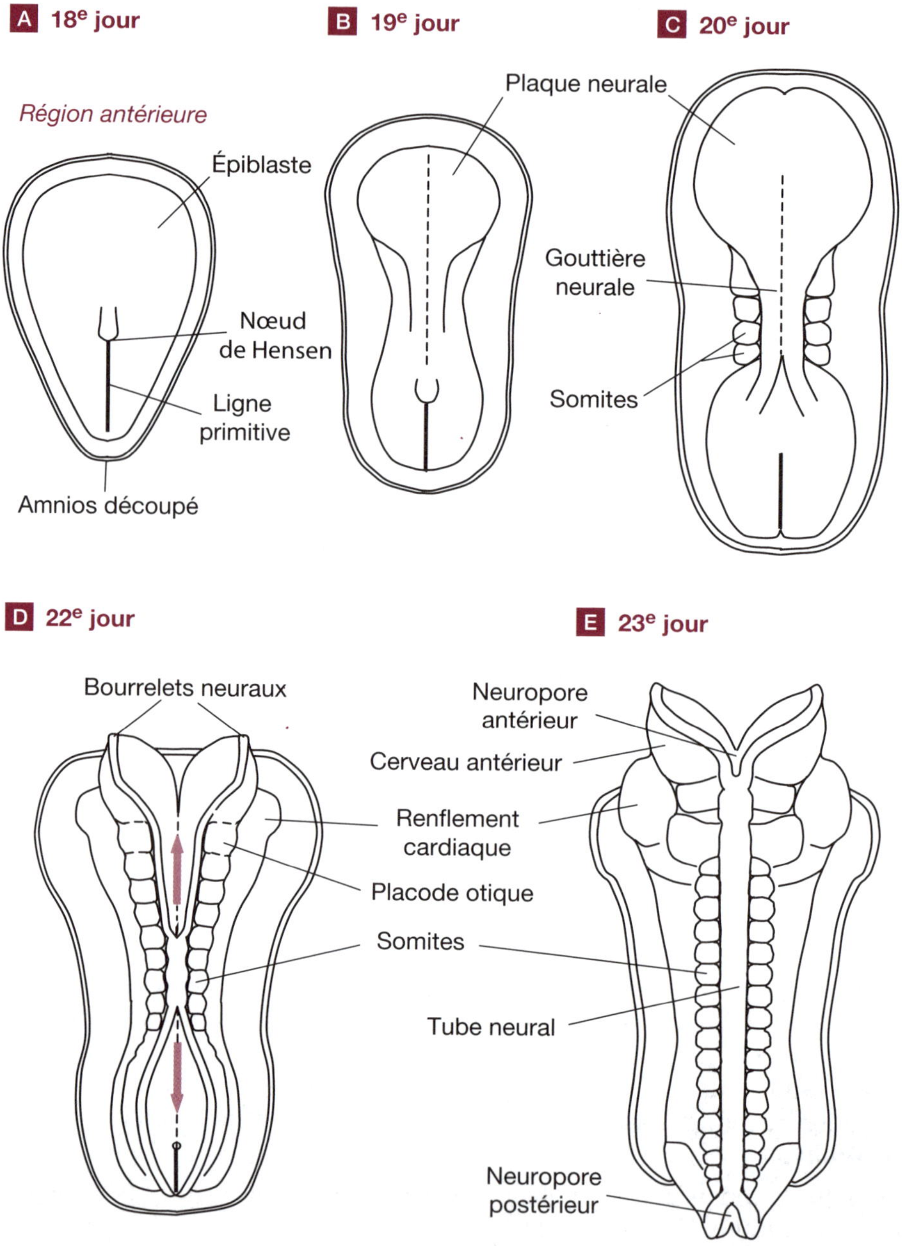


**Figure 15.5** Aspect externe de la neurulation.
Embryon à 18 jours (**A**), 19 jours (**B**), 20 jours (**C**), 22 jours (**D**) et 23 jours (**E**). La fermeture du tube neural débute au 21e jour et progresse selon les flèches (**D**). *(d'après Langman et Sadler, 1996)*.

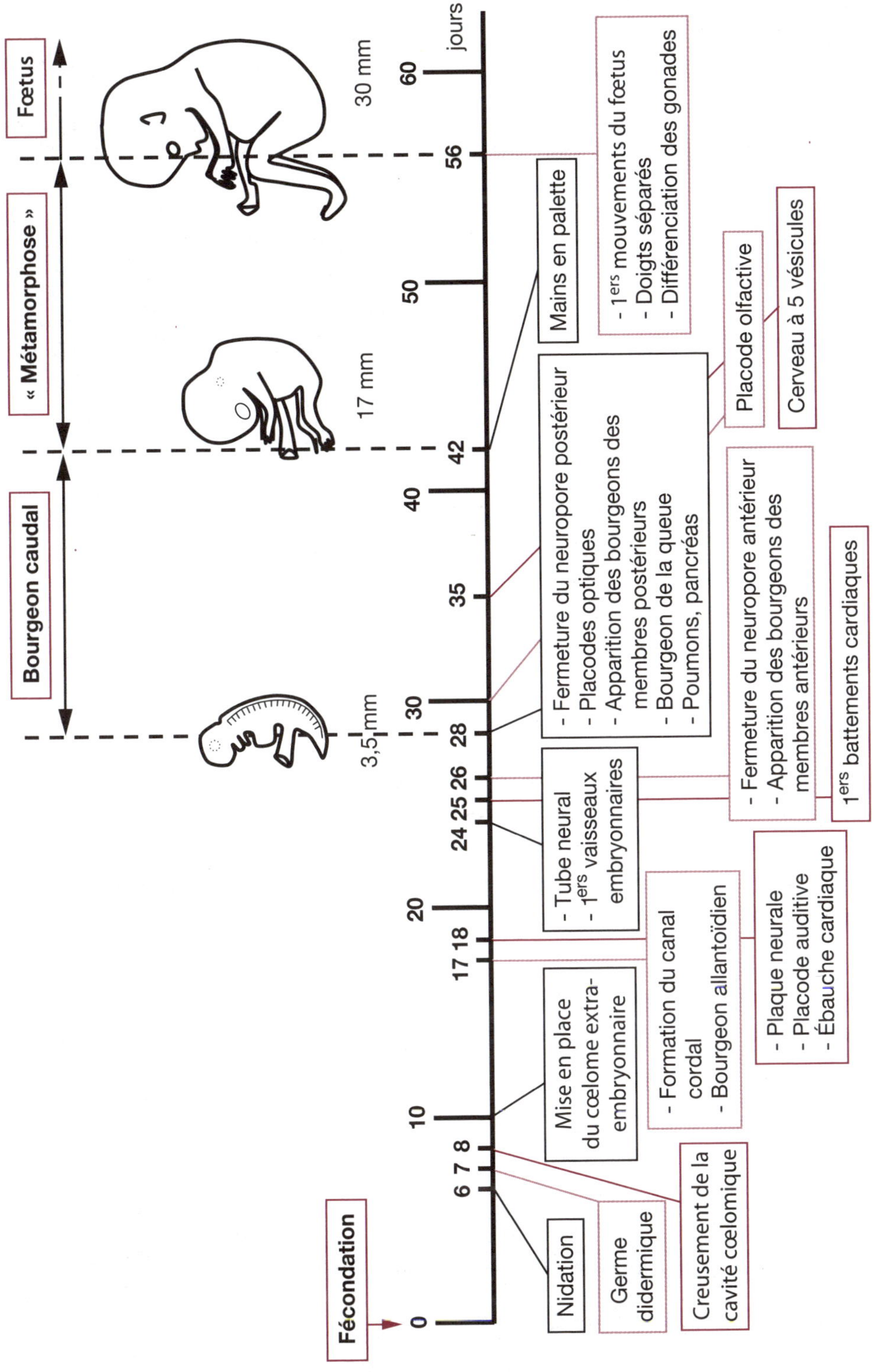


**Figure 15.6** Récapitulatif général des principales étapes du développement embryonnaire.

## Questions à choix multiples

**1** Quel est l'ordre exact (dans le sens antéro-postérieur) des structures caudales après le processus de délimitation ?

- ❐ **a.** membrane cloacale - diverticule allantoïdien - canal vitellin
- ❐ **b.** membrane cloacale - canal vitellin - diverticule allantoïdien
- ❐ **c.** canal vitellin - membrane cloacale - diverticule allantoïdien
- ❐ **d.** canal vitellin - diverticule allantoïdien - membrane cloacale
- ❐ **e.** diverticule allantoïdien - membrane cloacale - canal vitellin

**2** Quel est l'ordre exact des structures céphaliques avant le processus de délimitation ?

- ❐ **a.** tube neural - membrane pharyngienne - aire cardiaque
- ❐ **b.** aire cardiaque - membrane pharyngienne - tube neural
- ❐ **c.** membrane pharyngienne - aire cardiaque - tube neural
- ❐ **d.** aire cardiaque - tube neural - membrane pharyngienne
- ❐ **e.** tube neural - aire cardiaque - membrane pharyngienne

**3** La délimitation

- ❐ **a.** enroule la cavité amniotique autour de l'embryon
- ❐ **b.** se déroule au cours de la 3$^{e}$ semaine du développement
- ❐ **c.** entraîne la croissance de la vésicule vitelline
- ❐ **d.** confère une forme cylindrique à l'endoderme initialement plan
- ❐ **e.** confère une forme cylindrique au tube neural

**4** Le processus de délimitation

- ❐ **a.** entraîne l'individualisation de la vésicule ombilicale
- ❐ **b.** entraîne l'internalisation de l'endoderme
- ❐ **c.** est sans effet sur le positionnement du tube neural par rapport à la corde
- ❐ **d.** se déroule au cours de la 4$^{e}$ semaine de développement (SD)
- ❐ **e.** fait suite à la gastrulation

**5** Quels éléments participent à la constitution du cordon ombilical ?

- ❐ **a.** deux artères ombilicales
- ❐ **b.** les cellules des crêtes neurales

- ❒ **c.** le canal vitellin
- ❒ **d.** le mésoderme extra-embryonnaire
- ❒ **e.** l'amnios

**6** Au cours du processus de plicature

- ❒ **a.** les mouvements de la délimitation résultent de la croissance rapide de la cavité amniotique
- ❒ **b.** la délimitation permet l'individualisation de l'embryon par rapport à ses annexes extra-embryonnaires
- ❒ **c.** une partie de la vésicule vitelline forme l'intestin primitif
- ❒ **d.** le mouvement d'enroulement sépare la somatopleure intra-embryonnaire de la somatopleure extra-embryonnaire
- ❒ **e.** la plicature caudale déplace l'allantoïde ventralement et vers l'arrière

**7** La formation des vaisseaux au cours du développement

- ❒ **a.** débute dans les tissus embryonnaires au 2$^{e}$ mois
- ❒ **b.** est assurée par l'endoderme
- ❒ **c.** est assurée par les angioblastes
- ❒ **d.** passe dans un premier temps par la formation de cordons cellulaires pleins
- ❒ **e.** fait intervenir le facteur FGF

**8** La formation des cellules sanguines de l'embryon

- ❒ **a.** est assurée par le passage de cellules sanguines maternelles
- ❒ **b.** est assurée par la moelle osseuse de l'embryon
- ❒ **c.** prend place dans l'ectoderme
- ❒ **d.** précède de deux semaines la formation des cellules sanguines du placenta
- ❒ **e.** est assurée par l'apparition d'hémangioblastes

**9** L'angiogenèse

- ❒ **a.** n'a lieu qu'au cours du développement embryonnaire
- ❒ **b.** peut correspondre à une situation physiologique post-natale
- ❒ **c.** peut correspondre à une situation physiologique pré-natale
- ❒ **d.** peut correspondre à la formation d'un premier réseau vasculaire
- ❒ **e.** peut correspondre à une situation pathologique post-natale

**10** La neurulation

- ❒ **a.** correspond à la formation de la plaque neurale
- ❒ **b.** précède le phénomène d'induction neurale

❒ **c.** se déroule simultanément tout le long de l'axe céphalo-caudal
❒ **d.** se déroule au cours de la 4$^{e}$ semaine du développement
❒ **e.** confère sa forme cylindrique à l'endoderme

**11** La neurulation

❒ **a.** permet la transition de la plaque neurale en tube neural
❒ **b.** entraîne une courbure de la plaque neurale puis son internalisation
❒ **c.** est assurée par la contraction des filaments d'actine au pôle apical des cellules neurectodermiques
❒ **d.** forme un cylindre à l'origine à la fois du cerveau et de la moelle épinière
❒ **e.** forme un cylindre ouvert à ses deux extrémités

**12** Les cellules des crêtes neurales

❒ **a.** sont issues des bords latéraux de la plaque neurale
❒ **b.** restent localisées à proximité du tube neural au cours de la période fœtale
❒ **c.** contiennent des progéniteurs multipotents
❒ **d.** sont à l'origine des neurones du système nerveux périphérique
❒ **e.** sont d'origine neurectodermique

**13** Les cellules des crêtes neurales sont à l'origine

❒ **a.** de l'innervation du tube digestif
❒ **b.** du cristallin
❒ **c.** de certaines cellules de la surrénale
❒ **d.** de toutes les cellules pigmentaires
❒ **e.** de l'épithélium intestinal

**14** Quels éléments entrent dans la formation du cordon ombilical ?

❒ **a.** amnios
❒ **b.** hypoblaste
❒ **c.** ectoderme
❒ **d.** mésoderme extra-embryonnaire
❒ **e.** endoderme

**15** Concernant le tube neural

❒ **a.** il dérive du canal neurentérique
❒ **b.** sa fermeture résulte du mouvement de plicature transversale

❒ **c.** la fermeture de la gouttière neurale débute au niveau du neuropore postérieur
❒ **d.** le neuropore postérieur se ferme avant le neuropore antérieur
❒ **e.** il est d'origine purement ectodermique

**16** Le processus de délimitation

❒ **a.** permet l'internalisation de l'ectoderme
❒ **b.** procure une forme tridimensionnelle à l'embryon
❒ **c.** place l'allantoïde en arrière de la membrane cloacale
❒ **d.** entraîne un étranglement de la vésicule vitelline
❒ **e.** place le septum transversum en arrière de la membrane pharyngienne

## Vrai ou faux ?

Pour cette série d'exercices, la réponse se fait en deux temps : tout d'abord, étudiez les propositions **a** et **b**, et dîtes si elles sont « vraies » ou « fausses » ; ensuite, si les deux propositions sont « vraies », interrogez-vous sur la corrélation entre ces deux propositions : le lien de causalité symbolisé par la conjonction **car** est-il « vrai » ou « faux » ?

| | V | F |
|---|---|---|
| **17** **a.** La délimitation entraîne la formation d'un corps embryonnaire cylindrique | ❒ | ❒ |
| **car** | ❒ | ❒ |
| **b.** l'embryon est une structure ovalaire et plane à la 3$^{e}$ semaine | ❒ | ❒ |

| | V | F |
|---|---|---|
| **18** **a.** La neurulation est l'étape qui correspond à la formation du tube neural | ❒ | ❒ |
| **car** | ❒ | ❒ |
| **b.** la délimitation longitudinale entraîne l'internalisation de la plaque neurale | ❒ | ❒ |

| | V | F |
|---|---|---|
| **19** **a.** Les cellules des crêtes neurales sont à l'origine de différents lignages | ❒ | ❒ |
| **car** | ❒ | ❒ |
| **b.** elles sont localisées au niveau des bourrelets neuraux | ❒ | ❒ |

## Corrigés

### Questions à choix multiples

**1** ❒ a. ❒ b. ❒ c. ☒ d. ❒ e.

**2** ❒ a. Il s'agit de l'ordre définitif après la délimitation longitudinale.
☒ b.
❒ c.
❒ d.
❒ e.

**3** ☒ a.
❒ b. Ce processus a lieu au cours de la 4$^{e}$ semaine.
❒ c. La vésicule vitelline se rétrécit dans sa partie moyenne.
☒ d.
❒ e. La structure cylindrique du tube neural résulte du processus de la neurulation.

**4** ☒ a.
☒ b.
☒ c. Le tube neural reste en position dorsale par rapport à la corde.
☒ d.
☒ e.

**5** ☒ a. ❒ b. ☒ c. ☒ d. ☒ e.

**6** ❒ a. Ils résultent de la croissance de dérivés embryonnaires (croissance axiale de la plaque neurale, des somites, de la somatopleure intra-embryonnaire) qui entraînent un enroulement passif de la cavité amniotique.
☒ b.
☒ c.
❒ d.
❒ e. Le déplacement de l'allantoïde est ventral et vers l'avant.

**7** ❒ a.
❒ b. Les vaisseaux dérivent du mésoderme.
☒ c. Ces cellules sont les précurseurs des cellules endothéliales qui tapissent la paroi des vaisseaux.
☒ d. Ces cordons se creusent ensuite pour former des tubes vasculaires.
❒ e. C'est le VEGF l'acteur essentiel de l'angiogenèse.

**8** ❐ **a.**
❐ **b.** Un premier relais est assuré par le foie fœtal, le relais définitif par la moelle osseuse est tardif au cours de la période fœtale.
❐ **c.**
❐ **d.** La formation est simultanée pour les tissus intra- et extra-embryonnaires.
☒ **e.** Les hémangioblastes sont des cellules souches à l'origine des angioblastes et des cellules souches hématopoiétiques.

**9** ❐ **a.** Seule la vasculogenèse est strictement pré-natale.
☒ **b.**
☒ **c.** Par extension d'un premier réseau vasculaire.
❐ **d.** Cela correspond à la vasculogenèse.
☒ **e.** En particulier lors de la croissance d'une tumeur cancéreuse.

**10** ❐ **a.** Elle correspond à l'ensemble des processus conduisant à la formation du tube neural.
❐ **b.**
❐ **c.** La fusion des bords latéraux formant le tube neural n'est pas synchrone le long de l'axe céphalo-caudal.
☒ **d.**
❐ **e.**

**11** ☒ **a.**
☒ **b.**
☒ **c.**
☒ **d.**
☒ **e.** Les ouvertures correspondent aux neuropores antérieur et postérieur.

**12** ☒ **a.**
❐ **b.** Ces cellules après un phénomène de transition épithélio-mésenchymateuse migrent dans diverses régions corporelles où elles se différencieront.
☒ **c.**
☒ **d.**
☒ **e.**

**13** ☒ **a.**
❐ **b.**
☒ **c.** Elles sont à l'origine des cellules chromatoffines des médullo-surrénales.
☒ **d.**
❐ **e.** Son origine est endodermique.

**14** ☒ **a.**
❐ **b.** L'hypoblaste est remplacé par l'endoderme définitif après la gastrulation.

❐ **c.** L'ectoderme de surface recouvre l'embryon après la délimitation mais ne participe pas à la formation du cordon ombilical.
☒ **d.**
☒ **e.**

**15** ❐ **a.** Le tube neural dérive du neurectoderme. Le canal neurentérique fait communiquer transitoirement la cavité amniotique avec la vésicule vitelline.
❐ **b.**
❐ **c.** La gouttière neurale débute sa fermeture en regard des 3$^{e}$ – 4$^{e}$ somites.
❐ **d.** La fermeture suit l'ordre chronologique habituel (structures rostrales plus précoces que les structures caudales).
☒ **e.**

**16** ❐ **a.**
☒ **b.**
❐ **c.** L'allantoïde initialement en arrière de la membrane cloacale adopte une position plus rostrale.
☒ **d.** L'étranglement de la vésicule vitelline est à l'origine du canal vitellin.
☒ **e.**

## Vrai ou faux ?

**17** **a.** Vrai **b.** Vrai La relation proposée entre ces deux propositions est vraie. Le processus de plicature avec une inflexion selon deux directions perpendiculaires transforme une structure plane en une structure cylindrique.

**18** **a.** Vrai **b.** Faux

**19** **a.** Vrai **b.** Vrai Il n'y a pas de relation entre ces deux propositions. Il n'existe pas de relation directe entre la localisation embryonnaire de ces cellules et le fait qu'elles contiennent des progéniteurs multipotents.

# Développement du placenta 16

## Plan



## Objectifs

- Connaître les changements de l'utérus lors de la gestation
- Connaître la mise en place des structures placentaires
- Comprendre le fonctionnement des deux circulations sanguines, maternelle et fœto-placentaire
- Étudier les échanges placentaires, la multiplicité des fonctions du placenta

## Cours

Bien plus qu'une simple annexe embryonnaire, le placenta est un organe complexe qui assure de multiples fonctions au cours de la gestation. Véritable émanation de tissus embryonnaires en dehors du corps de l'embryon (source de cellules fœtales pour le diagnostic prénatal), sa circulation sanguine est directement reliée à celle de l'embryon pour ne former qu'un seul et unique réseau, la **circulation fœto-placentaire**. Les fonctions du placenta sont dévolues au développement et à la croissance du fœtus mais aussi dirigées vers l'organisme maternel.

Chez les Mammifères, le fœtus n'assure pas lui-même la plupart des grandes fonctions physiologiques nécessaires à son développement. Au cours de la grossesse, un organe d'origine embryonnaire implanté dans l'utérus maternel, le placenta, se substitue à différents organes fœtaux pour les fonctions de **respiration** (poumon fœtal), d'**absorption** (intestin), d'**élimination** des déchets (rein fœtal), auxquelles s'ajoute une activité **endocrine** de production d'hormones.

## 16.1 DEVENIR DE LA MUQUEUSE UTÉRINE FORMATION DES CADUQUES

L'implantation du blastocyste déclenche la **réaction déciduale** qui achève de transformer la muqueuse utérine (endomètre), préalablement préparée par la sécrétion de progestérone au cours de la phase lutéale du cycle (*cf. chap. 4.3.3* et *chap. 13.1.2*), en **caduque** (ou décidue). À partir du deuxième mois, le développement de l'embryon et de la cavité amniotique imprime une courbure à la surface de la cavité utérine qui délimite trois territoires au sein de la caduque, parallèlement à une redistribution des villosités. La lame d'endomètre soulevée par l'embryon correspond à la **caduque réfléchie** et les villosités choriales situées à son niveau ne prolifèrent pas puis dégénèrent, formant ainsi le **chorion lisse**. Inversement, la croissance et la maturation du placenta se poursuivent au pôle embryonnaire formant le **chorion villeux** face à la **caduque basilaire** (Figure 16.1). Le reste de l'endomètre en dehors de la zone d'implantation (dépourvu de chorion) devient la **caduque pariétale**. Ultérieurement, la caduque réfléchie s'affronte à la caduque pariétale avec laquelle elle fusionne lors de l'oblitération de la cavité utérine. La caduque formera par la suite deux couches, la **couche compacte**, riche en cellules déciduales et en dessous d'elle, la **couche spongieuse**, seule à contenir des glandes endométriales (Figure 16.2).

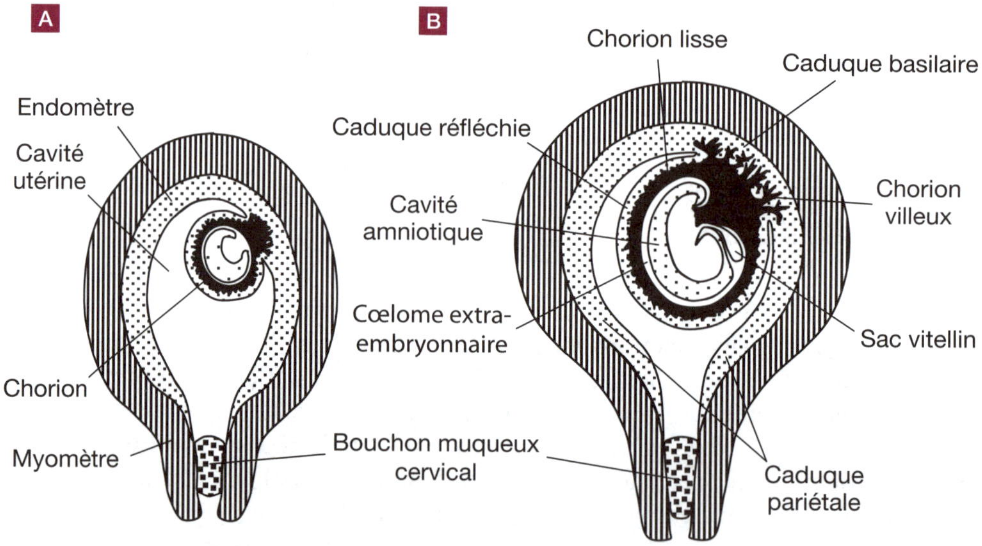


**Figure 16.1** Formation des différentes caduques et évolution du placenta

La **délivrance**, phase de l'accouchement qui correspond à l'expulsion du placenta après la naissance, résulte d'un clivage de la muqueuse utérine sous la couche spongieuse. Elle laisse en place la zone résiduelle de l'endomètre (couche basale).

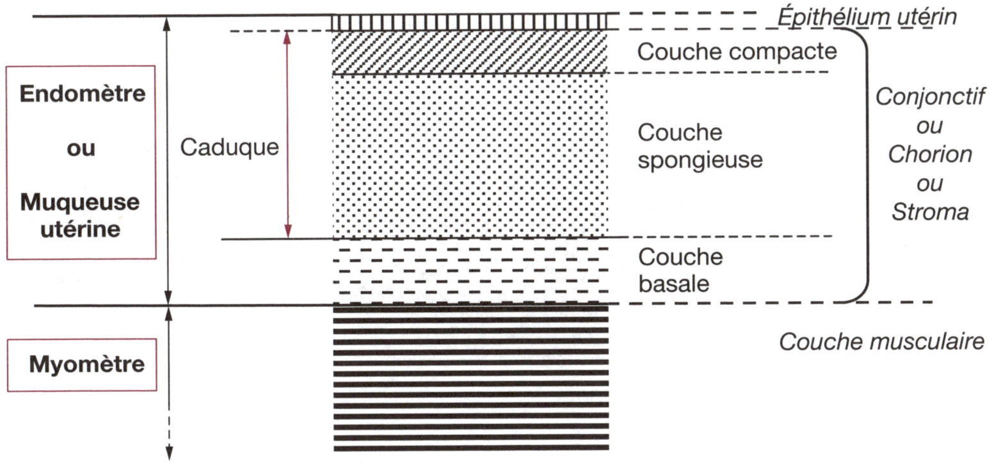


**Figure 16.2** Structure de la paroi utérine.

## 16.2 ÉVOLUTION DU PLACENTA

### 16.2.1 Apport tissulaire maternel et fœtal à la structure placentaire

Le placenta subit d'importantes modifications avant d'atteindre sa structure définitive vers la fin du 4e mois.

Les lacunes grandissent et s'anastomosent pour former un espace unique rempli de sang maternel, la **chambre intervilleuse**. Elle est bordée sur toutes ses faces par le syncytiotrophoblaste. La face maternelle du placenta constitue la **plaque basale** qui est d'origine mixte, formée de tissus maternel (caduque basilaire) et embryonnaires (cytotrophoblaste et syncytiotrophoblaste). Du côté fœtal, la **plaque choriale** est constituée de dérivés d'origine purement embryonnaire (mésoderme extra-embryonnaire, cytotrophoblaste, syncytiotrophoblaste et amnios) (Figure 16.3).

### 16.2.2 L'arborisation et l'organisation des villosités

Les villosités tertiaires se ramifient à partir des troncs villositaires de premier ordre implantés dans la plaque choriale et sont à l'origine de troncs villositaires de deuxième puis de troisième ordre. Certaines restent appendues dans la chambre intervilleuse : ce sont les **villosités libres** qui baignent dans le sang maternel. D'autres sont en continuité avec la plaque basale et constituent les **villosités crampons** (Figure 16.3). L'implantation des villosités de 3e ordre crampons est approximativement circulaire et réalise un « système tambour ». Chaque **cotylédon** représente l'arborisation formée par l'ensemble des villosités issues d'un même tronc de premier ordre. Le placenta humain renferme entre 20 et 40 cotylédons.

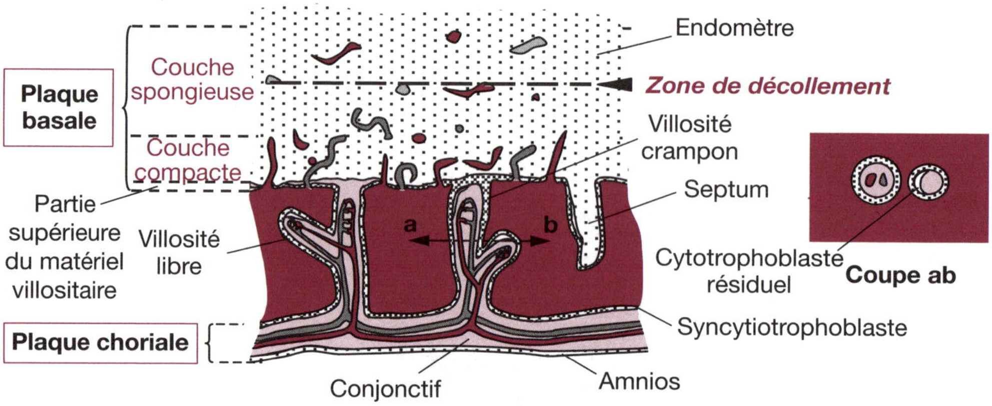


**Figure 16.3** Structure du placenta après le 3e mois.

La plaque choriale représente le versant fœtal, seule le versant de la plaque basale contient des tissus d'origine mixte (maternels et fœtaux). Disposition des villosités libres et crampons, apparition de septa intercotylédonnaires.

> ⚠ Le développement précoce des villosités (primaires, secondaires, tertiaires) ne doit pas être confondu avec l'organisation du réseau villositaire (troncs villositaires de premier, 2e et 3e ordres). À compter de la fin de la 3e semaine du développement, toutes les villosités placentaires sont des villosités tertiaires.

À partir du 4e mois, le cytotrophoblaste régresse dans les villosités et au niveau de la coque cytotrophoblastique. La croissance des cotylédons, par prolifération villositaire, augmente considérablement la surface membranaire des échanges placentaires qui atteint alors environ 12 $m^2$.

Des replis de tissu décidual (couche compacte de la caduque basilaire) progressent dans la chambre intervilleuse en direction de la plaque choriale sans toutefois atteindre cette dernière et forment les **septa intercotylédonnaires** (Figure 16.3). Ils séparent les groupes de villosités formant les cotylédons. Toutefois, l'absence de cloisonnement complet de la chambre intervilleuse permet au sang maternel des échanges avec l'ensemble des cotylédons.

## 16.3 LES PRINCIPALES FONCTIONS PLACENTAIRES

Le placenta regroupe en un unique organe de multiples fonctions basées sur les échanges entre les compartiments maternel et fœtal. Tous ces échanges se réalisent en milieu liquidien et la compréhension de la mise en place et l'organisation du système circulatoire placentaire est un préalable nécessaire avant d'aborder les différents types d'échanges de part et d'autre de ce filtre.

### 16.3.1 Circulations placentaire et maternelle

Les circulations sanguines placentaire et maternelle, séparées par la paroi des villosités, restent constamment **indépendantes** au cours du développement. Seule la délivrance (l'expulsion du placenta) crée une hémorragie qui exposent les cellules sanguines fœtales dans la circulation maternelle.

**Remarque**

Un très faible contingent de cellules trophoblastiques peut être isolé dans la circulation maternelle. Leur patrimoine génétique identique à celui des cellules fœtales ouvre la voie à de nouvelles **méthodes non invasives** pour le diagnostic prénatal de certaines maladies génétiques. Parallèlement, le passage de certaines cellules maternelles dans la circulation fœtale a pu être identifié.

La circulation placentaire est directement reliée à la circulation fœtale par les vaisseaux ombilicaux, constitués par deux artères et une veine, pour ne former qu'un seul ensemble : l'**unité fœto-placentaire**. Le débit ombilical près du terme est d'environ 6 mL / min. La pression est de 48 mm de Hg dans les artères ombilicales et de 24 mmHg dans la veine. Chaque villosité compte de 2 à 8 capillaires selon son diamètre.

Le sang maternel arrive par les artères spiralées à une pression de 70 à 80 mm de Hg dans l'enceinte close que forme la chambre intervilleuse. Le sang quitte ce lieu d'échanges par les veines utéro-placentaires à une pression de 8 mm de Hg. Le sang maternel est renouvelé dans la chambre intervilleuse environ 4 fois par minute (débit de 600 mL / min).

Le contenu en oxygène de la circulation fœto-placentaire est inhabituel par rapport à la disposition anatomique. Le sang dans les artères ombilicales puis choriales (provenant du cœur fœtal) est **pauvre** en oxygène et aborde la circulation veineuse après un enrichissement en $O_2$ au niveau des capillaires des villosités.

Dans l'espèce humaine le placenta a pour caractéristiques d'être :

- **discoïde**, de par sa forme apparentée à celle d'un disque ;
- **villeux**, car formé de villosités choriales ;
- de type **allanto-chorionique** (ou allanto-chorial), les circulations sanguines des villosités choriales et de l'allantoïde étant reliées ;
- **hémochorial**, suite à l'érosion des vaisseaux sanguins maternels par le trophoblaste ;
- **décidual** (ou décidué), la délivrance (phase d'expulsion du placenta au cours de l'accouchement) emportant une partie du tissu maternel utérin (décidue, ou caduque) et s'accompagnant d'une hémorragie ;
- **pseudo-cotylédonné**, les septa intercotylédonnaires ne cloisonnant qu'incomplètement la chambre intervilleuse. Ainsi, chaque cotylédon ne constitue pas une unité d'échange indépendante de ses homologues.

Lors de l'accouchement, la phase de délivrance, qui suit celle de l'expulsion du nouveau-né, permet l'examen du placenta. Son diamètre à terme est d'environ 20 cm, son épaisseur de 3 cm, pour un poids de 500 à 600 grammes. La plaque choriale recouverte d'amnios laisse transparaître l'arborisation des vaisseaux choriaux à partir des vaisseaux ombilicaux. Chaque cotylédon marque une bosselure sur la plaque basale.

## 16.3.2 Barrière placentaire

Le placenta est le principal lieu des **échanges materno-fœtaux** annexé à l'embryon. Ce filtre sélectif interposé entre les circulations fœtale et maternelle, strictement indépendantes, assure des échanges bidirectionnels sélectifs et des fonctions endocrines essentiellement dirigées vers le compartiment maternel.

La **membrane d'échange placentaire** (improprement appelée barrière placentaire) est constituée par les éléments tissulaires de la paroi villositaire qui séparent le sang maternel du sang fœtal (Figure 16.4). Elle est formée, de la périphérie vers le centre de la villosité, par le syncytiotrophoblaste, les lames basales fusionnées du syncytiotrophoblaste et du capillaire villositaire et la cellule endothéliale. Du tissu conjonctif peut être interposé entre syncytiotrophoblaste et capillaire villositaire (Figure 16.5). Au second trimestre, la régression du cytotrophoblaste villositaire réduit son épaisseur à près de 3 μm.

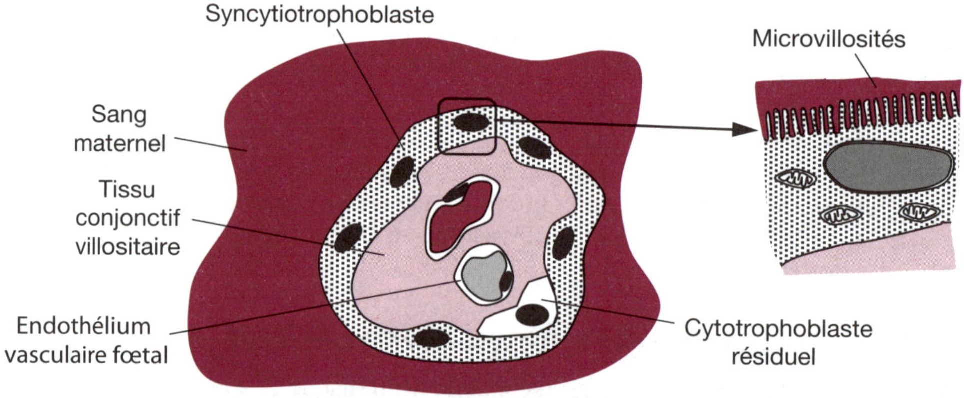


**Figure 16.4** Coupe transversale d'une villosité du placenta et détail ultrastructural montrant la présence de microvillosités.

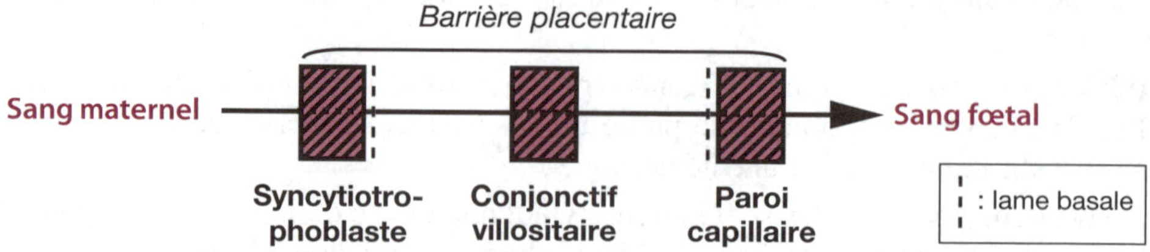


**Figure 18.5** Constituants de la barrière placentaire.

> ⚠ Le terme de barrière illustre imparfaitement le rôle physiologique d'**échange** de cette interface.

### 16.3.3 Les échanges placentaires

Plusieurs mécanismes d'échange ont lieu à travers la barrière placentaire. La **diffusion simple** permet le passage de l'eau et des gaz d'une zone de forte concentration vers une zone de basse concentration. Il en est de même pour le **transport facilité** qui requiert toutefois l'intervention d'un transporteur. Le **transport actif** nécessitant de l'énergie permet le passage contre un gradient de concentration.

#### *Échanges gazeux*

À la différence du poumon, les échanges de gaz se font par diffusion simple en milieu uniquement liquide. Le coefficient de diffusion des gaz est inférieur à celui du poumon. L'oxygène diffuse vers le compartiment fœtal et le $CO_2$ en sens contraire.

#### *L'eau et les électrolytes*

L'eau et les électrolytes transitent par diffusion simple. Les déchets du métabolisme fœtal (urée, bilirubine, acide urique, etc.) passent du sang fœtal vers le compartiment maternel. D'autres déchets non éliminables (débris cellulaires, mucus) s'accumulent dans le tube digestif du fœtus formant le **méconium** (première selle évacuée après la naissance).

#### *Glucose - lipides*

Le passage du glucose nécessite un transporteur (transport facilité). Le syncytiotrophoblaste dégrade les lipides maternels en lipides simples qui sont utilisés par le fœtus pour la synthèse d'autres lipides complexes différents. Les acides gras traversent la barrière placentaire.

#### *Vitamines*

Le transfert des vitamines dépend essentiellement de leur nature liposoluble ou hydrosoluble. De manière générale, les vitamines hydrosolubles (vitamines B et C) traversent facilement la barrière placentaire et ceci peut s'effectuer, comme pour la vitamine B12, par l'intermédiaire d'un récepteur spécifique. En revanche, la diffusion des vitamines liposolubles (vitamines A, D, E, K) est faible. Aussi la vitamine K, indispensable pour les processus de coagulation sanguine, doit être administrée au nouveau-né dans le but d'éviter un risque d'hémorragie à la naissance.

### 16.3.4 Activité endocrine du placenta

Organe complexe, le placenta assure la production de nombreuses hormones. Seules les plus importantes sont abordées ici.

#### *Hormones stéroïdes*

Le syncytiotrophoblaste produit des hormones stéroïdes. L'œstrone et l'œstradiol sont les principaux œstrogènes placentaires, tandis que l'œstriol est secrétée par la surrénale fœtale. Les taux d'œstrogènes augmentent considérablement au cours de la grossesse.

Le placenta assure progressivement le relais du corps jaune et devient le seul à produire de la progestérone après le 3e mois. La progestérone est utilisée comme **précurseur** par le fœtus pour la synthèse de corticostéroïdes surrénaliens (cortisol, aldostérone, corticostérone). La progestérone stimule les sécrétions endométriales et inhibe la contraction du muscle lisse utérin.

### *Hormones polypeptidiques*

Le syncytiotrophoblaste secrète également des hormones polypeptidiques, principalement la gonadotrophine chorionique humaine (**hCG**) et l'hormone chorionique somato-mammotrophique, **HCS** (également appelée hormone lactogène placentaire HPL).

L'hCG atteint un pic vers la 12e semaine avant de décroître. Elle permet le maintien du corps jaune, favorisant la sécrétion ovarienne de progestérone au premier trimestre. Sa détection dans les urines est à la base du diagnostic biologique d'un test de grossesse.

> Actuellement, la sensibilité de la plupart des tests de grossesse permet leur utilisation le jour attendu des règles. Un dosage sanguin peut confirmer le diagnostic de grossesse.

Le taux d'HCS augmente constamment à partir de la 3e semaine. Son appellation illustre un effet somatotrope sur la croissance fœtale par augmentation de la synthèse protéique et de la lipogenèse et comme la prolactine, secrétée par l'hypophyse maternelle, elle prépare la glande mammaire à la lactation.

## Questions à choix multiples

**1** Le syncytiotrophoblaste

- ❒ **a.** produit l'hormone chorionique somato-mammotrophique (HCS)
- ❒ **b.** est constitué de cellules unies par des jonctions adhérentes
- ❒ **c.** limite la chambre intervilleuse
- ❒ **d.** est séparé du sang maternel par l'amnios
- ❒ **e.** est caractérisé par une intense prolifération

**2** Le cytotrophoblaste villositaire

- ❒ **a.** peut être en contact avec le sang maternel
- ❒ **b.** est absent des villosités de premier ordre

❒ **c.** produit des hormones stéroïdes
❒ **d.** n'apparaît qu'à partir de l'implantation
❒ **e.** dérive du mésoderme extra-embryonnaire

**3** Quels éléments entrent dans la constitution d'une villosité crampon ?

❒ **a.** le mésoderme extra-embryonnaire
❒ **b.** l'amnios
❒ **c.** le cytotrophoblaste endovasculaire
❒ **d.** les cellules déciduales
❒ **e.** le syncytiotrophoblaste

**4** Concernant l'organisation des villosités placentaires

❒ **a.** Après le 3$^{e}$ mois, les villosités disparaissent au niveau de la caduque réfléchie
❒ **b.** Aucune villosité n'est présente au niveau de la caduque pariétale
❒ **c.** un cotylédon est constitué de l'ensemble des villosités crampons issues d'un même tronc villositaire de deuxième ordre
❒ **d.** les troncs villositaires de troisième ordre sont des villosités tertiaires
❒ **e.** chaque cotylédon constitue une unité vasculaire

**5** Le cytotrophoblaste extravilleux

❒ **a.** comporte un contingent interstitiel localisé dans les septa intercotylédonnaires
❒ **b.** le contingent endovasculaire colonise uniquement les artères maternelles
❒ **c.** le contingent endovasculaire produit de la gonadotrophine chorionique (hCG)
❒ **d.** migre dans la caduque pariétale
❒ **e.** le contingent endovasculaire disparaît à partir du 3$^{e}$ mois

**6** Le placenta humain a les caractéristiques suivantes

❒ **a.** cotylédonné
❒ **b.** allantochorial
❒ **c.** discoïde
❒ **d.** décidual
❒ **e.** hémochorial

**7** La barrière placentaire

❒ **a.** s'étend de la plaque choriale à la plaque basale

❒ **b.** a une épaisseur qui augmente au deuxième trimestre de la grossesse
❒ **c.** est imperméable aux vitamines hydrosolubles
❒ **d.** sépare le liquide amniotique de la circulation maternelle
❒ **e.** permet des échanges de gaz en milieu liquidien

**8** Concernant les échanges placentaires

❒ **a.** le transfert du glucose se fait par transport actif
❒ **b.** le transfert de la vitamine D maternelle se fait par transport facilité
❒ **c.** le transfert placentaire de l'oxygène se fait par transport actif
❒ **d.** le transfert du glucose se fait par diffusion simple
❒ **e.** le transfert du $CO_2$ se réalise dans le sens fœtus-mère

Questions 9 et 10. Parmi les substances ci-dessous

**a.** Le glucose
**b.** La vitamine A
**c.** Le $CO_2$
**d.** Les électrolytes
**e.** Les lipides

**9** Quels échanges placentaires utilisent la diffusion simple ?

❒ **a.** ❒ **b.** ❒ **c.** ❒ **d.** ❒ **e.**

**10** Quels échanges placentaires utilisent le transport facilité ?

❒ **a.** ❒ **b.** ❒ **c.** ❒ **d.** ❒ **e.**

## Vrai ou faux ?

Pour cette série d'exercices, la réponse se fait en deux temps : tout d'abord, étudiez les propositions **a** et **b**, et dîtes si elles sont « vraies » ou « fausses » ; ensuite, si les deux propositions sont « vraies », interrogez-vous sur la corrélation entre ces deux propositions : le lien de causalité symbolisé par la conjonction **car** est-il « vrai » ou « faux » ?

| | V | F |
|---|---|---|
| **11** **a.** La caduque réfléchie fusionne la caduque pariétale avec la caduque basilaire | ❒ | ❒ |
| **car** | ❒ | ❒ |
| **b.** la croissance du fœtus entraîne l'oblitération de la cavité utérine | ❒ | ❒ |

| | V | F |
|---|---|---|
| **12** **a.** La barrière placentaire s'interpose entre le sang maternel et le sang fœtal | ❒ | ❒ |
| **car** | ❒ | ❒ |
| **b.** le placenta humain est de type hémochorial | ❒ | ❒ |

| | V | F |
|---|---|---|
| **13** **a.** Un cotylédon est formé par l'ensemble des villosités issues d'un même tronc de premier ordre | ❒ | ❒ |
| **car** | ❒ | ❒ |
| **b.** les villosités de 3$^{e}$ ordre crampons s'implantent sur la plaque basale | ❒ | ❒ |

# Corrigés

## Questions à choix multiples

**1** ☒ **a.**
❒ **b.** Les cellules sont dépourvues de membranes plasmiques, par conséquent de molécules d'adhérence, et forment un syncytium.
☒ **c.**
❒ **d.** Le syncytiotrophoblaste est directement en contact avec le sang maternel.
❒ **e.** L'activité mitotique est limitée aux cellules du cytotrophoblaste qui assurent la formation du syncytiotrophoblaste.

**2** ❒ **a.** Un feuillet syncytiotrophoblastique est toujours interposé entre le cytotrophoblaste et le compartiment sanguin maternel de la chambre intervilleuse.
❒ **b.** Les villosités de premier ordre sont des villosités tertiaires.
❒ **c.**
☒ **d.** On parle de trophectoderme avant l'implantation.
❒ **e.** Le cytotrophoblaste se forme par différenciation du trophectoderme.

**3** ☒ **a.**
❒ **b.**
❒ **c.** Seul le cytotrophoblaste villositaire est présent.
❒ **d.** Aucun tissu maternel n'est présent à la base d'une villosité crampon.
☒ **e.**

**4** ☒ **a.** Les villosités ne persistent et ne se développent qu'en regard de la caduque basilaire.
☒ **b.** La caduque pariétale décrit la partie de l'endomètre située en dehors de la zone d'implantation et par conséquent dépourvue de tout tissu placentaire.
❐ **c.** Attention, un cotylédon est constitué de l'ensemble des villosités issues d'un même tronc villositaire de premier ordre, qu'elles soient libres ou de type crampon.
☒ **d.**
☒ **e.** Toutefois ces unités ne sont pas indépendantes les unes des autres chez l'humain (placenta pseudo-cotylédonné).

**5** ❐ **a.**
☒ **b.**
❐ **c.** Le contingent endovasculaire est caractérisé par ses capacités de remodelage de la paroi des artères utéro-placentaires maternelles.
❐ **d.** Le cytotrophoblaste extravilleux interstitiel migre dans la caduque basilaire.
❐ **e.** Il persiste à la différence du cytotrophoblaste des villosités qui disparaît progressivement.

**6** ❐ **a.** Les septa intercotylédonnaires n'atteignent pas la plaque choriale d'où le terme pseudo-cotylédonné.
☒ **b.**
☒ **c.**
☒ **d.**
☒ **e.**

**7** ❐ **a.** Elle est localisée dans la paroi des villosités.
❐ **b.** Elle s'amincit au deuxième trimestre.
❐ **c.**
❐ **d.** Elle est interposée entre les compartiments sanguins maternel et fœtal.
☒ **e.** Différence avec les échanges pulmonaires s'effectuant entre un milieu aérien (air inspiré) et liquidien (circulation sanguine).

**8** ❐ **a.** Le glucose est transféré par transport facilité.
❐ **b.** La vitamine D ne traverse quasiment pas le placenta.
❐ **c.** Le transfert placentaire de l'oxygène se fait par diffusion simple.
❐ **d.** Voir **a.**
☒ **e.** Le transfert du $CO_2$ se fait par diffusion simple depuis le compartiment de concentration élevée (fœtus) vers le compartiment de plus faible concentration (maternel).

**9** ❐ **a.** ❐ **b.** ☒ **c.** ☒ **d.** ❐ **e.**

**10** ☒ **a.** ❐ **b.** ❐ **c.** ❐ **d.** ❐ **e.**

## Vrai ou faux ?

**11** **a.** Faux **b.** Vrai
La caduque réfléchie s'affronte à la caduque pariétale avec laquelle elle fusionne.

**12** **a.** Vrai **b.** Vrai La relation proposée entre ces deux propositions est vraie.
La migration des cellules trophoblastiques humaines aboutit à l'érosion de vaisseaux sanguins maternels permettant la mise en place d'échanges entre les deux circulations sanguines fœtale et maternelle.

**13** **a.** Vrai **b.** Vrai Il n'y a pas de relation entre ces deux propositions.
Il n'y a pas de relation entre l'ensemble de villosités constituant un cotylédon et leur disposition spatiale.

# Partie 4

# Anomalies du développement

# Problèmes liés à la fécondation

# 17

## Plan

**Cours**



## Objectifs

- Connaître les causes des perturbations quantitatives et qualitatives de la production des gamètes chez l'homme et la femme
- Comprendre les causes affectant la rencontre des gamètes
- Connaître les anomalies issues de la fusion de gamètes anormaux
- Comprendre le phénomène de l'empreinte parentale

## Cours

La fertilité pour l'espèce humaine est faible. Si en théorie la probabilité de conception au cours d'un cycle est de 25 %, ce taux apparaît en réalité inférieur et une réduction plus ou moins importante de la fertilité (stérilité) affecte de nos jours environ un couple sur cinq.

L'origine de la stérilité concerne à part égale les deux membres du couple :

- dans 30 % des cas, la stérilité du couple est d'origine masculine
- elle est d'origine féminine dans 30 % des cas
- dans 30 % des cas, la stérilité du couple est d'origine mixte (masculine et féminine)
- aucune cause n'est retrouvée dans 10 % des cas et la stérilité est dite « idiopathique ».

La **fertilité** désigne la capacité de reproduction d'un individu, c'est-à-dire à féconder ou à être fécondé (concept d'aptitude à un instant donné).

La **fécondité** est une notion proche qui implique un concept de résultat au cours d'une période donnée.

On parle de **stérilité** pour un couple en l'absence de grossesse après un minimum d'un an de rapports sexuels réguliers non protégés. La stérilité est dite **primaire** chez une femme qui n'a jamais eu de grossesse et **secondaire** chez une femme qui a déjà eu au moins une grossesse.

L'**infécondité** ou infertilité, est l'incapacité d'une femme, bien que la fécondation soit possible, à mener une grossesse jusqu'à la naissance d'un enfant viable.

## 17.1 ANOMALIES DANS LA PRODUCTION DES GAMÈTES

### 17.1.1 Anomalies dans la production des gamètes mâles

La fécondation normale impose la contribution d'une cellule germinale d'origine mâle totalement différenciée, le spermatozoïde. Toutefois, la survie des spermatozoïdes ne peut être assurée qu'en suspension dans un milieu liquidien, le **liquide séminal,** qui est un mélange des sécrétions des différentes glandes génitales mâles (essentiellement la prostate et les vésicules séminales). Le **sperme**, qui désigne le liquide blanchâtre opaque produit par l'éjaculation, est composé des spermatozoïdes et du liquide séminal. Une anomalie de l'un ou l'autre de ces deux compartiments peut causer une stérilité masculine.

La composition du sperme est étudiée par un examen appelé **spermogramme**. Il doit être réalisé au laboratoire après 2 à 3 jours d'abstinence, et renseigne sur le nombre et la morphologie des spermatozoïdes. Les paramètres analysés sont :

- le **volume** : normal entre 2 et 5 ml.
- le **pH** : normal entre 7,2 et 8
- la **numération** des spermatozoïdes : normale entre 20 et $250 \cdot 10^6$ par mL
- la **mobilité** des spermatozoïdes : normale > 50 %. C'est le paramètre le mieux corrélé à la fertilité
- la **vitalité** : normale > 75 % des spermatozoïdes
- le pourcentage de **formes normales** : normale > 50 %

> **Remarque**
>
> Les normes présentées ici sont sujettes à certaines variations selon le type de classification utilisé.

#### *Anomalies quantitatives*

Une altération de la spermatogenèse peut retentir sur le nombre de spermatozoïdes. L'**azoospermie** se définit par l'absence de spermatozoïdes recueillis sur au moins deux spermogrammes. On parlera d'**azoospermie sécrétoire**, si l'anomalie est une déficience totale de la spermatogenèse au niveau des tubes séminifères, anomalie à distinguer d'une forme excrétoire décrite ultérieurement (*cf. chap. 17.2*).

La **cryptozoospermie** (*crypto* signifie « caché ») est une notion plus récente. L'examen microscopique d'une goutte de sperme montre une absence de spermatozoïdes mais, à la différence de l'azoospermie, une analyse approfondie permet de retrouver un faible nombre de cellules (moins de 100 000 spermatozoïdes dans la totalité de l'éjaculat). L'intérêt de cette distinction découle des possibilités offertes par la technique de l'ICSI pour « *Intra Cytoplasmic Sperm Injection* ». Son principe repose sur l'introduction, par micromanipulation, d'un spermatozoïde dans le cytoplasme ovocytaire et de fait ne requiert que quelques spermatozoïdes pour obtenir une fécondation, indépendamment de leur concentration. Une réduction moins profonde du nombre de spermatozoïdes définit l'**oligospermie**, lorsque la numération des spermatozoïdes est inférieure à $20 \cdot 10^6$ par mL.

À l'inverse, on qualifiera de **polyspermie** une numération de spermatozoïdes supérieure à $250 \cdot 10^6$ par mL.

### Anomalies qualitatives

L'**asthénospermie** traduit une perte de la mobilité des spermatozoïdes lorsque moins de 50 % de spermatozoïdes sont mobiles une heure après l'éjaculation.

La présence de leucocytes évoque une infection des organes génitaux. La **leucospermie** est retenue si la numération des leucocytes est supérieure à $1 \cdot 10^6$ par mL. Le spermogramme sera alors complété par la mise en culture du sperme (**spermoculture**) à la recherche d'un agent infectieux.

L'examen du spermogramme est souvent complété par un **spermocytogramme** qui précise au microscope la nature des anomalies structurales. Celles-ci peuvent être localisées au niveau de la tête, de la pièce intermédiaire ou du flagelle. On parlera de **tératospermie** lorsque plus de 50 % des spermatozoïdes sont anormaux.

> ⚠ Notons qu'une anomalie numérique est très souvent combinée à une réduction de la survie et à des anomalies structurales des spermatozoïdes amenant à utiliser le terme d'**oligo-asthéno-tératospermie.**

La cause de l'altération de la spermatogenèse peut être soit une pathologie du testicule, qu'elle soit congénitale (malformation) ou acquise après la naissance, soit une insuffisance hypothalamo-hypophysaire également congénitale ou acquise.

L'origine testiculaire par absence ou arrêt de la spermatogenèse est la plus fréquente (60 %). Elle peut se traduire par une élévation du dosage de l'hormone FSH. Parmi les causes les plus courantes, on peut citer :

- la cryptorchidie uni- ou bilatérale due à l'absence de migration du ou des testicules dans les bourses au cours du développement les maintenant en position abdominale)
- le syndrome de Klinefelter (caryotype 47, XXY ; hypotrophie testiculaire ; FSH et LH élevées, testostérone normale ou basse).
- diverses anomalies chromosomiques : 10 % des azoospermies
- une origine acquise : virus des oreillons, radiothérapie ou chimiothérapie

### 17.1.2 Anomalies dans la production des gamètes féminins

La ménopause représente l'aboutissement d'un vieillissement génétiquement programmé des ovaires qui marque la fin de la vie reproductrice de la femme. L'âge de sa survenue est remarquablement constant dans l'espèce humaine, vers 50 ans. La ménopause est dite **précoce** (ou insuffisance ovarienne prématurée) lorsque la déficience ovarienne survient prématurément avant l'âge de 40 ans. Elle touche en moyenne 1 % des femmes. La fonction ovarienne endocrine et la folliculogenèse cessent et les règles disparaissent. Le signe d'appel le plus caractéristique est en général une **aménorrhée** (suspension des règles) qui traduit les perturbations hormonales à type d'hypogonadisme (baisse des œstrogènes) hypergonadotrope (élévation des gonadotrophines FSH et LH). Les causes génétiques entraînent une **aménorrhée primaire** (absence de règles dès la puberté). Les origines chromosomiques concernent principalement les chromosomes sexuels (ou hétérochromosomes), en particulier l'absence du 2<sup>e</sup> chromosome X qui entraîne une atrésie précoce des follicules ovariens aboutissant à un épuisement ovocytaire. Parmi les causes géniques, on peut observer des mutations de nombreux gènes responsables de la migration ou de la survie des cellules germinales, ou qui sont impliqués dans la méiose ou le maintien du capital folliculaire. Les causes acquises se manifestent par une **aménorrhée secondaire** (après une période plus ou moins longue de cycles menstruels normaux). Parmi les plus fréquentes on citera, la chirurgie des ovaires et la toxicité de la chimiothérapie et de la radiothérapie.

> **Exemple**
> Les cancers chez l'enfant de sexe féminin exposent, après radiothérapie ou chimiothérapie, à un risque de ménopause précoce chez 1 fille traitée sur 6.

## 17.2 ANOMALIES AFFECTANT LE TRANSIT ET LA RENCONTRE DES GAMÈTES

### 17.2.1 Absence de survie

Malgré une spermatogenèse tout à fait normale, d'autres anomalies altérant l'aptitude à la fécondation des spermatozoïdes sont possibles. En cas d'azoospermie, l'enquête s'attachera à préciser le niveau testiculaire ou post-testiculaire du dysfonctionnement. Un recueil du sperme au niveau gonadique reflète le fonctionnement de la spermatogenèse. Un prélèvement, soit par ponction transcutanée, soit chirurgical, peut être envisagé au niveau de l'épididyme ou au niveau du testicule. Enfin, l'analyse des urines peut trouver des spermatozoïdes en cas d'éjaculation rétrograde (éjaculation dans la vessie). Des paramètres normaux des spermatozoïdes testiculaires ou épididymaires, en dépit d'une azoospermie au spermogramme, définissent l'**azoospermie excrétoire**. Elle résulte le plus souvent d'un obstacle au niveau des voies excrétrices (épididymes, canaux déférents, canaux éjaculateurs) qui peut être dû à une malformation congénitale ou être d'origine acquise.

Un liquide séminal anormal peut compromettre la survie des spermatozoïdes. Un pH acide inférieur à 6,5 témoigne d'un défaut du fonctionnement des vésicules séminales, tandis qu'un pH supérieur à 8 évoque une anomalie prostatique.

### 17.2.2 Incompatibilité immunologique

Une asthénospermie et une agglutination spontanée des spermatozoïdes entre eux font suspecter une origine immunologique à la stérilité. Des **anticorps anti-spermatozoïdes** qui immobilisent et agrègent les spermatozoïdes peuvent être trouvés, soit dans le liquide séminal, soit dans la glaire cervicale du partenaire féminin, soit dans la circulation sanguine de l'un ou l'autre des partenaires.

Le comportement des spermatozoïdes peut être déficient en cas d'anomalie de la glaire cervicale du partenaire féminin. Des analyses microscopiques spécifiques permettent d'étudier la capacité des spermatozoïdes à progresser dans certains milieux. L'étude, le lendemain d'un rapport, de la glaire cervicale de la partenaire (test post-coïtal) informe d'une anomalie possible de la capacitation. Le test de pénétration croisée *in vitro,* en comparant les résultats obtenus avec ceux utilisant des spermatozoïdes et la glaire cervicale de sujets témoins, peut préciser l'origine de l'anomalie.

Enfin, après franchissement de la glaire cervicale, le parcours dans les voies génitales féminines peut ne pas permettre la rencontre de l'ovocyte dans certaines occasions. Des **malformations utérines**, telles qu'une hypoplasie de l'utérus ou une cloison utérine sont rencontrées, plus particulièrement en cas d'infertilité primaire. Les complications infectieuses de l'endomètre sont les causes les plus fréquentes observées pour des cas d'infertilité secondaire.

## 17.3 ANOMALIES LORS DE LA FUSION GAMÉTIQUE

La **polyspermie** est due à la pénétration de plusieurs spermatozoïdes dans le cytoplasme de l'ovocyte. La fécondation par deux spermatozoïdes (dispermie) induit un état **triploïde** non compatible avec le développement du zygote.

La **parthénogenèse** désigne la formation d'un individu à partir du seul gamète femelle, après que ce dernier ait été activé (*cf. chap. 1.1*). Cette forme de reproduction s'observe chez certains insectes et peut être reproduite expérimentalement chez quelques mammifères comme la lapine. Chez l'humain, la parthénogenèse aboutit à des conceptions hautement pathologiques. Le développement d'un œuf parthénogénétique à partir d'une cellule germinale maternelle, et ne possédant par conséquent que des chromosomes d'origine purement maternelle, génère une tumeur bénigne de l'ovaire, appelée **tératome de l'ovaire**. Celle-ci se compose d'un assortiment anarchique de tissus dérivés des trois feuillets embryonnaires parfois très différenciés (dents, os, cheveux) et est dépourvue de structures annexes telles que le placenta.

À l'inverse, dans le cas d'une constitution zygotique purement paternelle des chromosomes (cas d'**androgenèse**), on peut observer la formation de **môles hydatiformes** complètes. Ce sont des maladies trophoblastiques caractérisées par une dégénérescence complète des villosités placentaires, qui prennent l'aspect d'une grappe de raisins. Il n'est jamais retrouvé trace d'embryon ni de cavité amniotique. La formule chromosomique se répartit en 46, XX (90 %) et 46, XY (10 %), donc a priori normale et diploïde. Toutefois, l'analyse de certains polymorphismes des chromosomes révèle une origine paternelle pour chacun d'entre eux.

Les conceptions andro- et parthénogénétiques humaines peuvent dégénérer en **cancer.** La môle hydatiforme en particulier peut devenir invasive et se transformer en choriocarcinome.

Ces constatations indiquent clairement que les génomes provenant du père et de la mère jouent un rôle différent dans les premières phases du développement d'un conceptus. Le génome paternel apparaît plus spécifiquement dédié au développement des annexes et le génome maternel à celui de l'embryon. Cette notion se confirme si l'on s'intéresse aux triploïdies (*cf. chap. 18.1.1*) qui peuvent posséder deux lots paternels plus un lot maternel (**diandrie**, 2 / 3 des cas) ou inversement, un lot paternel et deux lots maternels (**digynie**, 1 / 3 des cas). Chez les triploïdies paternelles, l'embryon est très peu développé, souvent mort depuis longtemps au moment de l'avortement spontané et le placenta a l'aspect de môle hydatiforme partielle. Lors des triploïdies maternelles, on observe des embryons généralement bien formés à survie prolongée jusqu'au moment d'un avortement spontané ou, lors d'une interruption médicale de grossesse (IMG) motivée par un placenta minuscule avec un retard de croissance sévère.

La polyploïdie, fréquente dans le règne végétal et chez certains animaux, aboutit tout comme l'androgenèse et la parthénogenèse, à un échec de la reproduction chez les mammifères.

Le phénomène qui limite ce type de reproduction, est appelé **empreinte parentale** (Encarts 10.4 et 17.1). L'empreinte parentale est à l'origine de cette barrière et de l'évolution diamétralement opposée de ces conceptus dont les chromosomes ne proviennent que d'un seul de leurs parents.

### Encart 17.1

### L'empreinte parentale ou l'expression différentielle des gènes

Les gènes soumis à l'empreinte parentale ont tous la propriété d'être exprimés de manière monoallélique dans les cellules somatiques dès le stade embryonnaire et ce, en fonction de l'origine parentale de l'allèle. Pour les gènes dits à expression paternelle, l'allèle provenant du père est systématiquement exprimé, celui provenant de la mère est systématiquement réprimé. La situation est inverse dans le cas des gènes dits à expression maternelle. Parmi la soixantaine de gènes actuellement connus pour être soumis à cette empreinte parentale, une large majorité présente une fonction importante dans le développement placentaire et fœtal.

## Questions à choix multiples

**1** La stérilité

- ❒ **a.** concerne environ 5 % des couples
- ❒ **b.** est d'origine masculine isolée dans 30 % des cas
- ❒ **c.** est définie par l'absence de grossesse après 6 mois de rapports non protégés
- ❒ **d.** est dite primaire chez une femme sans enfant qui a eu une grossesse extra utérine il y a deux ans
- ❒ **e.** est dite primaire chez une femme sans enfant qui a eu une fausse couche spontanée il y a trois ans

**2** Quels problèmes liés à la fécondation sont exacts ?

- ❒ **a.** une malformation du canal déférent est une cause d'azoospermie sécrétoire
- ❒ **b.** une anomalie de la spermatogenèse est une cause d'azoospermie excrétoire
- ❒ **c.** une anomalie du liquide séminal peut être une cause de stérilité
- ❒ **d.** une infécondité se manifeste en cas de fausses couches répétées
- ❒ **e.** une ménopause à 52 ans est une cause de stérilité primaire

**3** Quels résultats du spermogramme sont normaux ?

- ❒ **a.** 30 % de spermatozoïdes immobiles
- ❒ **b.** 30 % de spermatozoïdes anormaux
- ❒ **c.** $60 \cdot 10^6$ spermatozoïdes par mL
- ❒ **d.** un volume d'un mL
- ❒ **e.** 10 % de spermatozoïdes anormaux

**4** Quels paramètres sont analysés par le spermogramme standard ?

- ❒ **a.** le pH
- ❒ **b.** des anomalies chromosomiques
- ❒ **c.** le nombre de spermatozoïdes par mL
- ❒ **d.** le taux de glucose dans le liquide séminal
- ❒ **e.** la vitalité des spermatozoïdes

**5** Dans le cas d'une azoospermie excrétoire

- ❒ **a.** la spermatogenèse est anormale
- ❒ **b.** des spermatozoïdes peuvent être identifiés dans les urines

❒ **c.** les spermatozoïdes sont identifiés dans la glaire cervicale (test post-coïtal)
❒ **d.** des spermatozoïdes peuvent être identifiés dans l'épididyme
❒ **e.** les spermatozoïdes ne sont pas observables lors d'un spermogramme

**6** Les termes suivants sont utilisés pour désigner une anomalie du sperme

❒ **a.** immunospermie
❒ **b.** tératospermie
❒ **c.** leucospermie
❒ **d.** cryptozoospermie
❒ **e.** ectospermie

**7** L'aménorrhée

❒ **a.** s'accompagne d'un taux élevé de FSH
❒ **b.** est secondaire en cas d'ablation des deux ovaires à 28 ans
❒ **c.** est secondaire en cas de ménopause précoce
❒ **d.** est fréquente en cas de syndrome de Turner 45, X0
❒ **e.** désigne une irrégularité des cycles menstruels

**8** La spermatogenèse peut être altérée

❒ **a.** en cas de syndrome de Turner 45, X0
❒ **b.** en cas de syndrome de Klinefelter 47, XXY
❒ **c.** par des anticorps anti-spermatozoïdes
❒ **d.** après infection par le virus des oreillons
❒ **e.** après infection par le virus de la rubéole

**9** Concernant les anomalies de la fusion gamétique

❒ **a.** le génome paternel est plus spécifiquement dédié au développement de l'embryon
❒ **b.** la contribution des génomes masculin et féminin est indispensable
❒ **c.** l'embryon est très peu développé en cas de triploïdie maternelle
❒ **d.** la triploïdie entraîne des malformations congénitales mineures
❒ **e.** la diandrie désigne une fécondation par deux spermatozoïdes

**10** Concernant les gènes soumis à l'empreinte parentale

❒ **a.** ils sont exprimés différemment selon leur origine parentale
❒ **b.** l'allèle paternel est réprimé pour les gènes dits à expression paternelle
❒ **c.** ils ont un rôle important dans la gamétogenèse
❒ **d.** ils ont un rôle important dans le développement embryonnaire
❒ **e.** ils représentent la majorité des gènes humains

## Vrai ou faux ?

Pour cette série d'exercices, la réponse se fait en deux temps : tout d'abord, étudiez les propositions **a** et **b**, et dîtes si elles sont « vraies » ou « fausses » ; ensuite, si les deux propositions sont « vraies », interrogez-vous sur la corrélation entre ces deux propositions : le lien de causalité symbolisé par la conjonction **car** est-il « vrai » ou « faux » ?

| | V | F |
|---|---|---|
| **11** **a.** La polyspermie n'est pas compatible avec le développement du zygote | ❐ | ❐ |
| **car** | ❐ | ❐ |
| **b.** le phénomène d'empreinte parentale prévient la dispermie | ❐ | ❐ |

| | V | F |
|---|---|---|
| **12** **a.** La parthénogenèse aboutit à un échec de la reproduction dans l'espèce humaine | ❐ | ❐ |
| **car** | ❐ | ❐ |
| **b.** Le phénomène d'empreinte parentale ne permet pas le développement d'embryons diploïdes dont les chromosomes ne proviennent que d'un seul parent. | ❐ | ❐ |

## Corrigés

### Questions à choix multiples

**1**
- ❐ **a.**
- ☒ **b.**
- ❐ **c.** Une période d'au moins un an est requise.
- ❐ **d.** Il s'agit d'une femme qui a déjà eu au moins une grossesse.
- ❐ **e.** Voir **d.**

⚠ Toute grossesse est prise en considération, quelle que soit sa durée et qu'elle ait ou non abouti à la naissance d'un enfant viable.

**2**
- ❐ **a.** Un obstacle sur les voies excrétrices cause une azoospermie excrétoire.
- ❐ **b.**
- ☒ **c.**
- ☒ **d.** La grossesse ne peut être menée à son terme en dépit d'une fécondation préservée.
- ❐ **e.** Cela correspond à l'interruption physiologique normale de la folliculogenèse.

**3** ☒ **a.**
☒ **b.** Le pourcentage reste inférieur à 50 % de formes anormales.
☒ **c.**
❐ **d.**
☒ **e.**

**4** ☒ **a.** ❐ **b.** ☒ **c.** ❐ **d.** ☒ **e.**

**5** ❐ **a.** La spermatogenèse est conservée.
☒ **b.** Ceci se manifeste en cas d'éjaculation rétrograde.
❐ **c.** Les spermatozoïdes n'atteignent pas les voies génitales féminines par obstacle sur les voies excrétrices masculines.
☒ **d.**
☒ **e.**

**6** ❐ **a.** ☒ **b.** ☒ **c.** ☒ **d.** ❐ **e.**

**7** ☒ **a.** Cette élévation est une réponse à l'insuffisance des sécrétions endocrines de l'ovaire.
☒ **b.** La chirurgie des deux ovaires interrompt la fonction ovarienne.
☒ **c.**
☒ **d.** L'absence du second chromosome X entraîne l'atrésie des follicules ovariens.
❐ **e.** L'aménorrhée désigne une absence ou une interruption complète des cycles.

**8** ❐ **a.** La différenciation gonadique est de type ovarien.
☒ **b.**
❐ **c.** Les anticorps immobilisent des spermatozoïdes normalement produits par les tubes séminifères.
☒ **d.**
❐ **e.** Le virus de la rubéole est tératogène (*cf. chap. 21*) mais n'affecte pas la spermatogenèse.

**9** ❐ **a.** Il est principalement dédié au développement des annexes.
☒ **b.**
❐ **c.**
❐ **d.** Elle n'est pas compatible avec la poursuite normale du développement.
❐ **e.** Il s'agit de la dispermie.

**10** ☒ **a.**
❐ **b.** Il est au contraire exprimé.
❐ **c.**
☒ **d.**
❐ **e.** Un nombre limité de gènes est soumis à l'empreinte parentale.

## Vrai ou faux ?

**11** **a.** Vrai **b.** Faux
La polyspermie entraîne une polyploïdie qui aboutit à un échec de la reproduction chez les mammifères mais le phénomène d'empreinte parentale ne joue aucun rôle dans la prévention de la polyspermie lors de la fécondation.

**12** **a.** Vrai **b.** Vrai La relation proposée entre ces deux propositions est vraie.

# 18 Facteurs embryonnaires et maternels affectant le développement

## Plan



## Objectifs

- Connaître les anomalies de nombre des chromosomes et comprendre leur conséquence sur les gamètes et l'embryon
- Connaître les principales anomalies de structures chromosomiques
- Comprendre les anomalies de l'implantation

## Cours

Le développement embryonnaire peut être défectueux en raison d'une perturbation liée à l'embryon lui-même. Cette origine **intrinsèque** repose sur une anomalie génétique ou épigénétique affectant l'embryogenèse. On dira d'une **malformation congénitale**, présente à la naissance, qu'elle est de type **primaire** si la déviation du développement résulte d'une cause constitutionnelle. Dans d'autres cas, sans lien avec une anomalie du patrimoine génétique de l'embryon, la cause de l'arrêt du développement est liée à l'organisme maternel.

## 18.1 FACTEURS GÉNÉTIQUES

### 18.1.1 Anomalies chromosomiques

On appelle anomalie chromosomique tout remaniement du nombre ou de la structure des chromosomes. Ces remaniements peuvent s'observer soit de manière **constitutionnelle** (ils sont alors présents dès la naissance) soit de manière acquise au cours de tumeurs (ils sont alors limités aux seules cellules tumorales). Ils résultent d'un accident survenant au cours d'une division cellulaire, de mitose ou de la méiose, et plusieurs chromosomes peuvent être impliqués. On différencie par ailleurs les anomalies dites **homogènes**, c'est-à-dire portées par toutes les cellules, des anomalies en **mosaïque** qui se limitent à une fraction seulement des cellules. Les conséquences des anomalies chromosomiques sont variables en fonction du remaniement considéré. En règle générale, les remaniements dits **équilibrés,** c'est-à-dire sans perte ni gain de matériel génétique, n'ont pas de conséquence pour le sujet porteur alors que les répercussions des remaniements **déséquilibrés** sont d'autant plus graves que la perte ou le gain de matériel est important.

### *Les anomalies numériques*

Les anomalies concernant le nombre des chromosomes constituent une **aneuploïdie**. Celle-ci résulte d'une **ségrégation anormale** des chromosomes correspondant à une non-disjonction chromosomique au cours d'une division cellulaire, les deux chromosomes d'une même paire migrant ensemble vers la même cellule fille. Ces ségrégations défectueuses peuvent s'observer aussi bien au cours de la mitose que lors de l'une des deux divisions de méiose. Dans le cas d'une mitose, on obtient une cellule fille possédant trois copies du chromosome (cellule à 47 chromosomes) et une deuxième cellule fille avec une seule copie (cellule à 45 chromosomes). Dans le cas de la méiose, une ségrégation anormale de deux chromosomes d'une même paire entraîne la formation de gamètes déséquilibrés en proportion variable selon la division de méiose (*cf. infra*). Au moins un des gamètes formés possédera deux copies d'un chromosome (formant un œuf **trisomique** après fécondation) et son complémentaire une seule (œuf **monosomique** après fécondation).

Une non-disjonction chromosomique peut survenir au cours :

- de la gamétogenèse ; elle est **homogène.** La proportion de gamètes anormaux dépend alors de la division de méiose concernée
  - lors de la division I de méiose : 100 % des gamètes sont déséquilibrés
  - lors de la division II de méiose : 50 % des gamètes sont déséquilibrés
- de l'embryogenèse lors des divisions mitotiques ; elle se distribue alors de façon **mosaïque** avec co-existence de cellules normales et déséquilibrées.

Les défauts de ségrégation méiotique sont habituellement accidentels, mais ils sont favorisés par l'accroissement de l'âge maternel et par l'existence de certains remaniements chromosomiques de structure chez l'un des parents.

Lorsqu'il se produit un excédent chromosomique correspondant à un lot complet de chromosomes, c'est-à-dire 23 chromosomes, on obtient une cellule **triploïde** possédant 69 chromosomes.

La majorité de ces anomalies numériques, par principe toujours déséquilibrées, ne sont pas compatibles avec la poursuite normale du développement et l'embryon est éliminé lors d'une fausse couche spontanée. Certaines sont cependant viables comme :

- la plupart des anomalies des hétérochromosomes (syndrome de Klinefelter 47, XXY, syndrome de Turner 45, X0)
- des aneuploïdies de certains autosomes, (les trisomies 21, 13, 18, homogènes ou en mosaïque, et les trisomies 8 et 9 en mosaïque).

**Encart 18.1**

**Malformation congénitale et caractère génétique**

Toutes les malformations congénitales humaines n'ont pas une origine génétique. Si les termes « congénital » et « héréditaire » étaient un temps pratiquement synonymes, deux notions doivent être aujourd'hui clairement distinguées. « Congénital » s'applique à un caractère que possède l'individu à la naissance, même si celui-ci n'est décelé que plus tardivement. « Héréditaire » désigne un caractère transmissible à la descendance, généralement lié à une modification du patrimoine génétique, quel que soit l'âge de l'individu. Cette distinction permet de comprendre que les malformations congénitales secondaires, c'est-à-dire résultant de l'action de facteurs exogènes, appelés tératogènes, ne sont habituellement pas transmissibles à la descendance. Inversement, de nombreuses maladies génétiques ne sont pas décelables à la naissance et ne se manifestent que tardivement (exemples : cancer du sein héréditaire, forme génétique de la maladie de Parkinson).

### *Les anomalies de structure*

Elles sont la conséquence d'un réarrangement du matériel chromosomique. Un réarrangement **équilibré** (sans modification quantitative de matériel génétique) n'a habituellement pas de traduction sur le développement ; dans le cas contraire, on parle d'anomalie **déséquilibrée**, qui s'accompagne le plus souvent de manifestations d'autant plus marquées que le déséquilibre est important. Ces réarrangements peuvent concerner un seul chromosome ou plusieurs. Nous ne citerons que quelques exemples de réarrangement chromosomique les plus courants et renvoyons le lecteur aux ouvrages de cytogénétique pour plus de détails.

#### Délétion

Elle désigne la perte d'un fragment de chromosome. Il s'agit toujours d'une anomalie déséquilibrée. La délétion est **interstitielle** (deux points de cassure) ou **terminale** quand l'extrémité d'un bras chromosomique est concernée (un seul point de cassure).

#### Microdélétion

Ce terme s'applique lorsque la délétion est de très petite taille, ce qui a pour conséquence de ne pas la rendre visible par l'examen du caryotype standard.

La détection de ces pertes de matériel chromosomique nécessite le recours à des techniques de caryotype haute résolution ou d'hybridation *in situ* fluorescente (*FISH*) utilisant des sondes moléculaires spécifiques couplées à une molécule fluorescente.

**Inversion**

Elle résulte de deux cassures sur le chromosome suivies d'une réintégration du fragment après inversion. Elle peut être **péricentrique** (de part et d'autre du centromère) ou **paracentrique.**

**Duplication**

Il s'agit d'un excès de matériel chromosomique avec présence en double exemplaire d'une région donnée. Cette anomalie est toujours déséquilibrée. La duplication est dite **directe** si le fragment dupliqué conserve la même orientation que le fragment d'origine, et **inversée** si le fragment dupliqué a une orientation inverse.

Les conséquences de ces anomalies sont variables en fonction du remaniement considéré. Une anomalie équilibrée n'a pas de conséquence pour le sujet porteur. Toutefois, ce type d'anomalie de structure augmente le risque de non-disjonction méiotique (décrite plus haut), elle-même susceptible d'entraîner une stérilité par anomalie de la spermatogenèse chez le sujet masculin et l'apparition d'une anomalie chez le fœtus dans les deux sexes.

Une anomalie de structure chromosomique augmente le risque de survenue d'une ségrégation aberrante des homologues au cours de la méiose, en particulier en perturbant l'étape cruciale de l'appariement qui se met en place lors de la prophase de première division (*cf. chap. 1.2.1*).

La poursuite du développement dépend de l'importance du déséquilibre. Des déséquilibres modérés sont compatibles avec la poursuite de la grossesse jusqu'à son terme. Toutefois, ils s'accompagnent d'un risque chez l'enfant, de malformations diverses et d'anomalies, en particulier d'un retard mental. L'embryon n'est pas viable en cas de déséquilibre important.

## 18.1.2 Anomalies géniques

En l'absence de réarrangement de grande taille (anomalie chromosomique) visualisable par les techniques de cytogénétique, certaines mutations génétiques peuvent altérer le développement embryonnaire. Le taux d'erreurs de réplication de l'ADN non réparées est d'environ $1/10^9$ paires de bases. Tenant compte de la taille du génome humain (*cf. Biologie moléculaire*), plusieurs mutations sont présentes chez l'embryon. Toutefois, en raison de l'étendue des régions non codantes du génome, toute mutation ne s'accompagne pas d'un phénotype altéré.

### Encart 18.2

### Concept de malformation congénitale

Une malformation congénitale se définit comme une déviation de forme et / ou de structure présente au moment de la naissance (Encart 18.1, caractère congénital). Une très grande variété de malformations a été décrite, de sévérité mineure ou majeure, et le développement de tout organe peut être altéré au cours de la période embryonnaire ou fœtale. Ainsi, la fréquence des malformations congénitales est estimée à 3 % des naissances vivantes et la cause reste inconnue pour environ 60 % d'entre elles.

On qualifiera de néomutation ou **mutation *de novo***, une mutation mise en évidence chez le fœtus et absente des cellules de chacun des parents. Cet événement, en règle unique, peut être difficile à distinguer d'une situation de **mosaïque germinale** au cours de laquelle la mutation est présente dans la lignée germinale et absente dans les cellules somatiques. Les cellules du lignage ovocytaire sont très difficilement accessibles pour l'analyse.

> À la différence d'une néomutation, une **mosaïque germinale** expose au risque de récidive lors d'une nouvelle conception.

Les principales caractéristiques générales des différents types de mutation sont rappelées ici.

Concernant des maladies **monogéniques**, plusieurs types de transmission sont possibles :

– Autosomique dominante (AD) ; la maladie est observée en cas de mutation à l'état hétérozygote.

**Remarque**

Certaines mutations *de novo*, par conséquent absentes chez les ascendants, peuvent être autosomiques dominantes et être transmises à la descendance.

– Autosomique récessive (AR) ; la maladie est observée en cas de mutation à l'état homozygote. Le risque de survenue de la maladie est lié à la fréquence de la mutation dans la population.

– Récessive liée au sexe ; la maladie résulte de l'état hémizygote, due à un seul allèle. Une mutation d'un gène localisé sur le gonosome X entraîne une expression chez le garçon, tandis que sa transmission est maternelle.

– Un nombre croissant de mutations de gènes localisés sur le chromosome Y a été identifié ces dernières années. Leur effet délétère a pu être relié soit à une anomalie du déterminisme sexuel lors du développement gonadique – et être à l'origine d'une ambiguïté sexuelle chez le fœtus (**pseudohermaphrodisme**), soit à une altération de la spermatogenèse à l'origine **stérilité masculine**.

– Les maladies **polygéniques** résultent de mutations de plusieurs gènes. Elles demeurent peu connues et difficilement identifiables dans le contexte de malformations congénitales.
– Les mutations de l'ADN **mitochondrial** (ADNmt) sont à l'origine de maladies observées dans les deux sexes mais leur transmission est uniquement maternelle. Ceci est expliqué par la contribution uniquement ovocytaire des mitochondries du fœtus (Encart 12.2).

Certains défauts génétiques, qu'ils soient chromosomiques, comme une anomalie numérique ou un déséquilibre important, ou géniques pour des mutations de certains gènes, entraînent un **arrêt précoce** du développement. La perte de l'embryon peut survenir dès les premiers jours ou après échec de l'implantation. Un embryon non viable au cours des deux premières semaines de développement aboutit à une **fausse couche spontanée** qui peut survenir avant tout retard de règle. Dans ces cas, les grossesses passent inaperçues et bien qu'une fécondation se soit produite, la situation s'apparente pour le couple à un contexte de stérilité.

## 18.2 LES DÉFAUTS D'IMPLANTATION

Les défauts d'implantation peuvent résulter d'une anomalie au niveau de la muqueuse maternelle ou de l'embryon. On distinguera les anomalies qui engendrent une absence d'implantation dans la cavité utérine de celles qui s'accompagnent d'une nidation normale dans un territoire anatomique non compatible avec la poursuite de l'embryogenèse.

### 18.2.1 Absence d'implantation

L'implantation est un processus complexe au cours duquel se succèdent les phases d'apposition, d'adhérence, puis d'envahissement de l'endomètre maternel par le blastocyste. L'endomètre offre une réceptivité maximale à l'embryon uniquement pendant une période limitée appelée **fenêtre implantatoire** (*cf. chap. 13.1.1*). La réceptivité de l'endomètre résulte de l'acquisition de ligands ou de récepteurs facilitant l'apposition ou l'adhésion embryonnaire. Toutefois, il n'existe pas de définition moléculaire précise de cette fenêtre de réceptivité. De nombreux acteurs moléculaires susceptibles d'intervenir dans la réceptivité endométriale et l'implantation embryonnaire ont été proposés par les études *in vitro* et pour certains, les techniques d'inactivation génique ont permis de confirmer leur rôle *in vivo* chez la souris. Leur action dans l'espèce humaine reste le plus souvent à préciser. Un défaut de l'implantation entraîne une infertilité par **fausse couche spontanée** précoce, indépendamment de toute perturbation de la fécondation et des premiers jours du développement embryonnaire. L'implantation défectueuse peut résulter d'une qualité ovocytaire ou embryonnaire médiocre, d'une mauvaise réceptivité endométriale, d'un dysfonctionnement hormonal, immunologique ou angiogénique.

**Remarque**

L'absence de contrôle de l'implantation demeure le principal obstacle au succès de la procréation médicalement assistée (PMA). En effet, le taux d'implantation après transfert d'embryons obtenus en culture par fécondation *in vitro* n'excède pas actuellement 28 %. Le transfert de plusieurs embryons est à ce jour la seule parade avec un risque accru de grossesses multiples, ce qui rend nécessaire une meilleure connaissance des mécanismes moléculaires de l'implantation et de leur synchronisation.

### 18.2.2 Implantations ectopiques

Le blastocyste peut s'implanter dans certains cas en dehors du site habituel de la cavité utérine définissant alors une **grossesse extra-utérine** (GEU ; Encart 18.3). Le site d'implantation ectopique est dans trois quarts des GEU l'ampoule tubaire et seules 4,5 % d'entre elles sont de localisation extra-tubaire (ovarienne ou cavité abdominale). Il convient de distinguer les GEU survenues alors que la femme n'avait pas de contraception (échec de reproduction), de celle où il y en avait une (échec de contraception).

**Encart 18.3**

**Fréquence des cas de grossesses extra-utérines, causes et complications**

L'incidence de la GEU a décru après une forte augmentation entre 1970 et 1990. L'explication habituellement donnée à cette augmentation est la progression concomitante de certains facteurs de risque comme les maladies sexuellement transmissibles (MST) et le tabagisme. On assiste actuellement à une évolution différenciée : décroissance des GEU sous contraception, augmentation des GEU sans contraception. Les principaux facteurs de risque de GEU sans contraception sont les antécédents d'infection des voies génitales, de chirurgie des trompes utérines, et le tabac. Les autres facteurs de risque sont l'âge de la femme, les antécédents de fausse couche spontanée, l'interruption volontaire de grossesse, la contraception par stérilet. L'ensemble des facteurs de risque explique trois quarts des GEU. La mortalité à la suite d'une GEU est exceptionnelle dans les pays développés mais les conséquences sur l'aptitude à la reproduction (stérilité secondaire) et psychologique peuvent être importantes.

## Questions à choix multiples

**1** Concernant les malformations congénitales

❒ **a.** elles sont de cause génétique dans 50 % des cas
❒ **b.** une malformation ne récidive pas à l'identique lors d'une deuxième grossesse
❒ **c.** une seule malformation est associée à une cause connue
❒ **d.** la sévérité est variable
❒ **e.** l'effet d'un tératogène est variable

**2** À propos des malformations congénitales

❒ **a.** une anomalie chromosomique est en cause dans environ 45 % des cas
❒ **b.** elles sont de cause inconnue dans 60 % des cas
❒ **c.** la fréquence estimée par l'OMS est d'environ un enfant sur 30
❒ **d.** elles sont dites primaires en cas de mutation monogénique
❒ **e.** la fréquence estimée par l'OMS est d'environ un enfant sur 300

**3** Concernant les anomalies chromosomiques

❒ **a.** elles sont constitutionnelles lorsque sont présentes dans des cellules tumorales
❒ **b.** une anomalie limitée aux cellules du placenta est dite en mosaïque
❒ **c.** une anomalie homogène est présente dans les cellules embryonnaires et extra-embryonnaires
❒ **d.** une anomalie limitée à des cellules du mésoderme est dite en mosaïque
❒ **e.** une anomalie présente dans toutes les cellules est dite équilibrée

**4** Les anomalies chromosomiques numériques sont

❒ **a.** toutes constitutionnelles
❒ **b.** toutes équilibrées
❒ **c.** toutes acquises
❒ **d.** toutes en mosaïque
❒ **e.** toutes déséquilibrées

**5** Concernant les anomalies chromosomiques numériques

❒ **a.** une aneuploïdie désigne une anomalie équilibrée
❒ **b.** le caryotype 49, XXY correspond au syndrome de Klinefelter
❒ **c.** elles ne sont généralement pas compatibles avec la poursuite normale du développement

❒ **d.** elles résultent d'une non-disjonction chromosomique
❒ **e.** le caryotype 45, X0 correspond au syndrome de Turner

**6** Une non-disjonction chromosomique survenant au cours de la division II de méiose

❒ **a.** peut entraîner un embryon trisomique après fécondation
❒ **b.** peut entraîner un embryon monosomique après fécondation
❒ **c.** entraîne un déséquilibre de la moitié des gamètes
❒ **d.** entraîne un déséquilibre de la totalité des gamètes
❒ **e.** peut entraîner une inversion paracentrique

**7** Quels termes correspondent à une anomalie de structure des chromosomes ?

❒ **a.** une inversion
❒ **b.** une extension
❒ **c.** un « *crossing-over* »
❒ **d.** une transposition
❒ **e.** une délimitation

**8** Concernant les anomalies de structure des chromosomes

❒ **a.** une duplication est toujours déséquilibrée
❒ **b.** une délétion est toujours déséquilibrée
❒ **c.** une inversion paracentrique est toujours déséquilibrée
❒ **d.** une inversion péricentrique est toujours déséquilibrée
❒ **e.** une translocation est toujours déséquilibrée

**9** Concernant l'hérédité des mutations génétiques

❒ **a.** une mutation de l'ADN mitochondrial peut être transmise par la mère
❒ **b.** une mutation localisée sur le gonosome X peut être transmise par le père
❒ **c.** une mutation localisée sur un autosome peut être transmise par le père
❒ **d.** une mutation de l'ADN mitochondrial peut être transmise par le père
❒ **e.** une mutation localisée sur le gonosome Y peut être transmise par la mère

**10** Concernant les défauts d'implantation

❒ **a.** ils résultent d'une anomalie de l'endomètre ou de l'embryon
❒ **b.** ils résultent d'une mauvaise synchronisation avec la fenêtre implantatoire après transfert d'embryons obtenus par fécondation *in vitro*
❒ **c.** une implantation ectopique peut siéger dans la cavité abdominale
❒ **d.** une implantation ectopique peut siéger sur l'ovaire
❒ **e.** une implantation ectopique peut siéger dans les cavités cardiaques

## Vrai ou faux ?

Pour cette série d'exercices, la réponse se fait en deux temps : tout d'abord, étudiez les propositions **a** et **b**, et dîtes si elles sont « vraies » ou « fausses » ; ensuite, si les deux propositions sont « vraies », interrogez-vous sur la corrélation entre ces deux propositions : le lien de causalité symbolisé par la conjonction **car** est-il « vrai » ou « faux » ?

| | V | F |
|---|---|---|
| **11** **a.** Les anomalies chromosomiques constitutionnelles sont présentes dans toutes les cellules | ❒ | ❒ |
| **car** | ❒ | ❒ |
| **b.** une anomalie homogène est présente dans toutes les cellules | ❒ | ❒ |

| | V | F |
|---|---|---|
| **12** **a.** Une non-disjonction chromosomique survenant au cours de la division I de méiose entraîne une anomalie numérique de 50 % des gamètes formés | ❒ | ❒ |
| **car** | ❒ | ❒ |
| **b.** Les défauts de ségrégation méiotique sont favorisés par l'accroissement de l'âge maternel | ❒ | ❒ |

| | V | F |
|---|---|---|
| **13** **a.** Un œuf trisomique après fécondation résulte d'une anomalie de structure déséquilibrée | ❒ | ❒ |
| **car** | ❒ | ❒ |
| **b.** le déséquilibre important d'un réarrangement de matériel chromosomique s'accompagne de manifestations sévères chez l'embryon | ❒ | ❒ |

## Corrigés

### Questions à choix multiples

**1**
- ❒ **a.** Aucune cause ne peut être identifiée dans 60 % des cas.
- ❒ **b.** Une malformation primaire, liée à une anomalie chromosomique ou génique peut récidiver à l'identique.
- ❒ **c.**
- ☒ **d.** On distingue des malformations sévères ou majeures, et d'autres mineures.
- ☒ **e.** Un même agent exogène peut produire des effets distincts chez deux femmes différentes (susceptibilité génétique à l'action d'un tératogène).

**2**
- ❒ **a.** La fréquence des anomalies chromosomiques prouvées avoisine les 5 %.
- ☒ **b.**
- ❒ **c.** La fréquence est d'environ 3 % des naissances vivantes.
- ☒ **d.**
- ❒ **e.** Voir **c.**

**3** ❒ **a.** Les anomalies chromosomiques observées dans certains processus tumoraux sont acquises.
☒ **b.** Une fraction seulement des cellules est anormale.
☒ **c.**
☒ **d.** Voir **b.**
❒ **e.** La notion d'équilibre se rapporte à la quantité de matériel génétique et non à sa distribution.

**4** ❒ **a.** Elles peuvent survenir au cours de divisions mitotiques en période postnatale.
❒ **b.**
❒ **c.**
❒ **d.**
☒ **e.** Les anomalies équilibrées ne concernent que les anomalies de structure.

**5** ❒ **a.** Une aneuploïdie est par principe toujours déséquilibrée.
❒ **b.** Le syndrome de Klinefelter correspond à la formule 47, XXY.
☒ **c.**
☒ **d.**
☒ **e.**

**6** ☒ **a.** Ceci se produit si un des gamètes issus de la division II porte deux copies d'un même chromosome.
☒ **b.** Ceci se produit si un des gamètes issus de la division II porte deux copies d'un même chromosome et l'autre non, et que ce dernier participe à la fécondation.
☒ **c.** 50 % des gamètes sont déséquilibrés.
❒ **d.**
❒ **e.** Une inversion est une anomalie de structure.

**7** ☒ **a.** ❒ **b.** ❒ **c.** ❒ **d.** ❒ **e.**

**8** ☒ **a.**
☒ **b.**
❒ **c.** La réintégration du fragment, après changement d'orientation, n'induit pas de modification quantitative du matériel chromosomique.
❒ **d.** Voir **c.**
❒ **e.**

**9** ☒ **a.**
☒ **b.**
☒ **c.** Dans le cas d'un autosome, la transmission est indépendante du sexe de l'individu porteur.
❒ **d.** L'ADN mitochondrial du zygote provient uniquement de l'ovocyte.
❒ **e.**

**10** ☒ **a.**

☒ **b.** Le transfert artificiel par cathéter dans la cavité utérine, avant la fenêtre implantatoire, rend compte en partie du taux d'échec encore élevé de cette méthode de procréation médicalement assistée.

☒ **c.**

☒ **d.**

❒ **e.** Il n'y a pas de passage possible de l'embryon dans la circulation sanguine.

## Vrai ou faux ?

**11** **a.** Faux **b.** Vrai

**12** **a.** Faux **b.** Vrai

100 % des gamètes sont anormaux.

**13** **a.** Faux **b.** Vrai

L'œuf trisomique représente une anomalie numérique des chromosomes.

# 19 Facteurs exogènes susceptibles d'affecter le développement précoce

## Plan



## Objectifs

- Comprendre la notion de période d'exposition
- Connaître les principaux agents chimiques, les médicaments et agents infectieux qui induisent des anomalies du développement embryonnaire

## Cours

### 19.1 CARACTÉRISTIQUES GÉNÉRALES

La **tératologie** étudie les anomalies du développement et les malformations congénitales. Un nombre considérable de causes est susceptible de perturber l'embryogenèse normale et on parlera de **malformation secondaire** lorsqu'une origine liée à l'environnement peut être identifiée. On compte parmi ces facteurs externes, des agents physiques et chimiques, naturels ou non, et des agents infectieux. Loin d'être exhaustif, ce chapitre décrira les causes les plus remarquables en raison, soit de leur relative fréquence, soit du lien de causalité démontré avec le syndrome malformatif.

**Principaux termes utilisés pour la classification des malformations :**

**L'agénésie** désigne l'absence d'un organe. Elle peut être la conséquence d'une absence d'induction ou de prolifération cellulaire (exemple : l'amélie, ou absence d'un membre).

Une **hypoplasie** marque l'insuffisance du développement d'un organe, souvent secondaire à une insuffisance de prolifération cellulaire (exemple : la microcéphalie pour le cerveau, microphtalmie pour l'œil).

La **dysplasie** caractérise un trouble de l'organisation des cellules composant un tissu ou un organe (exemple : les dysplasies osseuses).

Dans le cas d'une **déformation**, l'anomalie est consécutive à l'action d'un facteur mécanique externe à l'embryon (exemple : déformation faciale en cas d'absence de liquide amniotique, appelée anamnios).

Enfin, une **ectopie** désigne une anomalie de la position d'un organe à l'intérieur du corps (exemple : la cryptorchidie, suite à l'absence de migration du ou des testicules dans les bourses, *cf. chap. 17.1.1*).

## 19.2 AGENTS PHYSIQUES

Parmi eux, l'action des radiations ionisantes sera principalement abordée.

### 19.2.1 Radiations ionisantes – Rayons X

L'exposition aux radiations ionisantes peut altérer le développement. Si tout individu est exposé à de faibles doses liées à la radioactivité naturelle, d'autres sources de radiations ionisantes existent, en particulier artificielles (médicales, industrielles). Ainsi, en France, la principale exposition aux rayonnements ionisants est d'ordre professionnel.

Il est connu de longue date que toutes les malformations peuvent se rencontrer mais que leur type dépend de la date à laquelle a eu lieu l'irradiation.

> D'une manière générale, on ne peut réduire l'action d'un tératogène à une malformation spécifique donnée et il est fréquent que l'effet tératogène d'un agent varie d'une femme à l'autre et selon le délai de l'exposition.

### 19.2.2 Période d'exposition

Il est souvent dit que la seule période de sensibilité aux agents tératogènes est celle où, chez un organisme, les cellules sont très indifférenciées. En fait, comme les actions et les causes malformatives sont très diverses, les périodes de susceptibilité d'un organe dépendent de la nature de l'agent. Ainsi, certains virus ne sont pathogènes que si les cellules expriment au niveau de leur membrane un récepteur particulier. De même, certains agents physiques comme les radiations ionisantes, n'agissent que sur des cellules capables de se diviser.

Les effets varient en fonction du stade de développement. Les expositions peuvent avoir lieu lors de la période

- pré-implantatoire
  Les cellules sont indifférenciées et, avant la compaction, elles sont totipotentes (*cf. chap. 10.1.2*). En cas d'exposition à une dose élevée, la mort cellulaire induit la perte de l'embryon et l'arrêt du développement passe inaperçu (avortement

spontané, *cf. note chap. 18.1.2*). Sinon une seule cellule survivante suffit pour assurer le développement complet de l'embryon.

- embryonnaire (avant le 60e jour). Il s'agit de la période la plus radiosensible. L'atteinte malformative concerne le système nerveux central.
- fœtale (après le 60e jour). Le risque malformatif diminue mais l'irradiation entraîne un risque cancérogène qui se révèle après la naissance.

> L'irradiation materno-fœtale au cours du premier trimestre peut résulter de deux situations pièges :
> – la méconnaissance de la grossesse
> – la méconnaissance d'une source d'irradiation ou de son caractère dangereux.

D'autres paramètres, tels que la durée et l'intensité de l'exposition, vont influencer l'action tératogène d'un facteur donné.

## 19.3 AGENTS CHIMIQUES

Toute substance chimique, industrielle ou médicamenteuse, est susceptible d'agir sur l'embryon puis le fœtus. Afin d'éviter la survenue de malformations en grand nombre, comme celles induites par la thalidomide (*cf.* Remarque ci-dessous, Encart 19.1), les éventuelles propriétés tératologiques de toute substance nouvelle doivent être testées, avant sa mise sur le marché, par des études dites d'**embryotoxicité**. Cependant ces tests ne sont effectués que sur des animaux et les résultats ne sont pas toujours transposables à l'homme.

**Remarque**

La plupart des législations imposent actuellement l'étude sur deux espèces animales non apparentées. Toutefois, il existe d'importantes variations législatives entre les différents pays.

### 19.3.1 Les vitamines

Les vitamines sont souvent perçues comme des substances relativement anodines, sans danger spécifique. Si la perturbation du développement liée à une situation de carence vitaminique se conçoit aisément, il est plus surprenant d'imaginer une malformation induite par un excès de vitamine.

#### *Carence vitaminique*

Une carence en vitamine telle que l'acide folique (ou vitamine B9) peut engendrer une anomalie de fermeture du tube neural. Un supplément en acide folique est parfois proposé pendant la grossesse (de 30 jours avant la conception jusqu'à la fin du premier trimestre) chez des femmes à risque, c'est-à-dire ayant déjà porté un enfant atteint d'une anomalie de la fermeture du tube neural, afin de réduire significativement la survenue de cette malformation.

D'autres carences vitaminiques et nutritionnelles peuvent être observées.

#### *Excès de vitamine*

À l'inverse, un excès de certaines vitamines telles que la **vitamine A** (hypervitaminose A) peut s'avérer tératogène.

**L'isotrétinoïne** est un dérivé synthétique de la vitamine A, utilisé dans le traitement de l'acné, qui lors d'une exposition au cours de la grossesse expose à un risque de malformations du cerveau et de la face.

Ceci justifie que toute prescription de ce médicament s'accompagne d'une contraception stricte initiée un mois avant la prise du traitement et poursuivie jusqu'au mois qui suit son arrêt.

### 19.3.2 Les hormones

Des progestatifs de synthèse, utilisés pour la contraception, et qui possèdent une activité androgénique, vont présenter une action virilisante avec une masculinisation des organes génitaux.

### 19.3.3 Les médicaments

Une très grande variété de médicaments est susceptible d'altérer le développement Parmi les principales classes pharmacologiques on citera :

#### *La thalidomide*

Ce médicament anciennement utilisé contre les nausées de la femme enceinte, a rapidement montré divers effets tératogènes graves comme des enfants nés sans bras ou sans jambes. Ses propriétés tératogènes ont été expliquées par un effet inhibiteur de l'angiogenèse.

**Encart 19.1**

**La thalidomide et la tératologie**

Historiquement la thalidomide est le premier médicament à avoir été reconnu comme tératogène pour l'espèce humaine, après la détection, à la fin des années 1950, de malformations chez les nouveau-nés lorsque ce médicament était pris chez une femme enceinte. L'exposition maternelle pendant la période d'organogenèse (entre 6 et 8 semaines de développement) induit des malformations dans environ 20 % des grossesses, principalement un raccourcissement des membres. En raison de ses propriétés utiles dans certaines maladies rares et anti-tumorales, la thalidomide a été remise sur le marché à la fin des années 1990, sous couvert d'un contrôle des prescriptions destiné à éviter les grossesses sous traitement.

### Les antibiotiques

Certains antiobiotiques sont tératogènes.

- Les **tétracyclines** entraînent une coloration des bourgeons dentaires
- La **streptomycine** est responsable de surdité

### Les antitumoraux

Également désignés sous le terme d'antimitotiques, ces médicaments, utilisés en chimiothérapie pour le traitement de cancers, sont tous tératogènes par leur action inhibitrice de la prolifération cellulaire.

> **Remarque**
> En conséquence, l'interruption médicale de grossesse ne peut le plus souvent pas être évitée pour traiter un cancer découvert chez une femme enceinte.

### Les antiépileptiques

Les enfants de femmes traitées par l'acide valproïque, un antiépileptique couramment utilisé au premier trimestre de leur grossesse, ont un risque de spina bifida, une anomalie de fermeture du tube neural, multiplié par 30.

> **Remarque**
> La difficulté de certifier l'effet tératogène spécifique d'un médicament, par exemple un antiépileptique, est illustrée par le fait que la maladie de la femme enceinte peut elle-même s'accompagner de malformations. En l'occurrence, l'épilepsie maternelle induit une multiplication par 5 du risque global de malformations.

### Les anticoagulants oraux

Parmi cette classe médicamenteuse, les médicaments de la famille des **anti-vitamines K** sont très tératogènes et induisent des malformations osseuses.

### Les anti-inflammatoires

On distingue les anti-inflammatoires stéroïdiens et non stéroïdiens.

#### Les anti-inflammatoires non-stéroïdiens (AINS)

Ils sont contre-indiqués au 3$^{e}$ trimestre de la grossesse car susceptibles d'entraîner une malformation de la circulation fœtale.

#### Les corticoïdes

Les corticoïdes (ou corticostéroïdes) ne possèdent pas d'action tératogène spécifique.

### L'aspirine

L'aspirine, ou acide acétyl-salicylique, inhibe l'agrégation des plaquettes, ce qui favorise le risque de survenue d'hémorragies chez le nouveau-né.

### 19.3.4 L'alcool

L'alcoolisation fœtale demeure la première cause de retard mental de l'enfant d'origine non génétique. La fréquence de l'alcoolisation maternelle pendant la grossesse n'est que très approximativement évaluée en France et varie selon les régions mais on constate qu'elle a considérablement augmenté durant la dernière partie du XX$^{e}$ siècle. L'alcool passe de façon passive la barrière placentaire par diffusion simple (*cf. chap. 16.3.2*) et atteint dans le sang fœtal une concentration identique à celle du sang maternel. Or, l'équipement enzymatique de détoxication est absent ou limité chez le fœtus. Ainsi, la prise d'alcool pendant la grossesse est susceptible d'entraîner le **syndrome de l'alcoolisme fœtal** qui associe entre autres, un retard de croissance *in utero* (synonyme d'hypotrophie fœtale) et des malformations faciales ou de divers organes. La susceptibilité du cerveau en cours de développement explique la survenue de troubles du comportement et de l'apprentissage. Cette tératogénicité touche de 0,5 à 3 nouveau-nés sur 1 000 ce qui en fait l'embryofœtopathie la plus fréquente, de surcroît totalement évitable.

**Remarque**

Ces chiffres sont largement supérieurs à ceux de la trisomie 21, de l'hypothyroïdie, la phénylcétonurie qui pourtant donnent lieu à un dépistage systématique pré- ou néonatal.

Le risque fœtal est évident lorsque la consommation quotidienne maternelle est supérieure à trois verres de boissons alcoolisées, quel que soit le type de boisson. Toutefois il n'y a pas de dose seuil clairement déterminée. Il s'en suit que toute consommation d'alcool est fortement déconseillée au cours des premières semaines de grossesse et par conséquent chez toute femme susceptible d'être enceinte.

Les campagnes d'information et les messages de prévention, en particulier en consultation de gynécologie, visent à réduire cette incidence.

### 19.3.5 Le tabac

Le tabagisme maternel est cause de retard de croissance (hypotrophie du nouveau-né). Un risque augmenté de fentes faciales par défaut de fusion des bourgeons de la face a été rapporté.

### 19.3.6 Les drogues

La majorité des drogues donnent un syndrome de manque en période néonatale.

#### *La cocaïne*

La cocaïne cause une vasoconstriction à l'origine d'infarctus cérébraux décrits chez des fœtus de femmes cocaïnomanes.

### *L'héroïne*

Il n'a pas été démontré d'effet tératogène de l'héroïne. Toutefois, les enfants nés de mères héroïnomanes présentent un syndrome de sevrage à la naissance et des troubles comportementaux durables.

### 19.3.7 Les polluants

Des métaux lourds tels que le **plomb**, le **mercure**, ou l'**arsenic**, utilisés en milieu industriel induisent des malformations du système nerveux.

Certaines catégories d'insecticides telles les **dioxines**, ont également des effets tératogènes.

## 19.4 AGENTS BIOLOGIQUES

Parmi une très importante variété de micro-organismes, un nombre finalement limité d'agents infectieux, virus, parasites ou bactéries, possède une action spécifiquement **tératogène**. Il convient de distinguer le risque malformatif induit par un agent infectieux du retentissement de l'infection sur l'état de santé du fœtus. En effet, la plupart des infections contractées au cours de la grossesse entraînent le développement d'une infection materno-fœtale. Celle-ci, en l'absence de toute anomalie de l'organogenèse et par conséquent de malformation, est susceptible d'entraîner une **mort fœtale** ***in utero***.

### 19.4.1 Virus

### *Virus de la rubéole*

Infection généralement bénigne chez l'enfant ou l'adulte, la rubéole peut avoir des conséquences redoutables pour le fœtus lorsqu'elle survient au cours des quatre premiers mois de grossesse. Il s'agit dans ce cas d'une **primo-infection** de la femme enceinte. Les malformations les plus fréquentes associées à la rubéole congénitale touchent :

- le cœur
- l'œil (cataracte, microphtalmie)
- l'oreille (diminution de l'audition)
- le système nerveux central (cause d'un retard psychomoteur)

> **Remarque**
>
> Notons qu'en dehors des malformations cardiaques, ces anomalies sont difficilement visualisables par l'échographie anténatale.

Si le risque d'infection fœtale persiste durant toute la grossesse, le caractère tératogène du virus de la rubéole décroît à mesure qu'avance l'âge gestationnel. En effet, lorsque l'infection maternelle a lieu avant 11 semaines d'aménorrhée (SA), le risque d'anomalies fœtales est majeur et avoisine les 90 %. Entre 11 et 18 SA, la fréquence des anomalies est variable et elle devient presque nulle après 18 SA (Encart 12.1).

Le **dépistage** des anticorps dirigés contre le virus de la rubéole est obligatoire lors de la première visite prénatale. Chez une femme non immunisée, une deuxième sérologie, espacée de plusieurs semaines, est le plus souvent réalisée pour détecter une éventuelle infection rubéolique non symptomatique. En cas de primo-infection maternelle confirmée au cours des 4 premiers mois, le diagnostic prénatal de l'infection rubéolique fœtale est indiqué par la détection d'immunoglobulines M (IgM) spécifiques dans le sang fœtal ou la présence du génome viral dans le liquide amniotique après 22 SA.

En l'absence de traitement antiviral efficace, seule l'attitude préventive par le contrôle systématique de la sérologie en début de grossesse et la **vaccination** des femmes non immunisées, permet de réduire les cas de rubéole congénitale. Cette affection grave devrait être éradiquée depuis l'existence du vaccin, très efficace. Toute femme en âge de procréer doit être immunisée.

L'attitude de la vaccination précoce, dans le calendrier vaccinal du nourrisson, a provoqué une diminution très marquée de l'incidence de la rubéole congénitale ces dernières années.

## *Cytomégalovirus (CMV)*

L'infection congénitale à CMV (qui appartient à la famille des herpès virus) représenterait actuellement la plus **fréquente** des infections materno-fœtales en atteignant environ 1 % des nouveau-nés. La surveillance est sérologique et 60 % des femmes enceintes sont immunisées. Certaines femmes séronégatives développent une primo-infection durant la grossesse et le taux de transmission au fœtus est de 40 %. Le diagnostic d'infection fœtale est posé après la mise en évidence du virus dans le liquide amniotique par PCR (pour « *polymerase chain reaction* »). Toute la difficulté est de prédire les conséquences de l'infection car si 90 % des fœtus infectés sont asymptomatiques, 10 % développent une fœtopathie caractérisée par une atteinte du cerveau (microcéphalie, calcifications, retard mental), de l'œil (rétinite), du foie. Il n'existe ni vaccin, ni traitement antiviral efficace disponible.

L'attitude du corps médical face à cette infection s'est modifiée et la recherche systématique d'une séroconversion chez toutes les femmes enceintes n'est pas actuellement recommandée ; elle se limite aux cas où une anomalie fœtale est détectée par l'échographie anténatale.

## *Virus de l'herpès*

L'infection maternelle anténatale au virus de l'herpès peut conduire à des anomalies regroupées sous l'appellation de fœtopathie herpétique. Il existe deux types de virus herpétiques responsables d'infections cutanées récurrentes chez l'adulte, souvent au niveau des lèvres (HSV-1) et des organes génitaux (HSV-2). Jusqu'à 20 à 40 % des femmes pourraient être infectées par l'HSV-2 de manière latente. En cas de primo-infection *in utero,* des lésions de la peau, de l'œil (rétinite), et du cerveau (microcéphalie) ont été décrites. À la différence d'autres infections, le risque persiste tardivement puisque l'exposition du fœtus au virus de l'herpès au cours de l'accouchement induit un risque important pour le nouveau-né (essentiellement en cas de primo-infection maternelle). L'utilisation de traitements antiviraux est recommandée et parfois l'accouchement par césarienne pour les femmes qui présentent un premier épisode de lésions herpétiques génitales lors de l'accouchement est préconisé.

> Une même malformation (exemple : microcéphalie) peut être causée par plusieurs virus, un agent chimique tel que l'alcool, ou des causes génétiques. Ainsi, une malformation n'est pas spécifique à un agent tératogène particulier.

### *Virus varicelle zona (VZV)*

Si cette maladie est bénigne chez l'enfant, dans le contexte d'épidémie, la varicelle est abortive avant 8 semaines de développement et entraîne au-delà une fœtopathie grave touchant le cerveau, l'œil et la peau.

Le zona traduit la réactivation du virus de la varicelle qui reste latent pendant toute la vie dans l'organisme de l'individu infecté (comme c'est le cas pour tous les agents du groupe des herpes virus). À l'inverse de la phase de primo-infection par le virus VZV, un zona chez la femme enceinte n'entraîne pas de risque malformatif.

> De nombreux autres virus, comme le virus de l'immunodéficience humaine (VIH), n'ont pas spécifiquement d'action tératogène en dépit d'une infection des tissus fœtaux. Ainsi la transmission materno-fœtale de l'infection par le VIH représente le mode de contamination quasi exclusif des enfants infectés par ce virus.

## 19.4.2 Infections parasitaires

### *Toxoplasmose congénitale*

Infection également sans gravité en période postnatale (syndrome grippal), la toxoplasmose congénitale est une embryo-fœtopathie secondaire au passage transplacentaire du toxoplasme (*Toxoplasma gondii*) au cours de la primo-infection de la mère durant la grossesse. Le taux global de transmission est de 30 % et les malformations sont d'autant plus graves que l'infection survient précocement. Le diagnostic prénatal repose sur l'étude du liquide amniotique par la technique de PCR.

Les malformations sont essentiellement cérébrales (encéphalite avec calcifications intracrâniennes), oculaires avec inflammation de la rétine (rétinite) et viscérales (foie). En cas de séroconversion durant la grossesse ou d'infection fœtale, un traitement antibiotique de la mère est disponible pour réduire les conséquences de la toxoplasmose. Si la majorité (70 %) des nouveau-nés apparaît asymptomatique, des poussées de rétinite peuvent apparaître jusqu'à l'âge de 15 à 20 ans.

**Remarque**

Après une infection aiguë toxoplasmique, des kystes parasitaires peuvent persister indéfiniment dans les tissus, en particulier nerveux et musculaires, et être à l'origine d'une réactivation à l'occasion d'une baisse des défenses immunitaires.

Toutes les femmes enceintes non immunisées doivent recevoir une information sur la prévention de l'infection toxoplasmique et adopter des mesures hygiéno-diététiques simples telles que la consommation de viandes bien cuites, le lavage des fruits et légumes, l'éviction des contacts avec les chats (en particulier les litières, les déjections de chats contenant des kystes parasitaires). Il n'existe pas de vaccination.

### 19.4.3 Infections bactériennes

#### *Listériose*

L'infection de la femme enceinte s'apparente à une fièvre pseudo-grippale qui passe souvent inaperçue. La listériose est indépendante du terme de la grossesse. Après une phase d'infection placentaire, la contamination gagne le fœtus. Elle aboutit à la mort fœtale *in utero* ou une prématurité avec signes graves d'infection généralisée. La contamination maternelle est alimentaire et la meilleure prévention passe par l'exclusion des aliments potentiellement contaminés (aliments crus ou manipulés, produit artisanaux, fromages) et le respect de certaines règles d'hygiène. Un traitement antibiotique est disponible.

## Questions à choix multiples

**1** Chez la femme enceinte est réalisée une recherche d'immunité contre :

- ❐ **a.** le tétanos
- ❐ **b.** la grippe
- ❐ **c.** la toxoplasmose
- ❐ **d.** la rubéole
- ❐ **e.** la diphtérie

**2** Certaines infections peuvent gravement affecter le fœtus pendant la grossesse. Indiquez lesquelles

- ❐ **a.** listériose
- ❐ **b.** toxoplasmose
- ❐ **c.** varicelle
- ❐ **d.** rubéole
- ❐ **e.** cytomégalovirus (CMV)

**3** Quelles sont les causes des malformations congénitales ?

- ❒ **a.** le virus de la grippe
- ❒ **b.** le virus CMV
- ❒ **c.** le virus de l'herpès
- ❒ **d.** une non-disjonction chromosomique au cours de la première division de méiose
- ❒ **e.** le streptocoque

**4** Selon la date de la gestation, l'exposition à des radiations ionisantes d'une femme enceinte peut entraîner

- ❒ **a.** une anomalie de fermeture du tube neural à la 8$^{e}$ semaine
- ❒ **b.** au cours de la 1$^{re}$ semaine, la mort de l'embryon
- ❒ **c.** au cours de la 1$^{re}$ semaine, la poursuite de la grossesse jusqu'à son terme
- ❒ **d.** au 6$^{e}$ mois, un risque de cancer chez l'enfant à naître
- ❒ **e.** au 4$^{e}$ mois, une malformation de l'œil.

**5** Quelles situations de prise médicamenteuse chez une femme enceinte peuvent entraîner une malformation congénitale ?

- ❒ **a.** la pénicilline pour une pneumonie
- ❒ **b.** la streptomycine pour une angine
- ❒ **c.** un antitumoral pour un cancer
- ❒ **d.** des corticoïdes pour une maladie inflammatoire
- ❒ **e.** l'acide valproïque pour une épilepsie

**6** Quelles molécules sont tératogènes ?

- ❒ **a.** la progestérone
- ❒ **b.** l'excès de vitamine C
- ❒ **c.** les anti-vitamines K
- ❒ **d.** les tétracyclines
- ❒ **e.** l'alcool

**7** Quels agents chimiques comportent un danger pour le fœtus ?

- ❒ **a.** le vin
- ❒ **b.** le jus de pomme
- ❒ **c.** le tabac
- ❒ **d.** l'aspirine
- ❒ **e.** le carpaccio de bœuf en cas de sérologie de la toxoplasmose négative

**8** Dans quelles circonstances la rubéole peut-elle être tératogène ?

- ❒ **a.** une primo-infection à 35 semaines d'aménorrhée (SA)
- ❒ **b.** une primo-infection à 6 SA chez une femme dont la sérologie est négative

- ❒ **c.** une infection chez une femme enceinte dont la sérologie est positive
- ❒ **d.** une infection chez une femme enceinte vaccinée
- ❒ **e.** un traitement de la fièvre par la streptomycine chez une femme enceinte dont la sérologie est positive

**9** Quels termes désignent une malformation congénitale ?

- ❒ **a.** une microcéphalie
- ❒ **b.** une agénésie
- ❒ **c.** une déformation
- ❒ **d.** une atonie
- ❒ **e.** une azoospermie

**10** Concernant l'action d'un tératogène

- ❒ **a.** le même tératogène peut provoquer des malformations différentes
- ❒ **b.** la même malformation peut être provoquée par différents tératogènes
- ❒ **c.** elle peut causer l'arrêt de développement d'un organe lors de la période embryonnaire
- ❒ **d.** elle peut causer l'absence d'induction d'un organe au cours lors de la période embryonnaire
- ❒ **e.** elle n'a plus d'effet nocif au cours de la période fœtale.

## Vrai ou faux ?

Pour cette série d'exercices, la réponse se fait en deux temps : tout d'abord, étudiez les propositions **a** et **b**, et dîtes si elles sont « vraies » ou « fausses » ; ensuite, si les deux propositions sont « vraies », interrogez-vous sur la corrélation entre ces deux propositions : le lien de causalité symbolisé par la conjonction **car** est-il « vrai » ou « faux » ?

| | V | F |
|---|---|---|
| **11** **a.** Un complément en acide folique peut être administré à une femme enceinte à la 9e semaine de développement | ❒ | ❒ |
| **car** | ❒ | ❒ |
| **b.** l'acide folique réduit le risque d'anomalie de fermeture du tube neural | ❒ | ❒ |

| | V | F |
|---|---|---|
| **12** **a.** La vaccination contre la rubéole est préconisée chez le nourrisson | ❒ | ❒ |
| **car** | ❒ | ❒ |
| **b.** cette attitude réduit la fréquence de la rubéole congénitale | ❒ | ❒ |

# Corrigés

## Questions à choix multiples

**1**
- ❐ **a.** Le tétanos, la grippe et la diphtérie n'ont pas d'action tératogène et ne
- ❐ **b.** font pas l'objet d'un dépistage par sérologie au cours de la grossesse.
- ☒ **c.**
- ☒ **d.**
- ❐ **e.**

**2** ☒ **a.** ☒ **b.** ☒ **c.** ☒ **d.** ☒ **e.**

**3**
- ❐ **a.**
- ☒ **b.**
- ☒ **c.**
- ☒ **d.** Par aneuploïdie (*cf. chap. 18.1.1*)
- ❐ **e.** Cette bactérie est à l'origine d'infections de sévérité très variée mais ne cause pas spécifiquement de malformation congénitale.

**4**
- ❐ **a.** La neurulation et la fermeture des neuropores sont achevées à la 8e semaine.
- ☒ **b.** La mort cellulaire peut ne pas être compensée et entraîner la perte de l'embryon.
- ☒ **c.** La mort d'un ou de plusieurs blastomères peut être compensée aux stades où existent des cellules souches.
- ☒ **d.**
- ❐ **e.** L'organogenèse est achevée au 4e mois.

**5**
- ❐ **a.** Les antibiotiques de la famille de la pénicilline ne sont pas tératogènes.
- ☒ **b.** Elle entraîne un risque de surdité.
- ☒ **c.**
- ❐ **d.**
- ☒ **e.** Rappelons le risque malformatif associé à la maladie épileptique elle-même.

> ⚠ Le médicament plus que la maladie qu'il vise à soigner est à prendre en considération pour le risque tératogène. Ainsi, une malformation peut résulter du traitement d'une infection bénigne et *a contrario* ne pas survenir après une infection grave de la mère traitée par une molécule adaptée.

**6**
- ❐ **a.** Le taux s'élève de façon importante au cours de la grossesse normale sans effet néfaste pour le fœtus. Elle peut de surcroît être administrée sans risque à la femme enceinte pour diminuer la contraction de l'utérus.
- ❐ **b.**

☒ **c.** Ils sont utilisés pour inhiber la coagulation du sang.
☒ **d.**
☒ **e.** Le syndrome d'alcoolisme fœtal garde une fréquence élevée.

**7** ☒ **a.**
❒ **b.** Notez que le cidre contient de l'alcool.
☒ **c.**
☒ **d.**
☒ **e.** La viande crue peut contenir des kystes de toxoplasme.

**8** ❒ **a.** L'infection à un stade avancé du développement, proche du terme, ne peut pas entraîner de malformation.
☒ **b.** L'infection est à la fois précoce et la femme enceinte non immunisée.
❒ **c.** Une immunité est présente.
❒ **d.** La vaccination confère une immunité dans la grande majorité des cas.
☒ **e.** Le caractère tératogène est imputable ici au médicament et non au virus.

**9** ☒ **a.** Ce terme désigne une hypoplasie du cerveau.
☒ **b.**
☒ **c.** Ce terme du langage courant qualifie une malformation secondaire à un facteur mécanique.
❒ **d.**
❒ **e.**

**10** ☒ **a.** Un tératogène cause une ou plusieurs malformations qui ne sont pas spécifiques.
☒ **b.** Parallèlement une malformation donnée n'est pas spécifique d'un tératogène et peut être induite par divers agents.
☒ **c.**
☒ **d.**
❒ **e.**

> ! Plusieurs types de malformations peuvent être observés chez différentes femmes ou s'associer au cours d'une même grossesse. Ainsi, aucun tératogène n'est identifiable à partir de la seule analyse des malformations.

## Vrai ou faux ?

**11** **a.** Vrai **b.** Vrai Il n'y a pas de relation entre ces deux propositions. L'acide folique n'est pas tératogène quel que soit le stade du développement. Pour obtenir une action sur la prévention d'une anomalie de fermeture du tube neural, la prise de l'acide folique doit être très précoce, avant le stade de la neurulation.

**12** **a.** Vrai **b.** Vrai La relation proposée entre ces deux propositions est vraie. La couverture vaccinale est plus grande lorsque la vaccination est réalisée chez l'enfant plutôt qu'à l'âge adulte. En l'absence de traitement anti-viral, seule l'attitude préventive a permis une décroissance des cas de rubéole congénitale. C'est bien la gravité de l'embryo-fœtopathie qui justifie la vaccination contre la rubéole qui occasionne, par ailleurs, une infection généralement bénigne chez l'enfant ou l'adulte.